Für meine Familie und meinen Partner
und für alle die HelferInnen, FreundInnen,
Bekannten und KollegInnen, die meinen Weg
mit Geduld und Zuneigung begleiten

Livia Prüll

Trans* im Glück
Geschlechtsangleichung als Chance

Autobiographie, Medizingeschichte, Medizinethik

Vandenhoeck & Ruprecht

Haftungsausschluss

Die genannten Medikamente und Dosierungen dürfen nur nach Rücksprache mit dem behandelnden Arzt/der behandelnden Ärztin und nach seiner/ihrer Verordnung angewendet werden. Eine Haftung der Autorin, des Verlages und seiner Beauftragten für Personen-, Beziehungs-, Sach- und Vermögensschäden ist ausgeschlossen. Die Medizin unterliegt einem fortwährenden Entwicklungsprozess, so dass alle Angaben, insbesondere zu diagnostischen und therapeutischen Verfahren, immer nur dem Wissensstand zum Zeitpunkt der Drucklegung des Buches entsprechen können.

Mit 6 Abbildungen

Bibliografische Information der Deutschen Nationalbibliothek

Die Deutsche Nationalbibliothek verzeichnet diese Publikation in der Deutschen Nationalbibliografie; detaillierte bibliografische Daten sind im Internet über http://dnb.d-nb.de abrufbar.

ISBN 978-3-525-49011-2

Weitere Ausgaben und Online-Angebote sind erhältlich unter: www.v-r.de

Umschlagabbildung: Foto: Thomas Hartmann

© 2016, Vandenhoeck & Ruprecht GmbH & Co. KG,
Theaterstraße 13, D-37073 Göttingen /
Vandenhoeck & Ruprecht LLC, Bristol, CT, U.S.A.
www.v-r.de

Satz: SchwabScantechnik, Göttingen
Druck und Bindung: ⊕ Hubert & Co GmbH & Co. KG,
Robert-Bosch-Breite 6, D-37079 Göttingen

Gedruckt auf alterungsbeständigem Papier.

Inhalt

Vorwort

Gemeinhin publiziert man seine autobiographischen Aufzeichnungen und Bemerkungen erst am Lebensende. Mit mehr oder weniger Distanz greift man dann – wenn vorhanden – zu den Tagebuchaufzeichnungen und verarbeitet diese zusammen mit den mehr oder weniger lückenhaften eigenen Erinnerungen.

Daraus geht hervor, dass es nicht wahr ist, dass man seine Erinnerungen behält. Erstens können sie verblassen und zweitens kann man früher, als einem lieb ist, dement werden. Daher habe ich mich entschlossen, jetzt zu schreiben – in einem Stadium, in dem die Eindrücke noch frisch sind und ich auch noch gut beschreiben kann, wie sich meine Angleichung vollzog. Das passt auch gut zur jetzigen gesellschaftspolitischen Situation eines steigenden Interesses am Thema Trans*, in der meine Bemerkungen vielleicht nicht uninteressant sind. Denn mein Ansatz nutzt in der Abwehr von Pathologisierung und Entrechtung nicht nur die eigene Lebensgeschichte, sondern in diesem Zusammenhang auch Erkenntnisse aus der Medizingeschichte und Medizinethik. Nicht zuletzt durch diese Bereiche wird das Phänomen Trans* plausibel. Umgekehrt erhalten die genannten Fächer einen anregenden Anwendungsbezug.

Und es gibt noch einen sehr persönlichen Grund, die Dinge niederzuschreiben, die auf den nächsten Seiten stehen: Ich weiß nicht, wie man über mich als transidenten Menschen noch reden oder gar schreiben wird. Das ist mir klar und ich denke, dass ich die Ich-Stärke habe, mich damit auseinanderzusetzen. Allerdings möchte ich auch, dass meine jetzt noch minderjährigen Kinder jenseits aller »Informationen«, die ihnen später über mich gegeben werden, meine Sehweise der Dinge nachvollziehen können. Ihnen soll der Bericht darüber zur Verfügung stehen, wie ich den Prozess erlebt habe, den ich durchlaufen habe und zum großen Teil durchlaufen musste. Denn die eigenen Eltern verorten zu können, heißt auch, sich selbst verorten zu können und dann mit sich selbst ins Reine zu kommen.

Wem ich zu Dank verpflichtet bin, geht aus der Widmung hervor. Ich kann die vielen Menschen nicht alle aufzählen, die mir mit Hinweisen und Ratschlägen zur Seite standen. Ich drücke meine große Dankbarkeit hiermit aus. Im Bewusstsein, dass man meist an ganz andere Menschen weitergibt, was einem mal Gutes getan wurde, hoffe ich, dass mein Engagement in Sachen Trans* als ein Zeichen meinerseits gesehen wird.

Speziellen Dank möchte ich aber doch noch an dieser Stelle kundtun: Der geht zunächst an meinen Partner Steffen, der alles nicht nur mitgemacht, sondern auch das Manuskript gelesen und mir wertvolle Hinweise gegeben hat. Dann auch an Petra Weitzel, die für die Öffentlichkeitsarbeit der DGTI (Deutsche Gesellschaft für Transidentität und Intersexualität) zuständig ist, für wertvolle Hinweise und Unterstützung. Ferner bin ich Daniela Berner sehr dankbar für die sorgfältige Lektorierung des Manuskripts. Und nicht zuletzt danke ich dem Verlag Vandenhoeck & Ruprecht für die hervorragende Zusammenarbeit, die dazu führte, dass das fertige Manuskript jetzt viel schneller vor mir liegt, als ich es je vermutet hätte.

Livia Prüll

1 Einleitung

Hans im Glück, so erzählt das Märchen der Brüder Grimm, wird für sieben Jahre Arbeit mit einem Klumpen Gold entlohnt. Den tauscht er zunächst gegen ein Pferd ein. Weitere Tauschgeschäfte bedingen, dass er am Ende einen Schleifstein und einen Feldstein in Händen hält. Wiewohl er die Steine letztlich auch noch verliert, sieht er sich als Gewinner und hält sich für einen glücklichen Menschen. »So glücklich wie ich«, sagte er, »gibt es keinen Menschen unter der Sonne!« Und liest man weiter im Märchenbuch, so heißt es: »Mit leichtem Herzen und frei von aller Last sprang er nun fort, bis er daheim bei seiner Mutter war« (Brüder Grimm, Hans im Glück, hier S. 56). Glück, so könnte eine Lesart des Märchens sein, hängt nicht unbedingt vom Wohlstand ab. Aber für die meisten Leser bleibt Hans dennoch ein Narr. Denn sie verstehen die Art des Glücks nicht, die er sich da eingetauscht hat.

Genauso wenig verstehen viele Menschen den Einsatz, den einige aufwenden, um zeitweise oder dauernd in die Rolle des anderen Geschlechts zu wechseln. Die Opfer sind so groß, dass ihr Handeln und ihre Argumentation zuweilen nur mit Kopfschütteln quittiert werden. Ihr Handeln ruft Unverständnis hervor, nicht zuletzt dann, wenn sich Menschen in etablierter Position mit sozialer Integration einem solchen Risiko aussetzen und ihren »Klumpen Gold« gegen Dinge eintauschen, die nicht messbar sind, die traditionelle Werte infrage stellen und die in unsere materialistisch und neoliberal orientierte Welt nicht hineinpassen wollen. Es verhält sich mit diesen Menschen ähnlich, wie es in der vierten Strophe des Kirchenliedes »Wie soll ich dich empfangen« von dem evangelischen Theologen Paul Gerhardt (1607–1676) im 17. Jahrhundert ausgedrückt wurde:

»Ich lag in schweren Banden. Du kommst und machst mich los.
Ich stand in Spott und Schanden. Du kommst und machst mich groß.
Du hebst mich hoch in Ehren und schenkst mir großes Gut.

Das sich nicht lässt verzehren, wie irdisch Reichtum tut.«
(Evangelisches Kirchengesangbuch, 1957, S.10)

Was der transidente Mensch bekommt, obwohl er zum Teil eben
auch gesellschaftlich in »Spott und Schanden« steht, ist ein großes
Gut, etwa, wie bei mir, durch eine plötzlich eintretende Erkenntnis:
innere Zufriedenheit, eins mit sich sein, das atemberaubende Erlebnis des Einblicks in beide Geschlechter, innovative geistige Flexibili-
tät und die Genugtuung, damit für die Gesellschaft einen Beitrag als
MitbürgerIn zu leisten. Schlichtweg bekommt er also – Glück. Aber
der transidente Mensch muss einen Weg zurücklegen, um dorthin
zu gelangen, so wie Hans sich auf die Reise gemacht hat. Hat es
funktioniert, so ist man »Trans* im Glück«. Von dieser Reise handelt dieses Buch.

Angesprochen ist ein Phänomen, das insgesamt nur wenige Menschen betrifft. Aber sie werden immer mehr, weil sie sich in unserer
Zeit stärker hervorwagen. Es geht dabei allerdings um Menschen, die
sich immer noch viel zu wenig Gehör verschaffen, geschweige denn
mit einer Stimme sprechen. Ihre Situation kann von denjenigen, die
nicht mit dieser Identität geboren wurden, kaum verstanden werden. Daher stoßen sie mit der Durchsetzung ihrer Belange nach wie
vor auf Schwierigkeiten. Und dies, obwohl sich die Gesellschaft der
Bundesrepublik in beachtlicher Weise liberalisiert und demokrati-
siert hat, wie wir später noch sehen werden. Menschen mit Transidentität – das sei hier vorweggenommen – sind Menschen, deren
körperliche Geschlechtsausprägung nicht mit ihrem psychischen
Geschlechtsempfinden übereinstimmt. Ihre Selbst- und Fremdwahr-
nehmung ist oft nach wie vor durch den Makel des Schicksalhaften
und Problembeladenen bestimmt. Paradigmatisch hierfür ist eine
Selbstdarstellung von einem transidenten Menschen, in der schon
im Titel von »Fluch« die Rede ist (Lindemann, 2006).

Das vorliegende Buch behandelt im Rahmen des Weges zur
Umsetzung des transidenten Lebens die vielfältigen Probleme rund
um die Themenkomplexe Transidentität und Transsexualität. Aber es
tut dies mit eindeutig positiver Konnotation. Und damit rechtfertigt
sich diese Darstellung. Es gibt schon sehr viele Selbstzeugnisse von
Gleichgesinnten und Beschreibungen des Phänomens. Viele von die-

sen Veröffentlichungen haben gemeinsam, dass sie hauptsächlich die negativen und problematischen Aspekte des Lebens des transidenten Menschen hervorheben (z. B. Lindemann, 2006; T-Girl Diana, 2010; Henschel u. Cline, 2008) und letztlich der Eindruck eines harten Durchsetzungskampfes bestehen bleibt. Nur wenige Darstellungen sind von der Konnotation her eindeutig positiv, wie beispielsweise die Autobiographie von Niklaus Flütsch (2014). Mein Buch legt das Schwergewicht ebenfalls auf die positiven Aussichten, die ein Bekenntnis des Einzelnen zur Transidentität eröffnen kann. So groß die Schwierigkeiten auch sein mögen – als transidenter Mensch zu leben ist eine enorme Bereicherung: Es gibt nicht nur den Blick auf beide Geschlechter frei, es kann je nach Situation und Engagement in vielfältiger Weise neue Zugänge zu sämtlichen Phänomenen des Daseins eröffnen und nicht zuletzt zu einem neuen Denken. Und es ist auch oft einfach nur schön! Bei allen Problemen kann man also durchaus sagen: »Trans* im Glück«.

Der Zugang, den ich wähle, ist ein Wagnis: Ich werde einerseits über mein eigenes Leben als Transsexuelle berichten. Ich tue dies an verschiedenen Stellen dieses Buches, um es als Ausgangspunkt für allgemeine Bemerkungen zum Phänomen zu nehmen und um der LeserIn das Thema »Transidentität« nahezubringen. Andererseits werde ich Forschungen vor allem aus den Gebieten Medizingeschichte und Medizinethik integrieren. Das ist sinnvoll, weil sich so zeigen lässt, dass diese beiden geisteswissenschaftlichen Fächer das Material liefern, um sich als transidenter Mensch in der Gesellschaft selbstbewusst positionieren zu können. Die traditionelle Geschichtswissenschaft könnte jetzt fragen: Ist es statthaft, dass eine Person, die selbst »betroffen« ist, ein Buch über ein solches Thema schreiben will, das über das rein Biographische hinausgeht und informierende, ja gar wissenschaftliche Teile beinhaltet? Eine der Voraussetzungen für ein solches Unterfangen ist sicherlich, dass ich selbst Medizin- und Wissenschaftshistorikerin bin und in einem einschlägigen Institut arbeite. Wichtig ist dann aber vor allem, dass gerade die neueren Ergebnisse der Wissenschaftsgeschichte zeigen, dass wir im Sinne des »Practical Turn« (eine Theorie der Wissenschaftsgeschichte) davon ausgehen können, dass WissenschaftlerInnen immer ihre persönlichen Einstellungen, ihre gesellschaftlichen Netzwerke und die Spuren ihres eigenen Lebensweges mit zur Arbeit nehmen und dass das Labor damit keinen biographiefreien Raum objektiven Forschens darstellt (vgl. Moraw, 1989). Dies wird heute nicht als behindernde Belastung, sondern als Faktum angesehen, mit dem man umgehen muss.

Dabei geht es nicht nur darum, Verzerrungen und Belastungen zu minimieren, sondern auch im Gegenzug die bereichernden Momente dieses Umstands auszunutzen. So schreiben Feministinnen über Frauengeschichte und über Wissenschaftsgeschichte als Frauengeschichte, Zeitzeugen des Nationalsozialismus nicht nur über ihre persönlichen Erlebnisse, sondern auch über theoretische Aspekte des Erlebten im Sinne einer wissenschaftlichen Analyse. In diesem Sinne kann das Thema Transidentität auch von einem transidenten Menschen beleuchtet werden. Mehr noch: Gerade bei diesem Thema speisen sich das Verständnis des Phänomens und auch der wissenschaftliche Umgang damit in ganz besonderer Weise aus den persönlichen Schilderungen der »Betroffenen«. Die Alltagspraxis und das Erleben lassen sich von den eher theoretischen Aspekten kaum trennen. Weil die PsychiaterInnen das lange nicht erkannt haben und nur ihre schon geschriebenen Lehrbücher nach krankhaften Störungen befragt haben, konnten sie lange Zeit nur pseudowissenschaftliche Ergebnisse zum Thema liefern. Der transidente Mensch ist sein eigener Experte!

Angesprochen sind mit diesem Buch alle Menschen, die mit dem Thema befasst sind oder sich dafür interessieren: die »Gleichgesinnten« selbst, die Angehörigen und FreundInnen, PsychotherapeutInnen und alle anderen MedizinerInnen, Medizinstudierende und nicht zuletzt diejenigen Menschen, die allgemein an dem Thema interessiert sind. Wie üblich bei Büchern, die sich um bestimmte sprachlich benannte Phänomene drehen, werde ich zunächst einmal die Begriffe erklären, mit denen ich dann auf den folgenden Seiten umgehen werde. Dabei wird es vor allem um Transidentität und Transsexualität gehen. Es folgen dann zwei große Teile, die aufeinander aufbauen.

Im ersten großen Teil des Buches wird plastisch der Weg von der Entdeckung der Transidentität bis zum Leben im Wunschgeschlecht beschrieben. Hier finden sich praktische Hinweise zur Bewältigung der Lebensprobleme im Zusammenhang mit Transidentität, Bemerkungen zur Entwicklung der neuen Identität und Hinweise zur Lebensführung. Transidente Menschen haben die Chance, eine Hilfestellung zur Bewältigung des Alltags und zur Umsetzung des Coming-out zu bekommen, um sich auf dieser Grundlage zur Transidentität zu bekennen und mit ihrer Identität zu leben. Alle Interessierten sowie Angehörige und FreundInnen haben die Chance, sich in transidente Menschen einzufühlen, auch wenn sie nicht wirklich verstehen können, wie deren Situation ist. Das Kapitel eröffnet Einblicke in ein Leben, das den meisten Menschen sonst nur schemenhaft durch die Medien nahegebracht wird.

Im zweiten großen Teil geht es darum, eine Einordnung und theoretische Erörterung zum Thema vorzunehmen. Ausführungen zur Geschichte und Ethik von Transidentität und zur philosophischen Frage des Sinns von Transidentität sowie des transidenten Lebens bilden die gedankliche Grundlage für eine stabile Identität, für ein sinnerfülltes Leben als Trans*mensch. Diese ganzen Abschnitte sind ebenfalls nicht allein für transidente Menschen interessant, sondern auch für die Familien, Angehörigen und FreundInnen, um sich in die Welt der Transidentität zu begeben und damit eine Annäherung an das »betroffene« Familienmitglied zu erreichen. MedizinerInnen und MedizinstudentInnen, die oft kaum Informationen zum Thema haben, können befähigt werden, besser mit Ratsuchenden umzugehen. Die Kapitel zur Geschichte und Medizinethik sollen nicht zuletzt auch die wissenschaftlichen Diskussionen unter MedizinhistorikerInnen und WissenschaftshistorikerInnen bereichern.

Damit ist dieses Buch weder die Biographie einer Transsexuellen noch ein Sachbuch zum Thema Transsexualität. Es ist vielmehr eine Art Ratgeber, der mit der eigenen Biographie als Material arbeitet, um Phänomene verständlich zu machen. Die beschriebene Zweiteilung des Buches findet dabei ihre Entsprechung im Alltagserleben der »Betroffenen« und im transidenten Leben selbst: Gleichgewichtig existieren eine sehr wichtige praktische Seite, die sich mit der Umsetzung, der äußeren Darstellung, der Performanz der inneren Verfassung auseinandersetzt, und gleichzeitig eine theoretische Seite, die sich mit der eigenen Identität historisch und wissenschaftskritisch befasst. Dieser Umstand ist systemimmanent. Denn das zentrale

Interesse des transidenten Menschen ist es, sein äußeres Erscheinungsbild gemäß dem inneren Fühlen zu verändern. Das ist wichtig, um ohne Widersprüche und Zerrissenheit zu leben, um einheitlich und »rund« zu sein. Denn das neue äußere Erscheinungsbild signalisiert nach außen die Verfassung des Menschen, sie signalisiert auch, welche Erwartungen seine Umwelt an ihn haben soll.

So leidet beispielsweise ein Mann, der sich als Frau fühlt, darunter, dass die Umgebung von ihm ein Verhalten und eine Einstellung, ein Denken, Fühlen und Wollen erwartet, das er nicht erfüllen kann. Ihm wird signalisiert, dass er »irgendwie nicht dazu passt«; er wird ausgegrenzt, zuweilen auch gedemütigt. Dieser Zustand wird nun dadurch beendet, dass dieser Mann eine Geschlechtsangleichung vornimmt. Wenn alles gut läuft, stellen die Menschen um ihn herum dann eben die Ansprüche an ihn, die zu ihm passen. Der Mann wird nicht zur Frau, weil es ihm Spaß macht, jemand anderes zu sein, oder weil er aus prinzipiellen Gründen eine Frau sein will. Vielmehr will er es deshalb, um das eigene innerliche Profil passgenau außen darzustellen und seiner Umgebung zu signalisieren: Das bin ich, das könnt ihr von mir erwarten, so will ich behandelt werden.

Dies bedeutet auch, dass das Erscheinungsbild auf die Verfassung und die Eigenidentität abgestimmt sein muss. Das Innerliche und das Äußerliche stehen damit in einem Wechselverhältnis. Beide Bereiche müssen daher auch in diesem Buch zur Sprache kommen. Die Konsequenz ist, dass die beiden Teile des Buches sehr unterschiedlich sind, indem sie vom Aussuchen der Perücke bis zur Frage der eigenen Sinnstiftung reichen. Und sie sind auch entsprechend unterschiedlich leicht zu lesen. Wir werden sehen: Das Medizinische ist längst nicht der entscheidende Faktor für das Trans*leben, sondern vielmehr das Kulturelle und Soziale.

Die theoretische Basis meines Buches begründet sich auf meinen gewonnenen Erkenntnissen zur Geschichte von Transidentität und Transsexualität, ferner aus der Lektüre von Biographien und Konzepten zum Wesen von beiden Teilidentitäten. In der Kernaussage, die sich auf den interpretativen Rahmen und vor allem auf das Selbstbild des transidenten Menschen bezieht, waren mir aber zwei Autoren besonders wichtig: Zum einen handelt es sich um die Arbeit des Psychoanalytikers und Psychotherapeuten Udo Rauchfleisch. Sein

Konzept der Transidentität ist meines Erachtens der tragfähigste und beste theoretische Entwurf zum Verständnis dieser Identität. Der zweite Autor ist der Philosoph Paul Tiedemann, der im Rahmen seiner Überlegungen zum Sinn des Lebens mit seiner Theorie von der perspektivischen Lebensform einen Zugang bietet, um eine eigene transidente bzw. transsexuelle Identität aufzubauen. Das Werk beider Autoren wird an geeigneter Stelle vorgestellt und beschrieben.

Nun zur Erklärung des Titels dieses Buches: Eines der vielen Missverständnisse zum Thema Trans* dreht sich um das Wort »Geschlechtsangleichung«. Um meine Position klarzustellen: Den Begriff »Geschlechtsangleichung« benutze ich nicht im engeren Sinne der Vornahme einer geschlechtsangleichenden Operation (GA-OP), sondern erst einmal im Sinne des mehr oder weniger offenen Auslebens des Wunschgeschlechts. Trans*frauen (körperliche Männer, die sich als Frau fühlen) und Trans*männer (körperliche Frauen, die sich als Mann fühlen) tituliere ich jeweils mit »sie« und »er«. Das Sternchen bezeichnet die Diversität der unterschiedlichen Trans*phänomene, die hier gleichzeitig angesprochen sind. Was es damit auf sich hat, werde ich erklären. Da ich Trans*frau bin, werden hier vor allem diese angesprochen. Zudem steht der erwachsene transidente Mensch im Mittelpunkt der Darstellung. Ich bitte hier um Verständnis und um Verzeihung. Transidente Kinder und Jugendliche habe ich an den Punkten, wo mir dies wichtig schien, berücksichtigt (vgl. die Autobiographie von Winkler, 2014). Was ich schreibe, gilt aber im Grundsatz genauso für Trans*männer und in vielen Punkten auch – trotz unterschiedlicher Problematik – für intersexuelle Menschen, bei denen ja die körperliche Matrix die eindeutige Geschlechtszuweisung verweigert.

Ratgeber sind nie »objektiv«. Das liegt nicht nur daran, dass Wissenschaft nie »objektiv« ist. Es liegt auch an dem seltsamen Umstand, dass es eine Vielfalt der Anschauungen und vor allem zahlreiche Selbstbezeichnungen und -interpretationen in der »Trans*szene« gibt. Darauf werde ich noch eingehen. Ich habe mich trotz der Darstellung meines eigenen Standpunktes bemüht, die wichtigsten verschiedenen Argumente zumindest zu berücksichtigen. Dieses Buch ersetzt keinesfalls den Gang zum Coach, zur PsychotherapeutIn oder zu anderen medizinischen und nichtmedizinischen SpezialistInnen.

Demgemäß soll dieses Buch auch keine chirurgischen und internistischen Lehrbücher ersetzen und ich habe deshalb auch keine Hormon- und Laborwerttabellen beigefügt. All diese Dinge sind bei den SpezialistInnen zu erfragen. Dieses Buch soll kein Leitfaden zur Eigentherapie in Gebieten sein, die eindeutig der ärztlichen Konsultation bedürfen. In diesem Sinne kann das Buch nicht alle Bereiche voll abdecken. Auch müssen die aktuellen Sachstände zu einzelnen Themen bei den entsprechenden Institutionen bzw. EntscheidungsträgerInnen jeweils neu erfragt werden. Eine Hilfestellung bietet hier die Liste von Kontaktadressen am Ende des Buches (S. 186 ff.). Insgesamt will dieses Buch als geschlossene Darstellung vielmehr die Eigenständigkeit der transidenten Menschen demonstrieren sowie die Tatsache, dass es sich um eine Normvariante handelt, die große Chancen für ein erfülltes Leben bietet.

2 Was sind Transidentität und Transsexualität? Begriffsklärungen

Mit einem guten Buch ist es wie mit einem guten Gespräch. Es muss geklärt werden, worüber man schreibt bzw. spricht. Bei einem Gespräch kann man dies mittels Rückfragen klären. Wenn es sich um einfache Erklärungen handelt, stört dies kaum den Gesprächsfluss. Anders verhält es sich mit Meinungsverschiedenheiten bei Definitionen. Eine Klärung ist dann nicht einfach und kostet Zeit. Die LeserInnen können aber nicht rückfragen, daher muss ich einige Dinge im Vorfeld erläutern.

Bei dieser Klärung geht es um »Begriffe«. Sie sind der Dreh- und Angelpunkt von Gesprächen. Ohne dass wir uns einen »Begriff« von den Dingen machen, können wir uns nicht verständigen. Und wir haben ganze Begriffshierarchien, denn ohne eine Zu-, Unter- oder Überordnung von Begriffen können wir die Eigenschaften und Eigenarten eines Sachverhalts nicht diskutieren und festlegen. Viele Begriffe verwenden wir, ohne dass wir viel erklären müssen. Sie ermöglichen eine sofortige Verständigung. Wenn wir »Tisch« sagen, antizipieren wir sofort einen Gegenstand, an dem man sitzen kann, und der Begriff wird zunächst nicht weiter hinterfragt, wiewohl es viele unterschiedliche Tische gibt. Anders verhält es sich mit sogenannten »aufgeladenen Begriffen«. Dabei handelt es sich um Begriffe, die sofort eine ganze Bandbreite an verschiedenen Gedanken in uns erzeugen. Sie sind nicht zuletzt deshalb »aufgeladen«, weil sie oft Wertungen und unterschiedliche Meinungen, eventuell sogar gesellschaftliche Auseinandersetzungen transportieren. Der Begriff »Geschlechtsangleichung« ist ein solcher aufgeladener Begriff. Er beinhaltet nicht nur ganz simpel die Veränderung des Geschlechts, sondern auch die Tatsache, dass es sich nur um eine »Annäherung« an das andere Geschlecht handelt, denn niemals gelingt eine komplette »Umwandlung« (so die frühere, fälschlicherweise benutzte Bezeichnung). Er beinhaltet ferner das Unbehagen vieler an der Maßnahme, die gesellschaftlichen Diskussionen, die Stigmatisierung der »Betroffenen«, überhaupt die Rolle der Geschlechter, die Definitionen von Frau und Mann usw. Im Folgenden geht es mir vor allem um solche »aufgeladenen Begriffe«. Wir müssen uns damit auseinandersetzen, denn sie werden in diesem Buch verwendet.

Der erste und wichtigste Begriff, der in diese Kategorie fällt, ist derjenige der *Transidentität*. Das ist eigentlich auch der wichtigste Begriff dieses Buches. Er ist ein bzw. »der« übergeordnete Begriff schlechthin in unserem Zusammenhang, denn er beinhaltet auch die theoretische Basis, um das Phänomen der Menschen zu erklären, deren geschlechtliches Fühlen nicht mit dem biologischen Geschlecht übereinstimmt. Der Begriff »Transidentität« ist der entscheidende Schlüssel zum Verständnis unseres Themas. Er deckt ganz unterschiedliche Seinsweisen der betreffenden Personen ab und umfasst ein ganzes Spektrum der Realisation der Geschlechterdivergenzen. Wir definieren also: Jemand, der eine Transidentität hat, fühlt ein anderes Geschlecht, als er körperlich besitzt. Das biologische Geschlecht und das seelische Wunschgeschlecht passen nicht zusammen, sie sind inkongruent. Das ist der gemeinsame Nenner. Der Begriff vereint alle »betroffenen« Menschen, so unterschiedlich diese sonst auch sein mögen. Die verschiedensten Formen der Transidentität, die hier umfasst werden, sind unterschiedliche Ausprägungen der transidenten Selbstverwirklichung der betreffenden Personen. Dementsprechend gibt es sehr unterschiedliche biographische Entwicklungsverläufe des Phänomens (vgl. z. B. Morris, 1975; McCloskey, 1999; Prillwitz, 2014). Die meisten der transidenten Menschen sind zurzeit zwischen dreißig und vierzig Jahre alt, aber der Anteil an Kindern und Jugendlichen nimmt zu (Rauchfleisch, 2013, S. 36; Rauchfleisch, 2016; Hamm u. Sauer, 2014). Die unterschiedlichen Spielarten der Transidentität werden im Folgenden besprochen. Wichtig ist zunächst die Basisunterscheidung zweier grundsätzlicher Lebensformen im Rahmen der Transidentität:

Crossdresser: In Absetzung zur klassischen Interpretation der TransvestitIn (siehe unten) wird die neutralere Bezeichnung »Crossdresser« für all diejenigen angewandt, die aufgrund der Transidentität zeitweise die Kleider des anderen Geschlechts anziehen. Der im Ursprungsgeschlecht männliche Crossdresser fühlt sich als Frau.

Der im Ursprungsgeschlecht weibliche Crossdresser fühlt sich als Mann. Oft ist es so, dass der Kleiderwechsel nur zeitlich begrenzt geschieht. Meist durchlebt der Crossdresser eine Durchgangsphase, in der das Anziehen der Frauen- bzw. Männerkleider als sexuell erregend erlebt wird. Das legt sich dann meist nach einiger Zeit. Abhängig von der Häufigkeit des Lebens im anderen Geschlecht und der Zielsetzung geht die Ausrichtung im Umziehen entweder in Richtung einer Anpassung an die »Durchschnittsfrau« oder den »Durchschnittsmann«, oder aber die Kleidung ist – bei gelegentlichem abendlichem Ausgehen vor allem bei Trans*frauen – sehr exzentrisch oder sexy. Dem Crossdresser kommt es darauf an, sich als Frau bzw. Mann zu fühlen, und es fällt ihm schwer, die Kleider des Gegengeschlechts dann wieder abzulegen.

Transsexuelle: Dabei handelt es sich ebenfalls um transidente Menschen. Im Unterschied zum Crossdresser wollen diese jedoch dauerhaft im Wunschgeschlecht leben, entweder als Trans*frau oder als Trans*mann. Wiewohl die Meinungen hier auseinandergehen, so kann man doch sagen, dass es bei der Interpretation der Transsexualität meistens und vor allem auf das sogenannte Comingout ankommt, das heißt die offene soziale Angleichung an das Wunschgeschlecht. Die GA-OP entscheidet nicht mehr unbedingt darüber, ob jemand transsexuell ist. So gibt es beispielsweise auch Trans*frauen, die eine völlige körperliche Angleichung (Hormoneinnahme, GA-OP) bei sich haben vornehmen lassen, ohne sich aber zu outen. Sie leben weiter in ihrem ursprünglichen biologischen Geschlecht, also als Mann, aber sie haben durch die körperliche Verweiblichung das »Frauengefühl«, das ihnen wichtig ist. Mit dieser Differenzierung sind die unterschiedlichen Interpretationen der weitergehenden Verweiblichung oder Vermännlichung angesprochen, die über das schlichte Crossdresser-Dasein hinausgehen.

Wenn wir untereinander über uns sprechen, dann sprechen wir von *Gleichgesinnten:* Das sind alle diejenigen Menschen, bei denen ebenfalls eine Transidentität vorliegt. Das ist viel besser, als von »Betroffenen« zu sprechen, da Letzteres den Anschein erweckt, als handele es sich bei dem Phänomen um ein schreckliches Schicksal. Dass dies nicht der Fall ist, werden wir auf den nächsten Seiten erkunden.

Nachdem wir uns nun die transidenten Menschengruppen vorgenommen haben, sind noch folgende Feststellungen zu treffen: Erstens sind alle Bevölkerungsschichten betroffen. Transidentität ist kein schichtenspezifisches Problem. Vom Bäcker bis zum Richter: Alle können potenziell transident sein. Zweitens, und das ist ebenso wichtig: Wer einmal transident ist, der ist es sein Leben lang. Immer behält man den Zugang zu beiden Geschlechtern. Was man auch tut, um sich anzugleichen, welche Operationen man auch durchführt und wie auch immer man sein Äußeres verändert: Chromosomal bleibt man im Ursprungsgeschlecht. Dies auch, wenn, wie heute bekannt, die Zellmischungen von XX und XY bunt sind und ein Mensch unterschiedliche Zelltypen haben kann (Stryker, 2008, S. 9). Dieser Befund ist deshalb wichtig, weil es für einen transidenten Menschen eben nicht darum geht, komplett ins Wunschgeschlecht zu wechseln. Vielmehr geht es darum, auf einer langen Skala der unterschiedlichen Seinsweisen den Punkt zu finden, an dem es einem gut geht. Dazu weiter unten. Der transidente Mensch bleibt jedenfalls immer »dazwischen«. Er kann das bipolare Geschlechtermodell unserer Gesellschaft nicht »bedienen«.

Gerade deshalb ist die folgende weitere Tatsache wichtig: Transidente Menschen sind *nicht* krank. Alle Versuche, psychiatrische Störungen zu finden, waren zum Scheitern verurteilt. Wir nehmen dies vorweg und werden uns später noch mit diesem zutiefst stigmatisierenden Vorurteil beschäftigen. Vielmehr handelt es sich um eine *Normvariante*. Wir wissen mittlerweile, dass die Natur nicht nur einheitliche geschlechtliche Wesen schafft, sondern eine Vielzahl bunter Mischungen (Rauchfleisch, 2016, S. 14–27). Transidentitäten sind gleichsam Extremvarianten in den Übergängen der Geschlechter zueinander. Es sind so viele Faktoren, die den Faktor »Geschlecht« beeinflussen bzw. bestimmen, dass es die Reinformen von Mann und Frau praktisch nur in der Theorie gibt. »Sex« (das körperliche Geschlecht) und »Gender« (das kulturell geformte Geschlecht) beeinflussen sich gegenseitig und gehen ineinander über (Planert, 2000; Hirschauer, 2004; Schnier, 2012).

Ein wichtiger Punkt ist, dass nun gerade bei transidenten Menschen (Crossdresser; Transsexuelle) die Transidentität, das heißt die Geschlechtsidentität, keine Aussage über die *Geschlechtsausrichtung* zulässt. Mit letzterem Begriff ist die Frage gemeint, welche PartnerInnen der transidente Mensch als sexuell anziehend empfindet. Hier kann die ganze bekannte Palette an unterschiedlichen Ausrichtungen gelebt werden. Es finden sich unter den transidenten Menschen sämtliche Varianten, die es gibt – Heterosexuelle, Schwule, Lesben und bisexuelle Menschen etc. Und diese finden sich in gleicher Häufung wie im Bevölkerungsdurchschnitt. Das Sexualleben selbst nimmt beim transidenten Menschen dieselbe Stellung ein wie bei Menschen ohne diese Identität, das heißt, es ist nicht größer oder kleiner. Dies ist deshalb wichtig zu erwähnen, weil der transidente Mensch und hier vor allem Transsexuelle in der Bevölkerung fälschlicherweise extrem sexualisiert werden. Schnell wurden sie früher mit Rotlichtbezirk und Prostitution in Zusammenhang gebracht. Dabei hatten sie doch schon immer nur den Wunsch, ein normales Leben unter Berücksichtigung des gefühlten Lebens zu führen.

Wichtig ist für den transidenten Menschen also nicht eine bestimmte Sexualpraxis mit Frauen oder Männern, sondern das Gefühl, dem Wunschgeschlecht anzugehören. Ein bedeutsamer Punkt ist in diesem Zusammenhang, dass sich die geschlechtliche Ausrichtung im Laufe der Geschlechtsangleichung ändern kann. Die Gründe hierfür sind vielfältig und sind in Umweltfaktoren (z. B. will das soziale Umfeld die transidente Person auch in ihren Partnerschaftsbeziehungen als Frau oder Mann sehen), inneren Entwicklungen (die transidente Person will sich selbst auch in ihren Partnerschaftsbeziehungen als Frau oder Mann begreifen) und in organischen Ursachen (Einfluss der Hormoneinnahme auf Denken, Fühlen und Wollen) zu finden. Transidente Menschen, die ihre Identität erst in fortgeschrittener Lebensphase entdecken, merken zuweilen dann, dass in der Veränderung der sexuellen Ausrichtung ältere Pfade der biographischen Entwicklung geöffnet werden, die durch Konventionen, Verdrängung und Missinterpretation bislang verschüttet waren.

Nachdem wir uns jetzt mit den transidenten Menschen beschäftigt haben, werden wir wichtige Bezugspersonen aus der nichttransidenten Welt nennen:

So gibt es die *Biofrauen:* In der Frauenwelt führt die Verwendung dieses Terminus oft zu Gelächter. Mit der Ökobewegung hat das aber nichts zu tun, sondern es handelt sich hier um biologische Frauen – ganz im Gegensatz zu Trans*frauen.

Ferner dann die *Heteromänner:* Wir meinen damit biologische Männer mit klassischen Beziehungen und klassischen Vorstellungen davon, wie ein Mann oder eine Frau zu sein haben.

*Cis*gender:* Menschen, die nicht transident sind. Das Sternchen bezeichnet wiederum die Vielfalt, die in dieser Personengruppe herrscht.

Es ist wichtig, transidente Menschen auch von vier Gruppen abzugrenzen bzw. zu unterscheiden, die ebenfalls die Geschlechtergrenzen überschreiten. Dies sind:

TransvestitInnen: Diese ziehen sich auch zeitweise um. Sie nutzen aber die weibliche bzw. männliche Kleidung, um sich mit deren Hilfe sexuell zu erregen. Die klassische TransvestitIn fühlt sich nicht als Frau oder Mann, aber das Spielen mit der Kleidung des anderen Geschlechts erregt sie ungemein. Die TransvestitIn zieht Energie aus dem Kleidungswechsel, während der transidente Mensch bzw. Crossdresser den Wechsel hasst, denn er würde lieber im Wunschgeschlecht verharren. TransvestitInnen arbeiten zum Teil im Showgewerbe, da ihnen auch der öffentliche Kleiderwechsel Freude macht.

Dragqueens und *Dragkings:* Dragqueens sind Männer, die sich auf der Bühne als Frauen zeigen, meistens extrem stark geschminkt und zurechtgemacht, um dann zu singen oder Kunststücke vorzuführen bzw. zu moderieren. Dragqueens fühlen sich dennoch wie auch die Transvestiten – sie sind eigentlich eine Untergruppe von diesen – als Männer und nicht als Frauen. Sie lieben es, sich von einer Visagistin schminken zu lassen und für einen Abend als Frau aufzutreten. Ihr Lustgefühl entsteht im Wechsel zwischen Mann und Frau. Dieser Wechsel wird zum Teil auch öffentlich zelebriert. Dragkings sind die Entsprechung zu Dragqueens: Frauen, die sich gerne als Männer kleiden. Beiden ist gemeinsam: Sie sind *nicht* transident, ihre Geschlechtsidentität ist von Geburt an einheitlich.

Schwule Männer (zum Teil »Tunten«): Homosexuelle Männer nutzen manchmal Frauenkleider, um für andere (schwule) Männer anziehend zu wirken. Auch diese Männer fühlen sich als Männer und haben keine gegengeschlechtlichen Gefühle. Die weibliche Kleidung gibt ihnen einen besonderen Kick, aber man trägt sie meist nur zeitweise. »Tunten« parodieren die Geschlechterverhältnisse und treten zum Teil auf Bühnen auf (Netzwerk Trans*-Inter*-Sektionalität, S. 72). Ihnen ist wichtig, den meist homophob verwendeten Begriff aufzuwerten.

Shemales: Dabei handelt es sich um Männer, die – zum Teil aus kommerziellen Gründen – eine hormonelle Angleichung an das weibliche Geschlecht vornehmen, um Männer anzuziehen.

Transgender: Dies sind alle diejenigen Menschen, die die sozialen Grenzen der Geschlechter äußerlich und/oder innerlich überschreiten. Es handelt sich um einen Oberbegriff, der die transidenten Menschen umfasst, aber auch die vielen anderen genannten Gruppen: TransvestitInnen, schwule Männer in Frauenkleidern, Dragqueens und Dragkings sowie Shemales.

Als Konsequenz bleibt nur noch die Erwähnung zweier Begriffe, die für das vorgenannte Spektrum an unterschiedlichen Geschlechtsidentitäten und -ausrichtungen stehen:

Queer: Damit ist eine Lebensweise/Lebensanschauung gemeint, die das bipolare Geschlechtermodell (Mann – Frau) infrage stellt und für unterschiedliche Geschlechtsvarianten eintritt (Netzwerk Trans*-Inter*-Sektionalität, S. 69).

LSBTIQ: Lesbisch-Schwul-Bisexuell-Transsexuell-Intersexuell-Queer: Das ist eine Abkürzung für die gemeinsame Bewegung der genannten Gruppen. Die Bezeichnung betont die Gemeinsamkeiten im Kampf gegen Diskriminierung und Ausgrenzung. Allerdings sind nicht alle Untergruppierungen eingeschlossen und die Vertreter der genannten Gruppen sind in den regionalen Vereinigungen nicht immer gleichermaßen vertreten (Netzwerk Trans*-Inter*-Sektionalität, S. 68 f.).

Mit dieser Palette an Begriffen haben wir nun das Thema umrissen (siehe auch Stryker, 2008, S. 7–24). Andere Begriffe, die im Zuge der Beschreibung des Themas auftauchen, werden dann im jeweiligen Kapitel erklärt (zu weiteren Begriffen siehe auch Mell, 2014, S. 81–85). Jetzt können wir es wagen, an meine Geschichte zu gehen und damit die Pforten zur transidenten Welt zu öffnen.

3 Ich bin transident – eine Entdeckungsreise beginnt. Die drei Stadien im Umgang mit der Transidentität

Am Anfang war nur ein komisches Gefühl. Schemenhaft kann ich mich erinnern. Ich stand in einem Park mit vielen Springbrunnen, damals war ich ca. fünf Jahre alt. Meine Mutter sagte: »Komm, spiel doch mal mit dem Mädchen!« Ein kleines Mädchen bewegte sich langsam auf mich zu, es lachte mich an. Ich lachte verlegen zurück, aber in mir kroch das Gefühl hoch, mich besser passiv zu verhalten und mich zurückzuziehen. Irgendetwas war komisch. Es passte nicht oder vielmehr: Ich passte nicht. War es, weil meine Mutter sich nicht von meiner frühkindlichen Lockenpracht trennen konnte und meine Umwelt mich für ein Mädchen hielt? Nein, sicherlich nicht nur. Meine Mutter konnte mich nicht überreden und ich spielte nicht mit dem Mädchen.

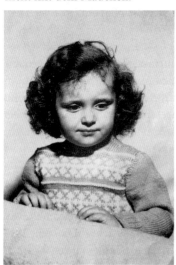

Abbildung 1: Vielleicht doch eine Vorahnung? (siehe den Pullover). Cay-Rüdiger Prüll mit ca. zwei Jahren, undatiert (© Livia Prüll)

Eine Episode, aber es sollte nicht die einzige bleiben. Wenige Jahre später. Jetzt war ich ein Junge mit kurzen Haaren, vielleicht neun Jahre alt. Ich ging in den Wald hinter dem Grundstück, auf dem meine Eltern gebaut hatten. Vor mir stehen einige Mädchen. Sie lassen mich nicht mitspielen. Meine Mutter kommt: »Es ist nicht anständig, Kinder auszugrenzen. Ihr lasst Cay [ein Teil meines damaligen Vornamens, L. P.] jetzt mitspielen!« Die Mädchen willigen ein, sie schauen mich verächtlich an, ich habe schon keine Lust mehr. Ich fühle mich anders, ich fühle mich komisch.

Irgendwie fühlte ich mich als Kind immer wieder allein. Ich kann es nicht beschreiben. Ich wusste nicht, warum. Immer wieder hatte ich das Gefühl: »Du musst allein durchkommen.« Das alles, obwohl meine Eltern mir zeigten, dass sie mich liebten. Und obwohl meine Mutter mit ihrem sonnigen Gemüt sehr viel von der eher schwermütigen Art meines Vaters ausglich.

Ich habe einige wenige Freunde. Ein großer Junge wird mein Begleiter – von der zweiten Klasse bis zum Abitur. Meine Rolle in der Kinderwelt bleibt aber ein Thema. Ich habe Schwierigkeiten, bei den Jungen Anschluss zu finden. Eine Gruppe Jungs. Wieder greift meine Mutter ein: »Es ist absolut ungezogen, Cay auszugrenzen und schlecht zu behandeln. Ich möchte, dass das in Zukunft unterbleibt!« Ich hatte den Fehler gemacht, meiner Mutter etwas zu erzählen. Wir spielten überall und so auch im Garten der Familie eines der Jungen. Ich sehe noch heute den nachdenklichen Blick einer Mutter, die mich vom Balkon aus mustert: Ihr Sohn war von meiner Mutter ermahnt worden. Alles schwierig. Was ist mit mir los? Ich fühle nur, kann es nicht begreifen, geschweige denn in Worte fassen.

Mein Zimmer wird zum Schlachtfeld, auf dem riesige Heere aufeinanderprallen. Der Boden ist übersät mit kleinen Plastiksoldaten. Gefangene werden gemacht. Ich schaue sie an und denke darüber nach, was man mit Gefangenen wohl macht. In mir steigt der Gedanke hoch, sie dadurch zu bestrafen, dass man sie in Frauen umwandelt. Dieser seltsame Gedanke kommt plötzlich und unvermittelt. Aber ich merke bald, dass Strafe hier nicht der passende Ausdruck ist. Denn ich entwickele warme, positive Gefühle. Diese dringen unaufhaltsam in Wellen aus dem Bauch von unten nach oben. Ich merke: Die Strafe ist nicht Strafe, sondern Erfüllung. Ich spiele nicht weiter, sitze mehrere Stunden auf dem Boden und leiste Verdrängungsarbeit. Ich bin verstört, fühle mich dreckig, schlecht. Es ist mir peinlich, denn ich bin ein Junge. Ich bin mir selbst unheimlich, ohne dass ich interpretieren kann, was bei mir los ist. Ich sitze da, sinniere über das, was ich erlebe, und ich höre die Stimme meines Vaters mit der bekannten Frage »Was sinnierst du wieder?«. Ich weiß es nicht, ich würde es auch nicht sagen – schon gar nicht meinen Eltern, schon gar nicht meinem Vater.

Mit der Pubertät werden die Probleme größer. Ich stehe als 13-Jähriger unter der Dusche. Das warme Wasser rinnt mir über die Haut. Ich spüre den starken Drang, mich in ein Mädchen zu verwandeln. Ich kann nicht anders. Ich schließe mich ein. Ich nutze Schnüre, um künstliche Brüste zu erzeugen, und klemme mein Glied zwischen die Beine. Alle Materialien werden danach vernichtet. Es ist mir peinlich. Am Morgen darf von den abendlichen Aktivitäten unter der Dusche nichts mehr zu sehen und zu fühlen sein. Es war wohl eine Art Trieb, der mich dazu brachte. Ich konnte und wollte mich nicht wehren. Es war schön. Ich weiß aber nicht, woher diese Gefühle kamen. Ich bin irritiert, ich bin wahrscheinlich neurotisch oder gar pervers. Aber dann am Morgen ist alles weg. Ich konzentriere mich auf die Schule.

Ich bin 15 Jahre alt. Ich merke, dass ich jetzt massivere Probleme mit den Jungen aus meiner Klasse habe. Ich bin irgendwie anders, bemühe mich dazuzugehören, was nicht recht funktionieren will. Es hilft mir sehr, dass ich gut Fußball spiele. Ein Duell mit unserer Parallelklasse. Ein Klassenkamerad raunt mir zu: »Prüll, wir machen das zusammen!« Ein Doppelpass nach dem anderen und wir gewinnen. Ich habe das heute noch vor Augen. Ich habe mir das gemerkt. Denn ich habe dazugehört.

In anderen Situationen ist es schwieriger. Ich mag mich nicht vor anderen Jungen ausziehen. Ich kann ihnen meinen Körper nicht zeigen. Es gibt deshalb Probleme nach dem Sportunterricht. Ich dusche mich nicht. Meine Klassenkameraden sind aggressiv, weil ich nicht gut rieche. »Prüll, du muffelst, dusch dich!« »Das geht nicht …«, entgegne ich. »Warum nicht?« Meine Klassenkameraden werden sauer. Ich bin sprachlos, ich kann es nicht ausdrücken. »Ich kann das nicht erklären. Ich kann nicht!« Meine Klassenkameraden kann ich gut verstehen, aber ich bin machtlos. Eines Nachmittags bin ich nach dem Sportunterricht mit drei Klassenkameraden allein in der Umkleidekabine. Ich ziehe meine Sportsachen aus und will meine Straßenkleidung anziehen. Die drei Klassenkameraden kommen aus der Dusche auf mich zu, Handtücher um die Hüften. »Prüll, du duschst jetzt!« Sie reißen mich zu Boden und wollen mich gewaltsam ausziehen und unter die Dusche zerren. Ich halte mich an einer Holzbank fest, schreie und weine. Sie lassen dann ab. Ich bin verstört. Zu Hause erzähle ich diesmal nichts, denn meine Mutter wäre sofort wieder in die Schule gegangen, sie hätte jetzt wahrscheinlich sogar den Rektor kontaktiert. Aber ich habe dazugelernt. Nichts sagen. Ich verdränge das Erlebnis. Denn alles wäre nur noch schlimmer geworden. Eine Episode. Eine unter vielen.

Komme ich gut mit den Mädchen klar? Eine grinst mich an und meint: »Schau mal, was ich hier habe!« Sie öffnet ein Blechdöschen und zeigt mir ihre Tampons. Was soll ich damit? Für mich ist das belastend. Drei französische Austauschschülerinnen sind hinter mir her und wollen sich mit mir verabreden. Panische Angst. Ich flüchte. Und ein Spießrutenlauf sind die Klassenpartys. Ich schaue die Mädels in ihren engen Jeans fasziniert an, ihre prallen knackigen Popos. Ich begehre sie. Aber da ist noch etwas, das ich nicht verstehe. Ich rekonstruiere das erst später. Ich will sie nicht nur als Freundin, sondern ich will mit ihnen verschmelzen. Beides ist gleichzeitig: der Junge, der ein Mädchen begehrt, und der Junge, der ein Mädchen sein will. Da komme ich nicht ran, das geht nicht in meinen Kopf. Da ist nur Unverständnis, aber das eindeutige Gefühl, dass mich etwas bremst und den Kontakt mit den Mädchen behindert. Die Jungen merken das, ich bin ihnen fremd, nicht richtig einer von ihnen. Diskobeleuchtung. Erotischer Blues wird gespielt. Den Mädchenkörper kann ich nicht eng an mich ziehen. Die unbarmherzigen Augen meiner Klassenkameraden sehen das. Sie zerren mich auf die Toilette. »Du, Prüll, so geht das nicht! Pass mal auf!« Sie öffnen mir die Hose und pressen eine leere Bierflasche vor meinen Bauch, knöpfen alles wieder zu. Gelächter. So soll ich mit den Mädchen Blues tanzen. Ich lache mit, denn ich werde dann akzeptiert und ich will ja dazugehören. Sie bringen mich dazu, mit mehreren Mädchen zu tanzen. Eine merkt die vorgetäuschte Erektion. Es gibt einen Eklat. Jetzt sitze ich noch mehr zwischen den Stühlen als vorher. Einmal werde ich von einem Jungen als Tanzpartnerin genommen, weil Frauen fehlen. Einige Jungs halten mich für verrückt, weil ich das mitmache. Aber ich willige ein, denn ich will ja dazugehören.

Das Abitur. Die Konzentration auf das Lernen. Ich werde gern erwachsen. Lange Gespräche nachts im Auto mit verschiedenen Frauen. »Du bist irgendwie ein anderer Mann«, höre ich. Sie mögen mich, aber keine will etwas mit mir anfangen. Mit 22 Jahren habe ich dann meine erste Freundin. Wieder ein langes Gespräch nachts im Auto. Dann hatte sie die Geduld verloren und ihre Lippen auf meine gepresst. Ab da ging's los … Ich habe mich in eine gewaltige Aufgabe gestürzt. Volles Doppelstudium: Medizin und Magisterstudiengang Mittlere und Neuere Geschichte, Alte Geschichte und Philosophie. Der Leistungsdruck meines Vaters führt zu einem Kompromiss: Medizin für ihn und Geschichte für mich. Es macht mir aber Spaß, ich lese gern, lerne gern. Es ist ein Sommertag. Ich sitze an meinem Schreibtisch, schaue in die Pflanzen vor mir. Ich lese ein Buch in Vorbereitung auf meine medizinische Doktorarbeit. Die Zeilen verschwimmen. Ich habe Konzentrationsstörungen. Aus meinem Bauch kommt das imperative Gefühl, weiblich zu sein. Ich stelle mir vor, als Frau gekleidet herumzulaufen. Vor mir läuft ein Film ab. Ich habe Sehnsucht nach einem weiblichen Körper, ich fühle mich in Frauenkleidern. Dann der Versuch, dagegen anzukämpfen. Ich weiß, dass ich in wenigen Stunden mit meiner Freundin verabredet bin. Ich will sie nicht sehen, ich kann sie nicht sehen. Aber ich kann ihr das nicht antun, kann es ihr nicht sagen. Ein mehrstündiger Kampf gegen mich selbst. Komme erst kurz, bevor sie eintrifft, wieder auf »Gleich«. Irritation. Ich kann es nicht einordnen. Wieder eine Episode. Eine von vielen.

Ich bin 25 Jahre alt und lerne für den Kurs der Psychiatrie. Ich schlage ein sozialpsychiatrisches Lehrbuch auf, also ein Lehrbuch, das sich dezidiert der Integration von psychisch erkrankten Menschen in die Gesellschaft verschrieben hat. Ich stoße auf kurze Passagen zum Thema »Transsexualität«. Ich lese von Persönlichkeitsstörungen, von gestörter Sexualität. Ich merke, dass ich die kurzen Passagen intuitiv noch einmal lese. Mir verkrampft sich das Herz. Warum? Und warum empfinde ich die Passagen als Angriff auf mich selbst? Ich stelle mich selbst als Transsexuelle vor und bekomme tief sitzende Angst. Ich bin empört. Ich komme mit dem Lesen nicht weiter. Ich möchte mehr wissen, aber warum wird nicht mehr geschrieben, wenn doch hier so ein bedrohlicher Befund vorliegt? Kurze vernichtende medizinische Beurteilung in einem sozialpsychiatrischen Lehrbuch. Dann Schweigen. Warum? Mein Vater fällt mir ein. Er ist Psychiater. Eine Weihnachtsfeier kommt mir in den Kopf. Ich trage enge, knackige Hosen. »Willst du so mit in die Kirche? Du siehst aus wie ein Homophiler!« Mein Vater raunzt das so hin. Meine Mutter interveniert, vermittelt zwischen uns. Mein Vater entschuldigt sich.

Ich bin 29 Jahre alt. Neue Freundin. Neues Glück. Doppelstudium erfolgreich abgeschlossen. Ich ziehe in eine Großstadt, wo sie bereits lebt. Zum ersten Mal weg von zu Hause. Befreiung aus der Unselbstständigkeit. Alles nicht einfach. Ich arbeite bei einer Pharmafirma als Arzt. Ich komme von der Arbeit und schleiche in einem Kaufhaus impulsiv um Damenschuhe herum. Mehrere Anläufe. Dann fasse ich den Mut und kaufe High Heels in Größe 41, die mir passen. Heroisch überwinde ich die prüfenden Blicke der Verkäuferin. Eng, aber o. k. Ich zeige sie meiner Freundin. Schon vorher hatte ich mir ganz spontan, als es mir mal schlechter ging, die Beine komplett rasiert. Da sie das tolerierte, hoffe ich auch jetzt auf Toleranz. Ja, die hat sie und sie sagt: »Sei froh, dass das bei dir nicht so stark ist, sonst würdest du große Probleme kriegen …« Ich ahne, was sie meint, aber kein Gespräch mehr. Ich sage mir, ich komme mit dem Auszug von zu Hause nicht zurecht. Daher die Damenschuh-Aktion, die ich als »neurotisch« einstufe: eine Zurückentwicklung in die weibliche Passivität aus Angst vor der Selbstständigkeit. Aber ich habe fortan meinen Karton mit Damenschuhen und Netzstrumpfhosen. Den nehme ich mit auf Dienstreisen. Abends im Hotelzimmer ziehe ich mich um. In der Folgezeit renne ich in Berlin im Sommer mit Damensandalen herum. Lackierte Zehennägel. Denke, das ist egal. Keiner sieht mich – Glück gehabt. Das wäre sonst ein frühes Outing gewesen. Ich komme an meine Gefühle nicht heran.

Ich bin dreißig Jahre alt und bekomme eine Assistentenstelle an einem medizinhistorischen Institut. Damenschuhe und Netzstrumpfhosen befinden sich nach wie vor in meinem geheimen Karton. Ab und zu ziehe ich die Sachen nach der Arbeit an, lege Musik auf, trinke Wein und tanze einfach in der Frauenkleidung. Neurotische Reaktion, denke ich wieder. Mir ist es peinlich, es bleibt geheim. Alles wandert wieder in den Karton. Am nächsten Morgen dürfen keine Utensilien mehr sichtbar sein. Irgendwo ist da immer die Frage: Was ist eigentlich genau mit mir los? Ich schaue mir Tarot-Karten an. Mein Sternzeichen ist Krebs. Und meine Tarot-Karten sind die »Hohepriesterin«, die für das Unbewusste, aber auch das Mystische steht: »Sehnsüchte, Empfindungen, Träume« (Rodik, 1998, S. 152), ferner dann der »Wagen«: zwei Pferde, die in verschiedene Richtungen ziehen – Widersprüche, die aufgelöst werden wollen

(Rodik, 1998, S. 279). Und dann ist da die »Königin der Kelche«, die später im Skatblatt zur »Herzdame« wird (Rodik, 1998, S. 146 f.). Ich suche nach Antworten. An ganz unterschiedlichen Stellen.

In den Folgejahren konzentriere ich mich auf die Arbeit, die mir Spaß macht. Komme wieder auf die Formel zurück: »Du bist ein richtiger Mann, halt etwas seltsam und neurotisch.« Es sind zwanzig Jahre intensive Arbeit »rund um die Uhr«. Ich habe Mühe, mir Führungsqualitäten als Wissenschaftler anzueignen. Wichtig ist der Inhalt, nicht die Form. Emsiges Arbeiten, ohne darauf zu achten, wie man sich mit anderen Wissenschaftlern vernetzt, wer mich fördert. Titel interessieren mich nicht. Einer meiner Chefs kommt zu mir: »Herr Prüll, jetzt beantragen Sie doch mal endlich für sich den außerordentlichen Professor!« Aber ich will lesen, schreibe als eifriges Arbeitsbienchen Aufsätze. Eine Frauenkarriere. Aber das verstehe ich alles erst sehr viel später!

Lange sind die Episoden her, die ich beschrieben habe. Es ist Ende August 2010. Ich bin 49 Jahre alt, verheiratet und habe zwei Kinder. Ich musste mich sehr auf mein Fortkommen konzentrieren. Mein Karton blieb mein heimlicher Begleiter. Jetzt auch mit Nagellack und Frauenschmuck. Und ich kann mich an den Tag erinnern, an dem ich alles verstand. Ich saß an meinem Schreibtisch in meinem Cockpit zu Hause. Am Abend hatte ich im Internet nach Amazonen recherchiert, um ein Brettspiel auszustatten. Amazonen sind »dazwischen«, das dachte die Suchmaschine. Das Bild einer Trans*frau wurde mir von der Suchmaschine dann entsprechend auf den Schirm geworfen. Das faszinierte mich, es ließ mir keine Ruhe. Und dieses Mal recherchierte ich nach Literatur zum Thema »Transsexuelle«. Ich las im Internet, und es war dann eine Bemerkung, die mein mühsam gezimmertes fragiles Gebäude zum Einsturz brachte. Trans*frauen, so der Artikel, kompensieren ihre Transidentität häufig mit extrem maskulinem Gehabe. Ich lehnte mich in meinem Schreibtischstuhl zurück, in diesem Moment schaute ich mir die Bäume im Garten an. Ich hatte das intensive Gefühl einer existenziellen Erkenntnis. Es kam mir unwirklich vor, weil ich dachte, dieser Moment kann gar nicht sein. Ich versuche noch heute manchmal, diesen Moment nachzuerleben, weil er so einzigartig war. Ich will ihn noch einmal fühlen. Ich war dann glücklich, denn es war, als fielen mir Felsbrocken

von den Schultern. Ich wusste schlagartig, dass ich transident bin.
Offenbarungen waren mir bis dahin fremd, aber das war wohl eine.
In Sekundenschnelle setzte sich in meinem Kopf ein Puzzle zusam-
men, die Mosaiksteine fanden zusammen. Viele derjenigen Episoden,
die ich beschrieben habe, tauchten auf – genug, um Sicherheit zu
haben, was mit mir los ist. Jetzt ergab alles einen Sinn. Das ständige
Suchen war zu Ende, die ständige Frage »Was ist mit mir anders?«, die
Ahnung, die ich hatte, dass irgendwann noch einmal »etwas passieren
würde«. Der Knoten war gelöst. Dann ein zweites Gefühl: das einer
Herausforderung, die ich bestehen muss. Was wartete da auf mich?

Doch erst war da jetzt die Aufarbeitung meines maskulinen
Gehabes, das meine fragile Existenz gesichert hatte. Ich dachte mir
immer: Du bist doch ein Mann. Aber ich habe mir etwas vorge-
macht. Dieser eine Satz, der mich meiner Kompensationsstütze
beraubte, beschrieb eben jene Bedeutung des übertriebenen, skur-
rilen Umgangs mit Maskulinität, die es mir erlaubte, eine enorme
Verdrängungsleistung zu vollbringen.

Ich bin etwa acht Jahre alt. Ich male Supermänner. Einen nach
dem anderen. Mit vielen Muskeln. Sie können nicht genug Muskeln
haben. Ich träume davon, einer von ihnen zu sein. Schwierig. Ich bin
ein kleiner Junge, der nicht stark ist. Einen anderen Jungen kann ich
nicht im Kampf besiegen. Als ich zehn bin, ist ständig der Druck,
in Schulpausen an Ringkämpfen teilzunehmen. Ich verschaffe mir
Ehrfurcht nur durch meine Wendigkeit. Sie kriegen mich nicht oft
auf den Rücken.

In der Pubertät war es dann das Zusammensetzen von Jagdflug-
zeug- und Panzermodellen, ständig, reihenweise. Bis in den späten
Abend. Alle Modelle wurden zusammengebaut und angemalt. Die
Flugzeuge wanderten alle an die Zimmerdecke, die sich schnell füllte.
Die Panzer und Kriegsschiffe wanderten ins Regal. Ich sammelte
Modelle, ich sammelte Orden, ich sammelte Stahlhelme – und das
bei einer linksliberalen politischen Einstellung, die ich von früh an
hatte. Ich kaufte mir Strategiespiele; Schlachten wurden nachgestellt.
Das war meine Beschäftigung, während die Klassenkameraden mit
ihren Mädels kuschelten.

Ich bin 18 Jahre alt. Ich will zur Bundeswehr, will mich in die Bre-
sche werfen und die westliche Demokratie verteidigen. Ich melde

mich freiwillig. Ich fahre mit einem Freund zu einer Kaserne in der Nähe von Gießen. Wir wollen, dass sie uns direkt anwerben, ein Raketenbataillon. Dann Freiwilligenannahmestelle in Düsseldorf. Massive Sport- und Eignungstests, mit denen ich gut klarkomme. Bestehe fast alles, glänze mit Detailkenntnissen aus der jüngeren Militärgeschichte. Eine Frucht meiner Lektüre über die Modelle, die ich zusammengebaut hatte. Dass ich auf dem Boden unserer »demokratischen Grundordnung« stehe, konnte ich dennoch glaubhaft versichern. Dann doch die Ausmusterung aus medizinischen Gründen. Der Bund ist hier vorsichtig. Enttäuschung. Während des Studiums kaufte ich mir dann einen Expander, um Frauen mit Muskeln zu imponieren. Meine Schwester sagte mir:»Was machst du da, das bist du doch nicht!« Aber wer ich bin, konnte sie mir auch nicht sagen … (vgl. zu diesen Abschnitten meiner Biographie auch: Prüll, 2016).

A Ich stehe dazu, dass ich eine Transidentität habe

Dieser zweite Strang meiner Vergangenheit schoss mir wieder durch den Kopf. Mir wurde jetzt klar, welch eine Funktion meine Aktivitäten hatten. Der nächste Punkt war nun, mit der ganzen Situation umzugehen. In diesem Moment ist ein Tatbestand wichtig, den ich damals erst in den Folgemonaten wirklich erfasste, den ich aber intuitiv gleich praktizierte.

Wenn man transident ist und dies erkannt hat, dann hat man drei Herausforderungen zu bestehen: Erstens muss man dazu stehen, dass man transident ist, zweitens muss man damit leben und drittens muss man dann »drüberstehen«. Diese Schritte gehe ich nacheinander durch und ich beginne mit dem Akt, zur eigenen Transidentität zu stehen.

Ich überlege, wie ich jetzt alles Weitere angehe. Nach dem Empfang meiner Offenbarung lese ich weiter, ich brauche Informationen, erst einmal alles für mich und diskret. Vor diesem Schritt habe ich Angst. Die Psychiatriebücher meines Medizinstudiums kommen mir in den Sinn. Ich fühle mich gesund und leistungsfähig. Ich bin nicht »gestört«. Und ich gehöre nicht in den »Rotlichtbezirk«. Nein, ich will mir so etwas nicht durchlesen und mir das nicht antun. Sehr zögerlich klappe ich Bücher auf. Ein Fund, den ich damals machte, gab mir sehr viel Sicherheit. Es war das Buch von Udo Rauchfleisch »Transsexualität – Transidentität. Begutachtung, Begleitung, Therapie« (Rauchfleisch, 2009/2016). Ich weiß noch heute, mit wie viel Skepsis ich zunächst in dieses Buch schaute. Doch schnell machte sich Erleichterung breit, da mich die Empathie und Offenheit beeindruckten, mit denen dieses Buch geschrieben ist. Ich brauche mich nicht zu schämen, wenn ich mich umziehe. Ich habe das Recht dazu, eine Geschlechtsidentität auszuleben, die zu mir gehört, vor allem eine Geschlechtsidentität, die nicht krankhaft ist. Ich bin gesund. Es war so wichtig, das in diesem Moment zu lesen. Jemand, der anders aufgewachsen ist als ich und der nicht transident ist, kann sich kaum vorstellen, was es bedeutet, so etwas zu erfahren. Mir gaben die Ausführungen von Rauchfleisch Sicherheit, mir gaben sie Hoffnung.

Den Schlüssel, den ich an jenem Augusttag 2010 erhalten hatte, konnte ich jetzt verwenden. Ich ergriff ihn und musste dann nicht lange nach dem Schloss suchen, in das er passte. In mir war ein Rufen und Klopfen. Ich steckte den Schlüssel in das Schloss einer großen, schweren Tür. Vor mir stand eine Frau, die ich nicht gut behandelt hatte, denn ich hatte sie eingesperrt und verleugnet. Diese Frau trat nun aus der Dunkelheit heraus. Sie sah mich fordernd und erwartungsvoll an. Denn sie hatte lange gewartet. Ich sah das Risiko, denn jetzt erst lernte ich sie kennen. Sie musterte mich. Ich wusste: Sie könnte Gift verspritzen und den Kampf aufnehmen mit dem Mann, der ihr gegenüberstand. Ich war gespannt. Sie trat näher – und dann umarmte sie mich. Sie nahm meine Hand und sprach: »Wir gehen jetzt gemeinsam, aber *ich* übernehme die Führung!«

B Ich nehme mein Schicksal an und lebe mit der Transidentität

Die befreite Frau marschiert mit mir los. Die zweite Herausforderung ist also, das transidente Schicksal anzunehmen und zu einer Chance zu machen. Dies wiederum heißt, die Transidentität auszuleben.

Wir machen uns klar: Zunächst ist es ja nur der Leidensdruck, den man mit sich herumschleppt. Aber der kann sich zu einer manifesten Störung auswachsen, die eine reduzierte Lebensfähigkeit zur Folge hat. Man kann seinen Job verlieren, seine Partnerin oder seinen Partner, weil man mit seinem Körper und seiner Geschlechtlichkeit nicht klarkommt. Man wird also krank, wenn man sich nicht ein Ventil schafft. Krank wird man als transidenter Mensch erst durch die Verdrängung der Identität und durch Niederlagen aufgrund eines falschen Umgangs mit ihr. Dies sind dann oft sogenannte »Pfropfneurosen«, die dem transidenten Menschen das Leben schwer machen und letztlich fachfrauliche/-männliche Hilfe erfordern. Diese Krankheitserscheinungen sind »aufgepfropft«, sie hängen nicht genuin mit der Identität zusammen, sondern sind durch den Umgang mit ihr hervorgerufen. Es handelt sich hier letztlich um Störungen des Selbstbewusstseins, die nicht mehr kompensiert werden können und dann beispielsweise zu Angstzuständen, depressiven Verstimmungen oder gar Depressionen und Formen des »Burn-out« führen (Rauchfleisch, 2007, S. 190). Diese »Störungen« gehören in den Bereich der »Resilienz-Behandlung«, das heißt in ein Fachgebiet, das sich exakt mit Fragen der vorhandenen bzw. fehlenden Kompensationsmöglichkeiten von Menschen mit psychischen Herausforderungen befasst. Dies betrifft grundsätzlich alle Menschen. Kompensationsprobleme haben also neben transidenten Menschen zum Beispiel auch nichttransidente Menschen in Lebenskrisen oder mit angeborenen oder erworbenen Handicaps, die ihnen das Leben schwer machen.

Wir halten also noch einmal fest, dass Transidentität selbst eine eigene Identität ist und keine Krankheit. Schafft man sich das Ventil, um zu diesem Bild des Ventils zurückzukehren, kann man mit der Normvariante leben. Als eine solche »Normvariante« ist die Transidentität vergleichbar mit dem sogenannten »Situs inversus«. Das ist eine spiegelverkehrte Anlage der inneren Organe, bei der zum Beispiel das Herz auf der rechten Seite zu finden ist. Kein Anatom würde das als krankhaft bezeichnen. Transidente Menschen sind grundsätzlich genauso leistungsfähig wie andere Menschen in der Gesellschaft auch.

Auf der Skala des Auslebens stehen einem nun verschiedene Möglichkeiten zur Verfügung. So kann man sich darauf beschränken, gelegentlich Crossdressing zu betreiben. Das kann bedeuten, sich jeden Tag, jede Woche, jeden Monat, jedes Jahr einmal umzuziehen.

So kenne ich eine Trans*frau, die einmal im Jahr ihren wohlsortier-
ten Koffer nimmt und in irgendeiner Großstadt »transt*«, das heißt
als Trans*frau ausgeht. Das Ganze kann auch zwei-, dreimal im Jahr
oder monatlich bzw. wöchentlich stattfinden. Ferner kann ein transidenter Mensch Hormone einnehmen und die körperliche Feminisierung gar bis zur kompletten Geschlechtsangleichung vorantreiben,
ohne jemals sozial im anderen Geschlecht aufzutreten. Nach außen
lässt sich der andere Körper sehr lange bei Trans*frauen kaschieren,
weniger lange bei Trans*männern. Denn bei Letzteren setzen schnell
Bartwuchs und Stimmbruch ein.

Oder ein transidenter Mensch nimmt die körperliche und/oder
äußerliche Veränderung im Rahmen eines Coming-out vor, also
eines offenen Lebens im Wunschgeschlecht. Diese Entscheidung
bedeutet dann, transsexuell zu werden, das heißt, sich auch sozial
vollkommen offen dem anderen Geschlecht anzugleichen, also als
Trans*frau bzw. Trans*mann zu leben. Benutzt man allerdings den
missverständlichen Begriff »transsexuell«, dann meint dies ein Ausleben der Geschlechts*identität* und nicht der sexuellen Neigung. Im
Hinblick auf das Ausleben gibt es – betrachtet man den riesigen
Kosmos der Transidentität – in Deutschland grundsätzlich keine
Beschränkungen mehr. Die Verhältnisse in den verschiedenen euro-
päischen Ländern und erst recht global betrachtet sind allerdings
doch recht unterschiedlich.

Was bedeutet nun »ausleben« konkret? Es bedeutet, im Rahmen
der Skala, auf der man seine Transidentität ausleben kann, seinen
eigenen Punkt, seinen Platz, zu finden. Und die Richtschnur, um diesen Platz zu finden, ist das eigene Lebensglück. Dies bedeutet, dass
es nicht wichtig ist, zur »kompletten Trans*frau« oder zum »kompletten Trans*mann« angeglichen zu werden. Viel wichtiger ist es,
glücklich und ausgeglichen zu leben. Dies wiederum heißt, zwangfrei
zu leben. Genau deswegen hat man ja, als man seine eigene Transidentität entdeckt hat, die Entscheidung gefällt, sie auszuleben. Es
gilt, die richtige Kombination an Maßnahmen zu finden, mit der
man gut leben kann.

Der Punkt auf der Skala kann sich im Laufe des Lebens mehrfach
verschieben. Denn man bleibt immer transident, das ganze Leben
lang. Viele Trans*menschen glauben, nach der Operation »durch«

zu sein. Das sind sie nicht, denn sie behalten immer die jeweiligen Chromosomen des biologischen Geschlechts. Beide Geschlechter bleiben während des Lebens Bezugspunkt. Dies bedeutet, dass es immer wieder auch ein »Vor« und ein »Zurück« geben kann. In diesem Sinne gibt es beispielsweise Trans*frauen, die im Alter wieder als Mann leben wollen. Dies ist nicht das Resultat einer Fehlentscheidung, sondern ganz im Gegenteil die Bestätigung der Normvariante Transidentität (siehe Abbildung 2).

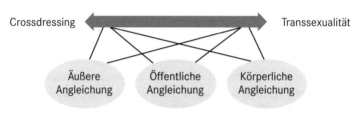

© Prüll 2014, zuerst veröffentlicht in: Prüll, 2016

Abbildung 2: Die Bandbreite der Verwirklichung der Transidentität

C Ich integriere die Transidentität in mein Leben

Die befreite Frau will sich mit mir in das Leben einpassen. Die dritte Herausforderung ist damit, *über* der eigenen Transidentität zu stehen. Das »Drüberstehen« ist erreicht, indem die Transidentität – so absurd das klingen mag – nicht mehr unbedingt den zentralen Platz im Leben einnimmt. Es gibt so viele wichtige Dinge neben Geschlechtlichkeit und Sex. Vor allen Dingen aber wollen wir im Leben funktionieren, wir wollen die Transidentität in unser Leben einbetten und Vater, Mutter, ArbeitskollegIn sein, das heißt, das eigene Leben meistern. Dann stehen wir über den Dingen und haben unsere Normvariante als Bereicherung angenommen. Im Rahmen des »Drüberstehens« bemühen sich die transidenten Menschen, ein Leben zu leben, wie ihre nicht transidenten Mitmenschen auch. Sie stehen auf, arbeiten, gehen schlafen und bemühen sich, für ihre Familien da zu sein. Sie versuchen zu verhindern, dass PartnerInnen und Kinder gemobbt, belästigt und gehänselt werden. Es ist der schwierigste Part, denn es verlangt, dass der transidente Mensch nicht beständig seinen Körper pflegt, sondern sich auf andere Dinge des Lebens konzentrieren kann. Die Angleichung/das Coming-out sind nur eine Durchgangsphase. Dies wird auf den folgenden Seiten noch genauer behandelt.

Bei den Transidenten handelt es sich um eine sehr große Gruppe von Menschen, das heißt, die Dunkelziffer ist sehr hoch. Man vermutet zum Beispiel, dass jeder zehnte Mann gern heimlich Damenkleidung anzieht. Dies spricht auch dafür, dass der transidente Mensch in allen Bezügen so leben will wie andere auch. Es ist eben einzig und allein die Inkongruenz von seelischer und körperlicher Geschlechtsidentität, die ihn hervorhebt.

Ich weiß genau: Das »Drüberstehen« muss der letzte Schritt sein. Sonst werde ich störrisch, mache gar nichts – und hoffe, dass sich die befreite Dame darauf einlässt. Der größte Horror wäre es, sich in einem Apartement zu verkriechen und am gesellschaftlichen Leben nicht mehr teilzunehmen. Will ich die Geschlechtsangleichung wirklich als Chance begreifen, um ein glückliches Leben zu führen, dann muss ich dem ganzen Prozess seinen Platz in meinem Leben geben. Denn wofür mache ich das alles? Nicht, um ein Unglück gegen ein anderes einzutauschen. Ich merke, dass die innere Dame mir Kraft gibt. Ich spüre die Potenziale, die entstehen können, wenn mein Äußeres meinem Inneren entspricht und ich als ganzer Mensch »passe«. So ergreife ich die Chance und laufe mit der Herzensdame los – und bin gespannt, was passiert.

4 Die konkrete Umsetzung des transidenten Lebens

A Ganz am Anfang: das planvolle Vorgehen

Jetzt nimmt die Frau mich also an die Hand und zieht mich nach vorn. Und ich spüre, es ist ein Abenteuer, das beginnt. Und man muss zunächst mit einer Mischung ganz unterschiedlicher Gefühle umgehen: Erleichterung – ich weiß, was mit mir los ist. Panik – was kommt auf mich zu? Ungeduld – da ist der innere Drang, dass sich jetzt etwas tun muss. Unsicherheit – schaffe ich das, wie reagiere ich auf die Herausforderungen, auf die Erlebnisse?

Zunächst mal ist es wichtig, zur Ruhe zu kommen. Ich denke mir, andere haben es auch geschafft. Vielleicht sogar unter schwierigeren Bedingungen, als ich sie habe. Entscheidend ist es jetzt, geplant vorzugehen und keine überstürzten Aktionen durchzuführen. Die Reihenfolge des Handelns, die ich in dem folgenden Schema darstelle (Abbildung 3), hat sich für mich als hilfreich erwiesen:

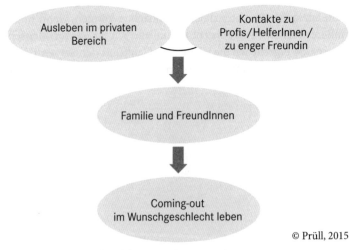

© Prüll, 2015

Abbildung 3: Wie gehe ich bei Transidentität vor?

Es ist zunächst einmal wichtig, dass wir nicht voreilig Leute informieren, die von unserer Identität noch nichts wissen sollten. Es geht
darum, dass wir in der Gesellschaft vernetzt sind. Vielleicht gibt es
eine Partnerin oder einen Partner oder sogar Kinder? Wir wissen
nicht, was wir bei diesen Menschen auslösen. Wir wissen auch nicht,
was diesen Menschen erzählt wird. Also Vorsicht!

Wir gehen das obige Schema durch, denn es bewegt sich vom
innersten Bezugspunkt in die allgemeine Öffentlichkeit. Und es hat
seine Folgerichtigkeit, denn zunächst steht die Gleichgesinnte mit
dem Drang da, sich ausleben zu wollen. Parallel merken wir, dass
wir schnell Hilfe brauchen. Und erst langsam erweitert sich der
Kreis der »MitwisserInnen«. Und im Extremfall wünschen wir uns
ein Coming-out, das heißt, wir wechseln öffentlich ins Wunschgeschlecht. Wir erinnern uns: Transidentität ist *kein* Programm, wie
man vom Mann zur Frau bzw. von der Frau zum Mann wird. Vielmehr geht es darum, seine eigene Position zu finden. Zunächst also
geht es um das Erste, was ich ohne Probleme machen kann nach der
Offenbarung: zwangloses Umziehen.

B Die Herzdame geht aus

Die Situation ist neu: Ich hole den Karton mit den Frauensachen aus
dem Schrank. Aber nicht mehr verschämt, sondern in Erwartung
und mit Freude. Es heißt jetzt, offen die eigenen Fantasien auszuleben. Allerdings zunächst einmal in den eigenen vier Wänden. Das
lässt sich am leichtesten verwirklichen. Es ist elektrisierend, jetzt die
Frauensachen anzuziehen. Und es ist so schön, das jetzt zu dürfen.
Und am Anfang ist es so wenig, was schon eine gewisse Befriedi-
gung verschafft. Es ist ein erregender Moment für mich, die Damenstrümpfe über die Füße und dann über die Beine zu ziehen. Ich habe
das Gefühl, eine Flüssigkeit steigt in mir hoch und füllt mich aus,
ja, ich habe das Gefühl, mich zu verwandeln. Wie die Frau in mir
heißt, weiß ich nicht, sie ist zunächst namenlos. Die Frau tritt aus
dem Dunkel, aber was passiert, weiß ich nicht – es ist nicht ganz
ungefährlich, sie herauszulassen, und auch nach ihrer Umarmung
ist es ein Abenteuer, das ich mit ihr erlebe. Und dieses Abenteuer
wird auch vom Umfeld beeinflusst: Im Sommer 2010 arbeite ich noch

viel zu Hause. Im Oktober 2011 erhalte ich dann eine Professur für Geschichte, Theorie und Ethik der Medizin in Mainz. Dort habe ich nun ein eigenes Apartement. Das macht das Umziehen leichter …

Umziehen in der eigenen Wohnung

Zunächst sollte man meines Erachtens in der Wohnung üben. Es ist schön, wenn man sich dafür einen Abend Zeit nehmen und es sich schön machen kann. Man sollte diese Momente ausgiebig genießen. Kerzen anzünden. Musik auflegen. Wie fühle ich mich in Frauenkleidern? Wie geht es mir dabei? Ist man beim Umziehen sexuell erregt, dann handelt es sich oft um eine vorübergehende Erscheinung. Das Herauslassen des Weiblichen ist enorm aufregend. Das ist bei Menschen, die transident sind, meist ein Übergangsstadium und hat nichts mit Fetischismus zu tun. Es ist also kein Grund, sich Sorgen zu machen nach dem Motto: Eigentlich will ich doch mit einer Frau ins Bett gehen, eine Frau will ich doch gar nicht sein! Man sollte es jetzt einfach genießen, die Kleider des Wunschgeschlechts anzuziehen. Vor allem das Anziehen von hochhackigen Damenschuhen macht die meisten Trans*frauen an. Zunächst einmal ist es wenig Zubehör, das zur Verfügung steht. Erst begeistert die untere Körperhälfte: Damenstrümpfe, Damenschuhe. Und am Anfang ist es meistens sehr sexy, denn man braucht das Gefühl der Feminisierung, das ist wichtig. Der Grund ist der große Nachholbedarf, den man hat und der erst einmal befriedigt werden muss. Und es muss alles ausprobiert werden: das Radikale und das weniger Radikale. Das macht nichts. Man ist ja in den eigenen vier Wänden, vielleicht macht man es heimlich und muss es vor Angehörigen/der Familie mühsam verbergen. Das mindert natürlich den Spaß. Am besten ist es daher, man sucht sich Gelegenheiten, die einem die Sicherheit bieten, wirklich allein zu sein – zum Beispiel eine Dienstreise, in der man das Hotelzimmer für sich hat. Der Vorteil ist hier, dass man vielleicht vorher ein bisschen shoppen kann – denn es ist ja eine Stadt, in der man nicht lebt. Nachdem ich wusste, dass ich transident bin, hatte ich bald danach eine Dienstreise, etwa zwei Wochen lang. Das nutzte ich aus, kaufte mir jetzt Frauenkleider, Schuhe – sogar eine billige Perücke. Abends nach der Arbeit zog ich mich sofort um. Dieses Mal mit einem sehr befreiten Gefühl. Ob man sich hier auf

Damenschuhe und Damenstrümpfe beschränkt oder sich komplett umzieht, ist eine Frage der individuellen Bedürfnisse.

Kleider kaufen

Die Kleidungsstücke muss man allerdings erst einmal haben. Und das ist eine kleine Mutprobe. Auch wenn man jetzt innerlich befreiter einkaufen kann, so kostet es doch Überwindung; vor allem, wenn man als Mann Damenkleider kauft. Das ist ein kleines Abenteuer. Jetzt will man in das Kaufhaus gehen, um in völliger Befreiung und daher in großem Stil einzukaufen. Wie aber praktiziert man das? Denn man will ja nicht erkannt werden. Noch ist man eine heimliche Trans*frau oder ein heimlicher Trans*mann. Keine Bekannte sollte einen sehen, wenn man herumflaniert in den Damenabteilungen – erst recht nicht die ChefIn. Es ist schon nervig – warten, bis niemand an der Kasse steht, damit man nicht gesehen wird, wie man in der Schlange mit einem Damenkleid über dem Arm wartet. Und am besten zu Zeiten, wenn die Kaufhäuser leer sind. Manchmal streicht man eine ganze Zeit lang zwischen den Kleiderständern herum.

Nein, das ist kein Zustand! Wie kommt man also zu seiner Damengarderobe? Wenn man Angst hat, als Mann offen Damenwäsche oder -kleidung zu kaufen, bietet sich das Shoppen im Internet an. Ein Problem ist, dass man hier zum Teil sehr viel Lehrgeld bezahlt: Man kauft in der falschen Farbe oder – meist noch schlimmer – in der falschen Größe. Dann geht das Zurückschicken los. Das ist zwar heutzutage meist problemlos möglich, aber Spaß macht es nicht. Auch hat man ständig den Weg zur Post erst recht, wenn man allein wohnt. Ja, und wenn die PartnerIn oder die Kinder nichts mitbekommen sollen, dann wird es auch mit dem Internet schwierig.

Also doch selbst in Läden einkaufen? Das Einkaufen vor Ort oder auch in einer anderen Stadt, in der einen niemand kennt, ist gar nicht so schwer. Eine Grundregel war für mich immer, dass ich in ausgeglichener Stimmung sein musste, wenn ich loszog, um als Mann Damenkleidung zu kaufen. Wenn man gut drauf ist, dann ist man lockerer, und je lockerer man ist, umso besser. Wenn man sich schlecht fühlt, ist es besser, alles auf einen anderen Tag zu verschieben und lieber etwas anderes zu machen. Das ist auch eine Erfahrung aus dem Berufsleben, wenn es etwa darum geht, schwierige

Gespräche zu führen, zum Beispiel eine Nachfrage zu starten zu einer Bewerbung um einen Job, die man abgeschickt hat, oder Auskünfte einzuholen bei potenziellen ArbeitgeberInnen. Lieber nicht, wenn es einem schlecht geht! Man macht nur Fehler und das zieht einen runter. So ähnlich wie in solchen berufsbezogenen Situationen ist es auch für transidente Menschen, die in ihrer sozialisierten Aufmachung Kleidungsstücke des Wunschgeschlechts kaufen wollen. Lieber den Moment abpassen, in dem es einem gut geht!

Wenn man dies tut, macht die Gleichgesinnte bei dem heutigen, sehr liberalisierten Umgang mit Transidentität dann eine interessante Erfahrung: Je offener man mit der eigenen Identität umgeht, umso leichter wird einem geholfen. Denn auch die VerkäuferInnen tun sich dann leichter. Ausreden wie »Die Schuhe sind für meine Frau« oder »Ich brauche das für Fasching« sind meistens nicht authentisch. Die Folge ist, dass auch die VerkäuferInnen unsicher werden. Sie merken, dass irgendetwas nicht stimmt. Ein gestörter Kontakt ist die Folge. Dieser resultiert auf der Seite des Ladenpersonals entweder in Gehemmtheit und Unsicherheit oder in Aggression. Beides kann einem nicht recht sein. Daher ist es das Beste, seine Neigung offen anzusprechen.

Ein Beispiel: Als ich einmal in eine Parfümerie ging und nach Make-up fragte, zeigte mir eine eher gelangweilte Verkäuferin einige Proben. Ich hatte einen Zettel dabei, da ich mir Marke und genauen Namen des Make-ups partout nicht merken konnte. Die Verkäuferin dachte wahrscheinlich: Der kauft für seine Frau ein. Als ich dann aber sagte: »Haben Sie dieses Make-up wirklich nur in so kleinen Mengen? Ich bräuchte doch etwas mehr, weil ich transident bin und meinen Bartschatten wegschminken muss«, taute die Verkäuferin auf, wurde sehr freundlich, überschlug sich mir gegenüber mit Ratschlägen und Hinweisen und verwies mich sogar an ein anderes Geschäft, wo ich für meine Bedürfnisse günstig gutes Material kaufen konnte. Der Grund für diesen Umschwung des Verhaltens war, dass die Verkäuferin sich plötzlich sicher fühlte. Ich selbst ging offen mit meiner Identität um, und sie selbst war erleichtert und öffnete sich ebenfalls. Ein anderes Beispiel: Einmal kaufte ich mir – übrigens in Anwesenheit meiner Kinder, die mit mir aussuchten – als Mann ein Tanzkleid. Ich fand eines, das mir gefiel, und ich fragte eine Verkäuferin enthusiastisch, ob es dazu auch einen Bolero gäbe. Die lachte mich an und antwortete: »Das hängt ganz davon ab, was für Schuhe Sie dazu tragen.« Es war ihr völlig klar, dass ich transident war, aber das war okay für sie.

Theoretisch gibt es sicher auch die Möglichkeit, an Personal mit Ressentiments gegen transidente Menschen zu geraten, doch diese Wahrscheinlichkeit ist sehr gering. Denn das Personal ist trainiert, Kunden gut zu behandeln. Wenn man in lockerer Stimmung ist, kann man zur Not mit Abwehr und Aggression umgehen, wenn sie einem entgegenschlägt. In der Tat habe ich das einmal erlebt, als ich in einer »Alles-egal-Stimmung« in der Damenbekleidungsabteilung eines Kaufhauses nach einem Damenmantel schaute. Ein junger Verkäufer kam auf mich zu und sagte zu mir: »Dies hier ist die Damenabteilung!« Ich sagte daraufhin: »Ich weiß!« Er strich noch mehrfach irritiert um mich herum. An diesem Tag konnte ich das sehr gut ertragen.

Wichtig ist dann sicherlich, dass man sich später in Ruhe überlegt, was mit einem passiert ist. Das ist der schwierigste und wichtigste Teil der ganzen Reise in das Trans*leben, weil man schlichtweg Geduld braucht. Es ist in diesem Zusammenhang auch wichtig, Widersprüche und ungelöste Fragen einfach stehen zu lassen. Warum habe ich mich schwergetan mit dem Kleiderkaufen? Was für innere Hemmungen hatte ich dabei? Und die Fantasien gehen schon beim Nachdenken oft weiter: Möchte ich als Frau leben? Halte ich das aus? Welche Perücke steht mir? Ob und wann erzähle ich es meiner PartnerIn, wann den Kindern? Will ich mehr, also Hormone oder gar eine geschlechtsangleichende OP?

Die Liste ließe sich beliebig verlängern und wird in diesem Buch so gut es geht abgearbeitet. Viele dieser Fragen erledigen sich nicht von selbst und die Antwort lässt sich nicht einfach herbeizwingen. Es kommt jetzt wieder darauf an, die Nerven zu behalten und keine überstürzten Aktionen zu machen. Ansonsten läuft man Gefahr, Rückschläge zu erleben, die einen psychisch zurückwerfen. Und dann braucht man insgesamt noch länger als bei bedächtigem Vorgehen, da viele Hemmungen zu überwinden sind, bis man sich wieder an eine Sache herantraut. Daher sollte man sich die notwendige Zeit geben, um zu reifen und einen Schritt nach dem anderen zu tun.

Umgezogen in der Öffentlichkeit

Ein früher, dringender Impuls, der sich dann irgendwann einstellt, ist der, dass man »rausgehen« will. »Trockenübungen« zu Hause bringen einen nur bis zu einem gewissen Punkt: Man merkt die Anziehung, die die Kleidung des Wunschgeschlechts auf einen hat, und bekommt eine Ahnung von den inneren Gefühlen. Aber man will weitere Fragen beantworten. Man will sich weiter austesten und sich in der Öffentlichkeit als Frau bewegen. Heimlich, versteht sich. So heimlich wie die Einkäufe in den Damenabteilungen. Geht das denn? Ja, aber es bedeutet Aufwand. Denn jetzt betritt man einen Bereich, der mehr erfordert als nur den Mut zum Einkauf. In den eigenen vier Wänden geht schon der ungezwungene Teil, geht man allerdings in die Öffentlichkeit als Frau, braucht man physisch und psychisch noch mehr Potenziale. Jetzt muss das gesamte »Passing«, das heißt die Wahrscheinlichkeit, mit der man als Frau durchgeht, gut sein. Und dazu gehört, dass man gut geschminkt ist, meist auch, dass man eine gute Perücke hat, ferner, dass man sich als Frau bewegen kann, und schließlich auch, dass man es psychisch verkraftet, als Frau in der Öffentlichkeit herumzulaufen. Es handelt sich hier um eine entscheidende Bewährungsprobe. Wie fühle ich mich draußen als Frau? Wie reagiere ich auf andere und wie reagieren andere auf mich? Wird »blöd geguckt«? Werde ich vielleicht angemacht? Sitzt meine Kleidung richtig? Komme ich in der Kleidung des Wunschgeschlechts zurecht? Das sind nur die wichtigsten Fragen, die sich stellen. Wir gehen diese Punkte, die zum »Rausgehen« notwendig sind, nun im Einzelnen durch. Dabei gehe ich mit meiner Darstellung bis zu dem Punkt, an dem ich als Frau vor meinem Coming-out gut rausgehen kann (alles Weitere dann in Kapitel 4 J zum Coming-out). Wichtig sind zunächst einige Grundüberlegungen, die man anstellen sollte, um keine Enttäuschungen oder gravierenden Rückschläge einstecken zu müssen. Der erste Punkt ist, zu klären, wieso man rausgehen will.

1. Will ich nur das Gefühl haben, einfach in Frauenkleidung »mal draußen gewesen zu sein«?
2. Will ich schrille Damenkleidung ungezwungen außerhalb der eigenen vier Wände tragen, um auch einmal als Frau einen größeren Auslauf zu haben und »aufzutanken«?

3. Oder will ich mal – dies ist die letzte und letztlich auch härteste
   Stufe – als Frau im Alltag auf der Straße herumlaufen und dort
   auch als Frau wahrgenommen werden?

Die Entscheidung zwischen diesen drei Alternativen bestimmt, wie
ich mich vorbereiten muss. Im ersten Fall, also um »einfach rauszugehen«, machen einige Trans*frauen nächtliche Spaziergänge, stellen sich irgendwo unter eine einsame Straßenlaterne und genießen
ihre Weiblichkeit. Das ist sehr problematisch. Ich halte davon gar
nichts. Zunächst einmal ist meines Erachtens der Nutzen im Hinblick auf das öffentliche Auftreten gering. Wenn einen niemand
sieht, kann man eigentlich auch zu Hause bleiben. Im Gegenzug
geht man sogar ein nicht unerhebliches Sicherheitsrisiko ein. Nicht
nur Biofrauen, sondern auch Trans*frauen werden überfallen und
vergewaltigt. Und es ist zu berücksichtigen, dass Männer auf weibliche Reize reagieren – auch wenn diese von Trans*frauen entsendet
werden. Lackierte Zehennägel, kurze Röcke – auch Trans*frauen
erzielen bei Männern so Effekte. Da Trans*frauen im männlichen
Geschlecht sozialisiert sind, halten sie sich oftmals für unverwund-
bar und vergessen, dass sie in ihrem Wunschgeschlecht nicht nur
transphober Gewalt, sondern von nun an auch sexistischen Über-
griffen ausgesetzt sind. In diesem Sinne ist es sicherer und besser,
vor allen Dingen zu Beginn des Auslebens, sich den anderen beiden Varianten zuzuwenden.
     Also die zweite Variante: Gewagter anziehen kann man sich auf
Trans*partys, die von diversen Selbsthilfegruppen und unterschiedlichen Initiativen angeboten werden. Der Vorteil ist, dass man hier
unter sich ist und sich in seinem eigens zurechtgelegten Outfit frei
bewegen kann. Auch Cis*gender sind auf solchen Partys herzlich
willkommen. Oft werden hier auch Gesangs-, Kabarett- oder Sketch-
einlagen dargeboten.
     Schließlich komme ich zur dritten Variante und die ist im Hin-
blick auf ein mögliches Coming-out die entscheidende: Wenn ich
beispielsweise zu Bürozeiten irgendwo in der Fußgängerzone im
Wunschgeschlecht flanieren will, wenn ich Alltag als Frau erleben
will, dann muss das Passing richtig stimmen. Dabei handelt es sich
um das problemlose Erkanntwerden und »Durchgehen« in der

Öffentlichkeit als eine Angehörige des Wunschgeschlechts. Adäquat sein müssen dazu

1. die Kleidung,
2. das Gesicht bzw. das Schminken,
3. die Haare bzw. die Perücke,
4. die Stimme,
5. das Verhalten im Wunschgeschlecht und
6. (last, not least) die innere Stabilität, um ausgehen zu können.

Wir sehen, dass hier doch einige Punkte zu beachten sind. Auch merken wir schnell, dass jeder dieser Punkte einen eigenen Kosmos von Spezialwissen in sich birgt. Was also tun? Uns packt da vielleicht Hilflosigkeit. Man hat aber den Druck, unbedingt »rausgehen« zu wollen. Das verleitet einen eventuell zu unüberlegten Handlungen, die man danach bereut. So beispielsweise, wenn man schlecht geschminkt mit schief sitzender, unpassender Perücke und unpassender Kleidung loszieht – womöglich noch mit zu engen Schuhen, die man kaum tragen kann. Die Folge kann sein, dass man angepöbelt wird, dass die Leute über einen lachen, dass vielleicht sogar manche PassantInnen aggressiv werden. Im Prinzip lässt sich jetzt sagen: Aus Fehlern kann man lernen. Das Problem ist nur, dass einen solche Erlebnisse in einer vulnerablen Phase der Entscheidungsfindung zurückwerfen. Der Erfolg ist, dass so manche Trans*frau sich dann beim nächsten Ausflug ängstlich an den Türrahmen klammert und sich nicht mehr auf die Straße traut. Also ist es besser, von vornherein ein bestimmtes Level zu erreichen, von dem aus man sicher agieren kann.

Aber wie erreicht man das? Wir müssen jetzt HelferInnen in Anspruch nehmen. Und diese HelferInnen sind *VisagistInnen* und *DesignerInnen*. Es gibt verschiedene Wege, sich deren Expertise zunutze zu machen. So kann man sich beispielsweise in Kosmetikgeschäften schminken lassen. Mittlerweile ist auch dies aufgrund der Zwanglosigkeit des Umgangs in der Bevölkerung mit Trans* kein Problem. Aber am besten ist es, wenn man sich an solche ExpertInnen wendet, die sich mit Trans*bedürfnissen auskennen. Denn es ist als VisagistIn etwas anderes, ob ich eine Trans*frau oder eine Biofrau schminken muss. Ich selbst wollte keine Rückschläge. Ich wollte alles richtig lernen.

In Frankfurt gibt es eine Expertin, die einen für einen Tag komplett umzieht und schminkt. Sie bietet eine Anlaufstelle, zu der man immer wieder zurückkehren kann, wenn einem etwas passiert oder wenn man sich unwohl fühlt (siehe Kontaktadressen/Hilfsdienste, S. 186). Unter der Überschrift »Trans*normal« betreut Manuela Mock transidente Menschen. Ihr »Salon« war für mich die erste Oase des Verständnisses. Ein Erlebnis: als Trans*frau unter Gleichgesinnten. Reden über Probleme. So habe ich auch zum ersten Mal gecheckt, wie ich als Frau »draußen« reagiere. Sie sagte mir: »So, wie du jetzt aussiehst, kannst du rausgehen. Es ist gut!« Das war ein wichtiger Rückhalt, wichtig für den Anfang. Jetzt konnte ich mich ganz auf meine Gefühle konzentrieren. Wenn etwas passierte, lag es nicht am Aussehen.

Dann bin ich zu einer Expertin gegangen, die in Schifferstadt ein eigenes Zentrum für transidente Menschen aufgebaut hat, das »Anima-Haus« (siehe Kontaktadressen/Hilfsdienste, S. 186). Es geht hier um praktische und psychologische Hilfe, die einem sowohl in Einzelstunden als auch in Wochenendkursen gegeben werden kann. Das kostet Geld, aber es ist gut investiertes Geld. Denn das Passing ist so wichtig! Es ist der Schlüssel zur Welt. Das Äußere ist der erste Eindruck, den wir auf andere machen. Weder kommt es nur auf das Innere an noch nur auf das Äußere. Beides ist wichtig und wir müssen daran feilen, dass wir uns in unserem Gehäuse wohlfühlen. Also: Lieber das ein oder andere Kleid nicht kaufen und auf Zigaretten verzichten (was man ohnehin tun sollte, wenn man beginnt, Hormone zu nehmen), als am Passing zu sparen. Die VisagistInnen sind so wichtig wie die psychologisch geschulten LebensbegleiterInnen:

»Wer erwachen will, der frage nach Problemen – sie bieten die unendlich vielen täglichen Chancen, daran zu wachsen. Egal, ob sich jemand operieren lassen oder ein selbstbewusster Mann in Frauenkleidern sein will, es sind dies alles Varianten des Annehmen-was-ist. Transidentität kann angenommener Anteil eines ganz individuellen Lebens werden« (Butsch-Magin, 2012, S. 49).

Das habe ich ebenso in Schifferstadt erlebt, und eben nicht nur bei der PsychotherapeutIn, von der ich gecoacht werde. Und einfach auch nur auf der Basis der zahlreichen KundInnen und ihrer Erlebnisse konnte Michaela Butsch-Magin Erkenntnisse zu den Ursachen der Transidentität weitergeben: »eine Theorie [zu den Ursachen der Transidentität, L. P.] kann sich jeder selbst stricken, Vorlagen gibt es im Dutzend. Viel wichtiger ist der menschliche Umgang damit« (Butsch-Magin, 2012, S. 49).

Die transidenten Menschen sind ihre eigenen ExpertInnen, und wer mit transidenten Menschen redet und sie anhört, wird zur ExpertIn. Ich habe mir dann später bei der Expertin in Schiffer-stadt in mehreren Stunden das Schminken beibringen lassen, dann habe ich auch eine Styling-Beratung für das Aussuchen der richtigen Kleidung bekommen, ferner eine Perückenberatung. Als Trans*frau muss man in wenigen Jahren die Sozialisationsschritte nachholen, für die ein Mädchen sicherlich zwanzig Jahre Zeit hat. Deshalb sind also intensive Bemühungen notwendig. Das Ausmessen des Gesichts und die Anpassung der Schminktechnik an Unebenheiten (kein Gesicht ist ganz gerade und symmetrisch!), die gezielte und effektive Beratung zu Farben und Haarstil können nur durch den Profi erfolgen. Sicherlich: Man hat einen eigenen Instinkt und man kann auch probieren. Aber die Wahrscheinlichkeit ist groß, dass man erhebliches Lehrgeld zahlt.

Da man sich also viele Enttäuschungen ersparen kann, bin ich erst zurechtgemacht als Frau in die Öffentlichkeit gegangen, als ich mich auch selbst schminken konnte und wusste, dass das Passing gut ist. Das bedeutet: Zunächst habe ich mich in Frankfurt und Schifferstadt schminken lassen, um die Frage zu klären, wie meine Umgebung auf mich reagiert und ob ich es aushalte, als Frau rauszugehen. Als ich dann wusste, dass meine eigenen Schminkergebnisse gut sind, bin ich auf eigene Faust losgezogen. Dieses Verfahren hat sich bewährt.

Nach diesen allgemeinen Vorbemerkungen gehen wir nun die sechs Punkte, die ich oben erwähnt habe, einzeln durch. Die Hinweise, die ich gebe, entstammen dem Wissen, das ich bei VisagistInnen erworben habe, und auch meiner eigenen Erfahrung.

Die Kleidung

Wir widmen uns zunächst der Kleidung (1). Ich gehe im Folgenden von dem Fall aus, dass man als Frau zu Bürozeiten rausgehen und möglichst gut durchkommen will. Hier ist es wichtig, von der ersten Erregungswelle, die man genossen hat, wegzukommen und sich klarzumachen, dass es nicht darum geht, »draußen« möglichst sexy auszusehen. Ganz wichtig ist also, dass wir als Trans*frau unseren Grundimpuls, so feminin wie möglich wirken zu wollen, zurückschrauben. Um es vorsichtig auszudrücken: Man muss dezenter gekleidet sein als auf einer Trans*party, wenn man als Frau mit gutem Passing an die Öffentlichkeit treten will. Dies bedeutet, dass man Kleidung wählen sollte, die viele Angehörige des Wunschgeschlechts anhaben bzw. die auch zum eigenen Typ passt, damit man möglichst unauffällig ist. Hilfreich ist es, bei einem Stadtbummel mal auf die Menschen zu schauen: Wie sind sie angezogen? Wie bewegen sie sich? Gibt es Altersunterschiede? Dadurch allein bekommt man schon wichtige Hinweise bzw. Anregungen. Sehr neutral sind für Trans*frauen Jeans, Pumps und ein nettes Top. Da man noch die Garderobe des biologischen Geschlechts haben muss, gilt es jetzt, sich diese Dinge preisgünstig anzuschaffen. Hier haben es Trans*männer ausgesprochen leichter als Trans*frauen, da das Tragen von Männerkleidung bei Frauen in den westlichen Gesellschaften mittlerweile gut möglich ist und es auch »gynäkoide« Männer gibt, die von kleinerer Statur sind und eine höhere Stimme haben.

Auch bei den Schuhen sollten wir uns umstellen. Am Anfang, beim »Üben« in der Wohnung, kann der Absatz nicht hoch genug sein. Soweit man den Mieter einen Stock unter sich nicht nervt, lohnt es sicherlich, in High Heels zu Hause zu trainieren. Mir hat das ausgesprochenen Spaß gemacht, und mit Spaß lernt man alles schneller. Damenschuhe sind eine extreme Schwäche von Trans*frauen, erst recht High Heels. Aber geht man in die Öffentlichkeit, sieht die Sache anders aus. Nicht alle Biofrauen tragen hochhackige Schuhe, und das aus gutem Grund: Auf Dauer ruiniert man sich die Füße – und sehr bald schon tut es richtig weh. Geht man »raus«, muss man mit genügend Dingen klarkommen. Deshalb sollten die Schuhe einigermaßen bequem sein, die Kleidung sollte so sitzen, dass man nicht permanent schauen muss, ob das Top verrutscht.

Das Gesicht bzw. das Schminken

Während es mit ein bisschen Mut (siehe oben) nun relativ einfach ist, auch als Mann an Frauenkleidung heranzukommen, ist es mit dem Schminken (2) deutlich schwieriger. Auch hier kann man es zunächst mit Heimübungen versuchen. Gleich gesagt: Schminken ist so eine Sache. Was der einen Trans*frau sehr gut steht, ist bei der anderen Gift. Man kann sich zunächst einmal im Internet anschauen, wie beispielsweise blonde, braunhaarige und schwarzhaarige Frauen sich schminken oder schminken lassen. Ich beschreibe im Folgenden die Grundschritte des Schminkens:

1. Zuerst einmal sollte man sich gründlich *rasieren*. Meines Erachtens ist hier ein Elektrorasierer deutlich besser als die Nassrasur, weil man sich bei Letzterer häufig verletzt – und dann brennen nachfolgend die Kosmetika auf der Haut. Ferner dringt das Blut durch das Make-up durch – und das ist nicht schön.

2. Als zweiter Schritt folgt eine *Make-up-Base,* die man gleichmäßig und sanft mit Finger und Händen auf das Gesicht aufträgt. Diese erhält man sowohl in größeren als auch in kleineren Mengen im Handel. Sie dient dazu, die Haut geschmeidig zu machen, damit das Make-up dann besser von der Haut aufgenommen wird.

3. Drittens wird dann *Camouflage* aufgetragen, und zwar zunächst im *Bartbereich*. Das ist einer der wichtigsten Schritte, denn es geht darum, den Bartschatten wegzuschminken, um ein möglichst weibliches Gesicht zu erzielen. Normales, das heißt dünnflüssiges Make-up, das Biofrauen meist benutzen, hilft uns nicht. Man braucht für den Bartbereich Camouflage, also dickes Make-up, das gewöhnlich zum Abdecken von schwereren Läsionen, Leberflecken oder Feuermalen verwendet wird. Die Auswahl des passenden Produkts erfolgt wie auch bei den folgenden Make-ups entsprechend dem Hauttyp und dem gewünschten Teint.

   Die Camouflage wird am besten in kleinen Portionen mit einem Spatel aus dem Gefäß entnommen, dann auf dem Spatel verrieben, um schließlich mit dem Finger auf die Haut aufgetragen zu werden. Hier hilft wieder die Regel: So viel wie nötig, so wenig wie möglich. Man sollte nur so viel Camouflage nehmen, damit der Bartschatten verschwindet – nicht mehr, denn sonst sieht das Gesicht künstlich und unnatürlich aus.

   Dieser Schritt ist enorm wichtig, denn er ist essenziell für das weibliche Aussehen. Auch wenn der Bart entfernt wurde, empfiehlt es sich übrigens, Camouflage weiterzuverwenden. Sie ist äußerst hitzebeständig und gewährt ein lang anhaltendes gutes

Aussehen – das ist wichtig, wenn man lange arbeiten muss und
erst spät nach Hause kommt.

4. Nun wird *Make-up* auf die *obere Gesichtshälfte* aufgetragen. Je
   nach Produkt nimmt man wieder den Spatel (wie auch bei den
   folgenden noch zu beschreibenden Schritten) oder entnimmt das
   Mittel aus dem Spender. Hier kann man jetzt getrost ein dün-
   nes Make-up nehmen, das man auf die Stirn und unterhalb der
   Augen aufträgt. Der Farbton sollte mit der Camouflage übereinstimmen.

5. Hat man nun die Hauptpartien des Gesichts versorgt, folgt der
   Kopf-Hals-Übergang. Hier hilft es, ein *helleres Make-up* wulst-
   förmig quer im Halsbereich aufzutragen und Richtung Gesicht
   und Brust zu verteilen, damit die Gesichtsfarbe gleitend in die
   Farbe des Körpers übergeht. Dieser Schritt kann je nach Hauttyp wichtig sein, um den Eindruck zu vermeiden, der Kopf sei
   »aufgeschraubt« wie bei einer Puppe.

6. Jetzt wird *Concealer* auf die Haut *um das Auge herum* verteilt.
   Dieser Schritt ist besonders wichtig bei dunklen Augenrändern,
   die einen nicht so schönen ästhetischen Eindruck abgeben würden. Beim Concealer handelt es sich um einen Aufheller, der entweder als Stift oder mit Applikator erhältlich ist und mit einigen
   Strichen/Tupfern auf die Haut aufgetragen und rund um das
   Auge verteilt wird.

7. Hat man nun die diversen Flüssigkeiten auf das Gesicht aufgebracht, werden sie mit einem *Schwämmchen* in die Haut hinein-
   gerieben. Dieser Schritt betrifft das ganze Gesicht und ist wichtig,
   damit das Relief der Haut erhalten bleibt.

8. Nun wird *Puder* mit einer Puderquaste, also einem speziellen
   Stofftupfer, auf das *gesamte Gesicht* aufgetragen. Am besten ist
   es, wenn man den Puder auftupft. Ob man weißen oder beigen
   Puder nimmt, ist Frage des Geschmacks und sicherlich auch des
   Teints. Wie auch immer – der Schritt muss gemacht werden,
   damit das Make-up fixiert wird. Das heißt gleichzeitig, es sollte
   sich um Fixierpuder handeln. Nach dem Auftragen muss der
   Puder einziehen und man sollte daher mindestens zehn Minuten
   warten, bevor man mit dem Schminken fortfährt.

9. Nun werden die Reste des Puders mit einem *Puderpinsel* entfernt.

10. Dann werden zwei weitere Schritte durchgeführt, die das Anbrin-
    gen von Puder betreffen. Einmal kann man mit *Bronzepuder* die
    Gesichtsränder mit einem Pinsel bestreichen, was das Gesicht
    interessanter macht. Ferner kann man mit einem speziellen
    Pinsel auf die Bäckchen *Rouge* anbringen. Letzteres ist auf alle
    Fälle zu empfehlen, damit das doch stark geschminkte Gesicht
    lebhafter und »echter« aussieht.

11. Jetzt ist gewissermaßen die »Fassade« errichtet und es folgen
    die speziellen Abschnitte des detaillierteren Schminkprozes-
    ses. Diese werden von oben nach unten abgehandelt, es folgt
    also das Schminken des *Auges*. Dazu färben wir zunächst die
    Augenbrauen. Man kann dies mit Puder vornehmen, womit
    die Brauen dann breiter und größer geschminkt werden, oder
    aber mit einem Augenbrauenstift, mit dem die Farbe intensiver
    und auch feiner aufgetragen werden kann. Was man nimmt, ist
    Geschmackssache. Vor allen Dingen können die Augenbrauen
    je nach Vorhaben, Lust oder Vorliebe unterschiedlich gezogen
    werden. Allerdings gilt: braunes Haar – braune Farbe, schwarzes
    Haar – schwarze Farbe.

12. Als Nächstes wird der *Lidschatten* aufgetragen. Hier gibt es die
    unterschiedlichsten Möglichkeiten der Applikation – wiederum
    je nach Lust, Laune und Vorhaben. Grundsätzlich gilt für den
    Alltag, dass heller Lidschatten auf das Oberlid angebracht wer-
    den sollte, und dies mehr oder weniger dezent. Über das Oberlid
    kann man dann einen dunkleren Balken ziehen, um die Augen
    stärker zu betonen. An den äußeren Ecken des Lides kann man
    dann ebenfalls mit einer dunkleren Farbe, vor allem Schwarz,
    arbeiten, um die Augen interessanter zu machen. Für den Alltags-
    gebrauch sollte man sich davor hüten, das Unterlid zu schmin-
    ken. Das sieht sofort nach Abendaktivitäten aus, denn es erzeugt
    schnell den Eindruck von Smokey Eyes – also besser lassen!

    Mehr kann ich hier nicht schreiben, denn dass Schminken des
    Auges kann extrem unterschiedlich gehandhabt werden. Tipps
    und Tricks verrät einem hier eine VisagistIn.

13. Jetzt sind wir beim *Lidstrich* angelangt, einem der essenziellen
    Schminkschritte am Auge. Hier gibt es ganz unterschiedliche
    Applikationsmittel und -möglichkeiten. So kann man flüssigen

»Eyeliner« verwenden. Dieser lässt sich sehr gut und exakt auftragen, hat aber den großen Nachteil, dass er oft nicht wasser- und flüssigkeitsbeständig ist. Regen und Tränen verkraftet er nicht so gut. Sicherer ist hier »Gel Eyeliner«, der aus einem Döschen mit einem Pinsel aufgetragen wird. Er ist zäher und daher schwieriger anzubringen, hält aber sehr gut und ist zu empfehlen, wenn man sich am Tag kaum nachschminken kann und ein sehr resistentes Make-up braucht.

Wie wird der Lidstrich nun gezogen? Grundsätzlich von innen nach außen und durchgehend. Beim Gel Eyeliner geht es auch in Etappen. Probleme macht oft ein faltiges Lid. Hier kann man das Lid mit der einen Hand nach außen ziehen, womit man praktisch zur Applikation des Lidstrichs die Falten wegzieht. Wichtig ist, darauf zu achten, dass man den Strich sehr fein macht und möglichst an der Lidkante bleibt. Denn man wundert sich, wie groß der vermeintlich zu feine Strich am Ende doch wirkt. Insgesamt ist es natürlich Geschmacksfrage, ob man den Lidstrich feiner oder dicker zieht.

14. Jetzt biegen wir mit einer Wimpernklemme die *Wimpern* an beiden Augen nach oben, damit sie besser zur Geltung kommen. Diesen Schritt machen wir absichtlich erst jetzt, damit wir vorher den Lidstrich besser anbringen können. Haben wir die Wimpern nach oben gebogen, bringen wir an beiden Augen *Maskara* an, das heißt, wir tuschen die Wimpern. Die Maskarabehältnisse haben dazu meistens einen Applikator, ein feines Bürstchen, mit dem man locker über die Wimpern fahren kann. Welche Farbe man verwendet, ist wiederum Typ- und Geschmackssache.

15. Die Augen sind nun fertig geschminkt und wir widmen uns den *Lippen*. Dazu verwenden wir zunächst einen *Konturenstift*. Damit werden die Ränder der Lippen gefärbt. Je dunkler man den Stift wählt, umso auffälliger die Lippen. Man fährt mit dem (möglichst gespitzten) Stift an den Lippenrändern entlang – möglichst in einem Zug, wie beim Malen eines Bildes. Und natürlich möglichst symmetrisch. Zwei Dinge sind dabei zu beachten: Erstens sollte man den Bogen in der Mitte der Oberlippe besonders betonen – das sieht gut aus und macht einen sexuell anziehend. Zweitens sollte man nicht bis in die Mundwinkel »malen«: Sie

hängen beim älteren Menschen nach unten; konturiert man sie, erzeugt dies einen muffligen, miesepetrigen Gesichtsausdruck – und das wollen wir ja nicht.

Jetzt werden die Lippen mit *Lippenstift* ausgemalt. Zu beachten ist hier, dass man möglichst nicht über die Färbung des Konturenstifts auftragen sollte. Welche Farbe man nimmt, ist wiederum Geschmacks- und Typsache. Generell ist meine Erfahrung, dass ein dunkler Lippenstift sehr hart wirkt und eher für Abendveranstaltungen geeignet ist. Will man den Lippenstift möglichst dezent auftragen, empfiehlt sich die Anschaffung der Substanz im Döschen und das Auftragen mit Lippenpinsel. Dabei holt man eine kleine Menge Lippenstift mit dem Spatel aus dem Döschen, nimmt es mit dem Lippenpinsel ab und bestreicht oder betupft damit die Lippen.

Damit wäre die Trans*frau alltagstauglich geschminkt. Ganz am Ende sind allerdings noch zwei Bemerkungen zum Schminken zu machen, die man beherzigen sollte:

–   Auch hier gilt: Übung macht den Meister. Am Anfang will vieles nicht gelingen und man ist manchmal gar verzweifelt. Hier heißt es: nicht aufgeben, sondern am Ball bleiben. Man ist ganz erstaunt, wie schnell man doch nach einiger Zeit Expertise entwickeln kann.

–   Man sollte erfinderisch sein. Im Internet gibt es zahlreiche Anweisungen und Hinweise, wie man schminken sollte und kann. Aber diese Bilder sind oft nachträglich retuschiert und gaukeln einem Erfolge vor, die man nie erzielen kann. Letztlich muss man aber seinen eigenen Weg finden. Wie man jeweils den Pinsel führt, die Hand hält oder bewegt, muss dem eigenen Typ entsprechen, und es hat keinen Sinn, sich etwas anzugewöhnen, was nicht zum eigenen Typ passt. Am Ende zählt nur das Ergebnis.

Die Haare bzw. die Perücke

Gut geschminkt geht es im Folgenden um die Haare bzw. die Perücke (3). Sehr gut ist es natürlich, wenn man mit Eigenhaar rausgehen kann. Dies sollte dicht genug sein, denn hängen einem die einzelnen wenigen Strähnen links und rechts hinunter, wirkt das nicht sehr gut. Ist das Eigenhaar stumpf, hilft eine Intensivtönung weiter. Dies ist vor allem deshalb bestechend, weil die Kontraste zwischen Haar und Gesicht stark betont werden. Das wirkt sehr vorteilhaft.

Oft ist es einem aber nicht möglich, Eigenhaar zu nutzen, und es bleibt dann vor allem der Griff zur Perücke. Hier kann man zunächst probieren. Es gibt Perücken in allen Preisklassen von 17 bis mehreren Tausend Euro. Um die richtige Perücke zu bekommen, empfiehlt sich wirklich der Gang zur Fachfrau, also zu einer Styling-Beraterin. Denn man muss hier doch meist mehrere Stücke aufsetzen, bevor man bei »seiner« Perücke landet. Und die »richtige« Perücke zu haben, ist deshalb so wichtig, weil sie ganz wesentlich zur eigenen Erscheinung beiträgt. Sie signalisiert anderen Menschen, was für ein »Typ« man ist, das heißt, die Menschen ziehen schnell Rückschlüsse auf einen und verhalten sich entsprechend. So ist es nicht egal, ob man mit einer strengen, konservativen Kurzhaarfrisur herumläuft oder mit einem »Wuschelkopf«. Geht man dauerhaft als Frau raus, muss die Frisur auch zum eigenen beruflichen Umfeld passen. Demgemäß wird man in der Vorstandsetage einer großen Firma eine andere Perücke tragen als im Künstleratelier.

Ein anderer Punkt ist die eigene Kopf- und Gesichtsform. Es gibt Menschen, bei denen die Perückenwahl relativ schnell vollzogen ist. Meine Visagistin sagte mir mal, ich hätte einen »Perückenkopf«, man könnte mir »alles aufziehen«. Irgendwie würde es »dann schon gehen«. Natürlich habe ich dann nach der passenden gesucht, aber es war kein großes Problem. Andere wiederum probieren und probieren, ohne dass es zu einem überzeugenden Resultat kommt. Auch der Preis der Perücke garantiert nicht zwangsläufig gute Passform. Manch billige Perücke kann gut sitzen, manch teure nicht. Damit wären wir beim Thema der Investition in Qualität: Einer sehr billigen Perücke sieht man Preis und Qualität oft an, und diese sind deshalb problematisch. Billig heißt für mich unter ca. 150 Euro. Perücken zwischen 150 und 250 Euro reichen oft hingegen aus, um »draußen« als Frau zu leben. Dabei meine ich Perücken aus Kunsthaar. Sie haben den Vorteil, dass die Frisur sitzt. Man setzt sie auf, man setzt sie ab – ein Durchstylen ist nicht notwendig.

Wichtig ist allerdings, dass man zwei Perücken desselben Typs anschafft – eine zum Ersatz, während man die gebrauchte in der

Wäsche hat. Denn gewaschen müssen die Perücken werden, etwa sieben Tage nach Gebrauch: Man legt sie zehn Minuten in Spezialshampoo und spült sie dann gründlich aus, dann am besten noch zehn Minuten in Spezialbalsam. Danach sollten sie direkt ohne Ausspülen auf einem Perückenständer trocknen. Bitte nie föhnen! Sonst gehen sie kaputt. Ich selbst habe mir einen schwarzen Bob ausgesucht. Da ich an einer Medizinischen Fakultät unterrichte, musste ich meines Erachtens erst einmal konservativ wirken. Er stand mir gut. Ich gefalle mir noch immer in der Perücke, obwohl ich mittlerweile Eigenhaar trage. Dabei war es gar nicht einfach, »umzusteigen«. Denn man entwickelt ein Selbstbild von sich, zu dem dann die Perücke dazugehört – ein Zeichen, wie sehr die Haarpracht das Äußere beeinflusst.

Die Stimme

Kleidung – Schminken – Perücke: Das Äußere wäre also geregelt. Die nächsten Punkte betreffen das Verhalten und das innere Gefühl, was schwieriger wird. Was wir als Frau einsetzen, wenn wir in der Öffentlichkeit hantieren wollen, das ist die Stimme (4). Und die ist von Natur aus bei der Trans*frau relativ tief. Trans*männer haben hier weniger Probleme, da es durchaus Männer gibt, die keine sehr sonore Stimme haben, sondern eine höhere Stimmlage haben. Die Trans*frau hingegen fällt oft auf. Bewegt sie sich gut und ist ihr Passing gut, so verrät sie doch die Stimme. Was tun? Als ich zum ersten Mal einen ganzen Tag lang als Frau unterwegs war – ich hatte mich komplett von einer Visagistin einkleiden und schminken lassen –, habe ich schnell gemerkt, dass ich mit meinem Passing gut durchkam. Der erste Härtetest war das Vorbeiflanieren an einer Imbissbude, an der mehrere Straßenarbeiter Pause machten. Die würdigten mich kaum eines Blickes und ich dachte: So schlecht kann ich nicht aussehen. Das gab mir gleich Mut. Allerdings traute ich mich nicht, meine Stimme einzusetzen. Ich erzählte das meinem Coach. Der riet mir, einfach leiser zu sprechen. In der Tat macht das die Sache erheblich besser. Spricht man leiser, so fällt die tiefe Tonlage nicht so ins Gewicht. Künstlich eine »Micky-Maus-Sprache« anzuwenden, bringt nichts. Denn es klingt komisch und man hält es vor allem nicht lange durch. Schnell merkt man: Wenn man sich erregt und auf Inhalte konzentriert, fällt man in die tiefen Tonlagen zurück. Das legt sich erst langsam, wenn man wirklich jeden Tag als Frau lebt und die höhere Stimme durch Gewöhnung eintrainiert. Also auch hier gilt: Geduld haben.

Das Verhalten im Wunschgeschlecht

Genauso schwierig wie die Stimme ist das passende Verhalten im Wunschgeschlecht (5). Denn es nützt gar nichts, wenn das Erscheinungsbild der Herzdame wunderbar ist, sie aber breitbeinig durch die Gegend stapft. Eine Frau geht schlichtweg anders als ein Mann, nämlich nicht breitbeinig, sondern tendenziell auf einer Linie. Sie ist viel beweglicher in den Hüften als der Mann und bewegt beim Gang ihr Becken entsprechend. Eine Frau geht auch nicht krumm wie ein Mann, sondern biegt ihren Rücken durch, hat viel mehr Spannung in ihrer Haltung. Auch sitzt die Frau anders. Während der Mann sich raumeinnehmend mit breiten Beinen auf ein Sofa setzt, den einen Arm auf den Sofarücken gestreckt, sitzt die Dame mit aneinandergedrückten, schräg angewinkelten Beinen auf einer Sofaseite und am besten noch auf einer Pobacke. Der Mann signalisiert: »Ich bin hier der Platzhirsch, ich nehme mir Platz.« Die Frau signalisiert: »Ich lasse dir Platz, ich bin zurückhaltend.« Wir können hier nicht das ganze Spektrum der unterschiedlichen Verhaltensweisen der Geschlechter entfalten (Tannen, 1990). Wichtig ist allerdings, sich dies klarzumachen und so gut es geht umzusetzen. Ich weiß von einer Trans*frau, die sich einmal breitbeinig auf einen Stuhl plumpsen ließ, um danach einen langen Riss im Rock zu haben. Das sollte einem nicht passieren.

Ein anderer Punkt ist die Stimmung, mit der man auf die Cis*welt zugeht. Frauen lachen statistisch mehr als Männer. Das wurde untersucht. Daher ist es gerade als Trans*frau gut, mit einem Lächeln auf den Lippen durch die Welt zu gehen. Schnell merkt man, dass andere Frauen zurücklächeln. Es gelingt einem nicht immer, freundlich zu sein. Es ist nicht immer perfekt. Manchmal hat man einen schlechten Tag und fühlt sich nicht gut. Dennoch sollte man sich darum bemühen, freundlich zu sein. Das Leben als transidenter Mensch ist nicht ganz einfach, deshalb kann man dadurch Reibungsverluste vermeiden. Und man nimmt denjenigen den Wind aus den Segeln, die Vorbehalte gegen transidente Menschen haben.

Ich selbst übe es heute noch zwischendurch, wenn ich durch die Straße schlendere und etwas Zeit habe. Manchmal werden Kurse zur weiblichen Bewegungstechnik angeboten. Wenn man diese besucht, sollte man sich klarmachen, dass es kontinuierlicher Übung bedarf, um hier eine dauerhafte und vor allem unbewusste Veränderung des Verhaltens zu erzielen. Aber auf alle Fälle ist es möglich, so weit Fortschritte zu machen, dass man gut als Frau»durchgeht« (zum Gebrauch der Stimme und zur Redetechnik siehe auch das Kapitel 4 F zur Logopädie).

Die innere Stabilität, um ausgehen zu können

Der letzte (und an der Wichtigkeit gemessen nicht nachrangige) Punkt, den wir hier besprechen, ist der Gewinn der inneren Stabilität, um ausgehen zu können (6). Damit eng verbunden ist die Schaffung einer eigenen Identität im Wunschgeschlecht. Dieser Prozess setzt ein, wenn wir nun gut äußerlich ausgestattet und mit möglichst weiblichem Verhalten in die Öffentlichkeit treten. Wichtig ist meines Erachtens, zu durchdenken, was einem jeweils bei den Expeditionen in die Cis*welt passiert ist. Und es ist ebenso wichtig, sich zu überlegen, wie man sich an den jeweiligen Punkten gefühlt hat bzw. was man gefühlt hat. Ich habe einmal an einem Trans*frauen-Wochenende teilgenommen. Teil dieses Wochenendes war unter anderem ein Crashkurs im Gesellschaftstanz, der uns befähigen sollte, in der Frauenrolle zu tanzen. Ich merkte, dass mir dies enormen Spaß machte. Und welch ein emotionaler Unterschied für mich zwischen Frauen- und Männerrolle! Endlich nicht mehr führen zu müssen. Und am Abend sind wir dann zu einem Ball in eine Tanzschule gegangen, die uns als Trans*frauen zugelassen hatte. Unsere Tanzpartner waren organisiert, allesamt recht gute Tänzer. Einer der Tanzpartner tanzte oft mit mir, es machte ihm Spaß. Ich legte meine Hand, wie es sich gehört, flach auf seine rechte Schulter. Ich schloss die Augen. Ich merkte, wie der Mann etwas in mir auslöste. Und ich merkte, wie ich mich ins Frausein fallen lassen konnte. Ich kann das Lied noch heute summen, bei dem ich das gespürt habe. Am Abend dann – wie bei vielen Trans*frauen – die Tränen, als ich mich wieder abschminken musste. Am Schluss des Wochenendes der Heimweg in Männerkleidung. Ich habe diese immer nur getragen, um nicht nackt zu sein. Seit der Pubertät. Damals waren es die abgetragenen Cordhosen meiner Neffen gewesen, die mir meine Mutter aufgezwungen hatte. Sie schlotterten um meine Beine. »Die Luftschicht zwischen Stoff und Beinen wärmt«, sagte meine Mutter. Es war egal, denn ich hatte zu meiner Kleidung sowieso keinen Bezug.

Derartige Erlebnisse haben letztlich in ihrer Summe dazu geführt, dass ich mich entschlossen habe, als Trans*frau zu leben. Und ich habe auch mithilfe derartiger Zeichen gemerkt, dass ich bisexuell bin. Für mich war auch wichtig, dass ich bei meinen Ausflügen das mache, was ich im gewöhnlichen Alltag auch mache: einkaufen, essen gehen etc. Einmal habe ich mit zwei Gleichgesinnten für eine der beiden eine Brille beim Optiker abgeholt. Da wir aus unserer Trans*identität kein Geheimnis gemacht haben, standen am Ende mehrere Verkäuferinnen um uns herum. Es war lustig. Umgekehrt habe ich auch gesehen und gespürt, wie ich langsam aufgetaut bin und mich an das Frausein »teiladaptiert« habe – so gut das geht, wenn man nur an den Wochenenden und an manchen wenigen Abenden Frau ist.

Es war auch während dieser Zeit des Crossdressing vor meinem Coming-out, dass ich mir auf einer emotionalen Basis den Namen »Livia« zugelegt habe. Meinen steifen und ungewöhnlichen Doppelnamen »Cay-Rüdiger« hatte ich nie gemocht. Aufgrund von »Cay« hatten mich wiederholt englische und amerikanische KollegInnen mit »Mrs. Pruell« angeschrieben. Das hatte mir immer einen Kick gegeben. Behörden musste ich die Schreibweise immer erklären. Also weg damit. Und der neue Namen musste unbedingt ein Frauenname sein, der auf »a« endet. Der Rest geschah mit weiblichen Namensverzeichnissen und impulsiv. Wichtig war, dass der Name nicht ganz »gewöhnlich«, aber auch nicht abgedreht ist – ein neuer Baustein meiner Identität.

Und ich merke immer mehr, dass alle Teile, die ich oben beschrieben habe, solche Facetten meiner neuen Identität sind. Das Ganze läuft sehr friedlich ab, denn ich verstehe, dass ich keinen Krieg gegen mein männliches Dasein führe, das schleichend zu meiner Vergangenheit wird. Das Crossdressing habe ich intensiviert, nachdem ich im Oktober 2011 jene Stelle in Mainz erhalten hatte. Das eigene Apartement macht einiges leichter, ich bin in dieser Zeit des Cross-

dressing nur am Wochenende zur Familie gefahren. Und ich habe
mir in dieser Zeit eine Garderobe zugelegt, die seitdem langsam, aber
stetig gewachsen ist. Aber die Zeit des Crossdressing war schwierig. Denn alles war heimlich. Wenn Handwerker in die Wohnung
kamen, mussten die Frauenschuhe und Kleider verschwinden. Alles
war versteckt und gut getarnt. Das war Stress und hat das Leben sehr
kompliziert gemacht. Und das Schminken dauerte lange, wenn man
es nicht regelmäßig praktiziert. Auch müssen die Perücken sicher
verstaut und gepflegt werden. Ebenso die Silikonbrüste, die in den
BH gesteckt werden. Die »Sillies« müssen jeden Abend nach dem
Tragen mit lauwarmem Wasser abgespült werden. Keine Seife und
bitte auch keine Chemikalien.

Es ist ein Doppelleben in der Phase der Entscheidungsfindung:
Bleibe ich bei diesem Doppelleben? Reicht es mir? Oder gehe ich
einen Schritt weiter? Vielleicht nur noch Hormone zusätzlich? Oder
doch auch Coming-out? Und dann auch noch eine GA-OP? Wie
rede ich mit meiner Frau? Wie sage ich es den Kindern? Ja, und
dann die KollegInnen. Wie nehmen sie das wahr? Fragen über Fragen, die ich zum Teil während dieser Phase des Crossdressing klärte.
Aber das ging nicht allein. In einer heteronormativen Gesellschaft,
also in einer, die alles nach zwei Geschlechtern sortiert, kann man
allein einen solchen Umbruch nur mit Blessuren bewerkstelligen.
Und man weiß nicht, wie diese Blessuren sich auf Dauer auswirken.
Man braucht dringend eine Lebensberatung, die einem Hinweise
gibt, wie man mit Problemen umgeht, die einem Wege aufzeigt, wie
es weitergeht, die einem zeigt, wie man diese Wege gehen kann, die
mit einem die Erlebnisse sortiert und einen in psychischen Problemen, die sich in Konflikten mit der Umwelt unweigerlich auftun,
unterstützt. Man braucht keine BehandlerIn, sondern eine Beglei-
terIn. Die habe ich dann gefunden und aufgesucht, schon während
ich das Crossdressing praktizierte. Und auch die Hormoneinnahme
und die Vernichtung meines Bartes und andere Maßnahmen bin
ich in dieser Zeit angegangen. Sie waren wichtig für die Frau, die
nun in mir führte, sie machten in ihrer Summe diese erst möglich.
Wir modifizieren also unser Schaubild (siehe Abbildung 3a) und
widmen uns dann meinem Coach (siehe zum Crossdressing auch:
Böge, 2009).

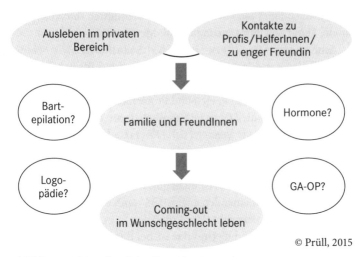

© Prüll, 2015

Abbildung 3a: Wie gehe ich bei Transidentität vor?

C Psychotherapeut*Innen und Psychiater*Innen

Jetzt bin ich also dabei, als Frau aus dem Haus zu gehen und damit zumindest teilweise der Frau in mir eine öffentliche Existenz zu ermöglichen. Alles ist bisher sehr privat. Das Wissen über mich bleibt zunächst einmal in einem kleinen Kreis. Auch wenn wir jetzt ein starkes Mitteilungsbedürfnis haben, müssen wir uns überlegen, was uns in dieser Situation am meisten hilft: Gerade bei schwerwiegenden Unsicherheiten ist es am besten, professionelle Helfer*Innen einzuschalten. Hier bietet es sich zunächst an, Trans*berater*Innen am Wohnort einzuschalten. Es handelt sich um Gleichgesinnte, die einem die drängendsten Fragen beantworten können und mit Rat und Tat zur Seite stehen. Sie können einem auch Listen von Spezialist*Innen (Psychiater*Innen, Psychotherapeut*Innen etc.) geben. Leider ist dieser Bereich noch nicht befriedigend ausgebaut. Es lohnt sich daher, sich zu erkundigen, welche die örtlich nächste Beratungsstelle ist, an die man sich wenden kann. Der Trend geht auf alle Fälle dahin, die Trans*beratung auszubauen, und es gibt mittlerweile auch einige Broschüren, die von den bereits etablierten Zentren entwor-

fen wurden, damit man in Kurzform die wichtigsten Informationen
an die Hand bekommt (grundlegend: Meyer, 2015).

Eine andere Möglichkeit sind LSBTI-Selbsthilfezentren. Ferner
ist auch der Rat durch Internetforen zuweilen hilfreich. Zu denken ist hier insbesondere an das Projekt »en femme«, wo speziell
Crossdressern mit ihren Fragen und Problemen geholfen wird. Auch
kann man sich an die Deutsche Gesellschaft für Transidentität und
Intersexualität (DGTI) wenden (siehe Kontaktadressen/Hilfsdienste,
S. 186 ff.).

Es ist elementar wichtig, die richtigen Adressen zu bekommen.
Das ist nicht banal, denn es ist nicht gut, wahllos ins Telefonbuch zu
schauen und irgendjemanden anzurufen, wenn es um Dienstleistun-
gen für Trans*belange geht. Der Profi ist gefragt, der sich mit dem
Phänomen gut auskennt. Und das ist bei den PsychotherapeutInnen und PsychiaterInnen in Deutschland zurzeit leider nicht die
Regel. Wir brauchen sie aber. Zunächst einmal, weil ein qualifizierter
Mensch unter diesen auch eine gute LebensberaterIn ist, schließlich
nicht zuletzt auch deshalb, weil die genannte Berufsgruppe eine Art
»Türöffnerfunktion« (Gate-Keeping) für weitere Maßnahmen hat –
gerade wenn wir das Wunschgeschlecht weiter herauslassen wollen. Das fängt schon während unserer ersten diskreten »Veröffentlichung« im Wunschgeschlecht an. Wir problematisieren die Rolle
der Psychiatrie und Psychotherapie später (siehe die Kapitel 4 H bis
L und 5 A, B).

Zunächst erkennen wir aber erst einmal an, dass wir die »Krankschreibung« gesetzlich brauchen. Dies bedeutet, dass die PsychotherapeutIn uns ein Gutachten schreiben muss, damit die Krankenkassen uns unterstützen und die »therapeutischen« Sitzungen bezahlen.
Genehmigt wird dies vom Medizinischen Dienst der Krankenkassen
(MDK) auf der Basis von »Einzelfallentscheidungen«. In diesem Gutachten muss deutlich werden, dass eine »Geschlechtsidentitätsstörung« vorliegt. Da wir aber im Gegensatz zu dieser gesetzlichen Vorgabe nicht krank sind, sollten wir von der Person einfordern, dass sie
– auf gleicher Augenhöhe als LebensberaterIn mit uns umgeht und
    uns nicht als PatientIn sieht;
– uns entscheiden lässt und unsere eigenen Entscheidungen res-
    pektiert;

- insgesamt dem Thema gegenüber offen ist und keine Vorbehalte gegenüber transidenten Menschen hat.

Ich selbst habe als MedizinerIn nicht den Weg über die Trans*beraterInnen gewählt. Von diesen wusste ich leider gar nichts. Ich habe mich gleich an diejenigen gehalten, von denen ich wusste, dass sie sich wirklich auskennen. Sich Hilfe zu holen, ist ein großer Schritt. Ich habe die Telefonnummer eines Menschen, der über vierzig Jahre Erfahrung mit der Begleitung von transidenten Menschen hat, etwa zwei Wochen mit mir herumgetragen. Brauche ich Hilfe? Komme ich nicht so klar? Reicht nicht Crossdressing? Ich hatte ein halbes Jahr mit allabendlichem Umziehen verbracht. Aber es reichte nicht mehr. Oft verbindet man Entscheidungen mit Erlebnissen. Ich sehe mich noch heute an einem Bahnsteig stehen. Ich habe auf die nackte, sonnenbeschienene Schulter einer jungen Frau geschaut und gespürt, wie tief in mir das Gefühl hochstieg, meinen Körper in Richtung Frau verändern zu wollen. Innerlich wurde mir heiß und ich war erregt – aber nicht sexuell, sondern durch meine Herzdame. Ich dachte an diesem Punkt, dass ich Hilfe brauche. Dann habe ich mich das erste Mal damit beschäftigt, mir einen Coach zu suchen. Es war für mich ein enormer Schritt, mich einem anderen Menschen voll anzuvertrauen, einen anderen Menschen ganz einzuweihen. Meine Frau wusste von meiner Neigung zum Tragen von Damenbekleidung, aber sie verstand nicht, dass ich mir ab und zu die Fußnägel lackierte. Unsere Gespräche blieben in vagen Andeutungen meinerseits stecken, da ich merkte, ich komme nicht weiter. Ich meinte zu spüren, dass meine Frau nichts davon hören wollte. So war mein Coach der Erste, der davon erfuhr. Ich fasste mir ein Herz und schrieb ihm eine Mail. Zu meiner Freude erhielt ich einen Termin. Die erste Sitzung war ein großes Erlebnis. Ich war zu diesem Zeitpunkt fünfzig Jahre alt und redete zum ersten Mal in meinem Leben offen über das Phänomen. Es platzte aus mir heraus. In der Folgezeit lief es so, dass ich alle weiteren Schritte mit meinem »Coach« besprach. Aufgrund seiner immensen Erfahrung zeigte er mir verschiedene Möglichkeiten auf. Allein das war eine Beruhigung. Und ich wählte dann selbst. Und zwar zu dem Zeitpunkt, an dem ich wusste und innerlich spürte: Dieser Schritt ist jetzt angezeigt.

Mit den genannten HelferInnen können wir alle Folgeschritte besprechen, vor allem auch, wen wir als Nächstes in unser Geheimnis einweihen. Denn oft ist es hilfreich, wenn man sich an eine Freundin oder einen Freund des Vertrauens wendet, mit der oder dem man die Sache bespricht. Dies hat zwei Vorteile: Man bekommt eventuell eine sinnvolle Rückkopplung und hat sich ausgesprochen bzw. kann auch die in der Folgezeit auftretenden Probleme mit jemandem teilen. Diese Person sollte ein gewisses Verständnis für die Transidentität aufbringen, zumindest offen dafür sein. Das lässt sich nicht selten ansatzweise abchecken. Aber es ist und bleibt eine brenzlige Frage, weil man eben nicht genau weiß, wie diese Menschen reagieren, selbst diejenigen, die man vermeintlich oder tatsächlich sehr gut kennt. Die Vertrauten, die sich schon immer als »tolerant« gezeigt haben, können durchaus intolerant reagieren, wenn es um das Thema »Trans*« geht. Andersherum können diejenigen, die man schon immer als »konservativ« oder »unflexibel« angesehen hat, sehr verständnisvoll reagieren. Der Grund für dieses vermeintliche Paradox liegt in Umständen, die nur indirekt mit dem Thema etwas zu tun haben und die ich im Kapitel »Transphobie« (siehe Kapitel 4 L) abhandeln will.

Unser Schema der Entscheidungsfindung

Wir haben jetzt eine gewisse Routine erlangt, die Herzdame ist zu ihrem Recht gekommen und wir spazieren öffentlich im Wunschgeschlecht durch die Gegend. Keiner erkennt uns. Und professionelle Hilfe haben wir uns auch geholt. Wie aber führen wir die weitere Entscheidungsfindung durch? In welche Richtung gehen wir? Setzen wir unsere Identität weiter um? Wie leben wir die Transidentität auf Dauer aus? Welche Rolle spielen jetzt die beiden Bereiche »Ausprobieren« und »Professionelle Hilfe«? Und wie komme ich denn selbst zu meinen Entscheidungen? Hier kann man nun ein Schema wie in Abbildung 4 zur Hand nehmen, was einem eine gewisse Sicherheit gibt.

Wir müssen von uns ein Selbstbild gewinnen. Meine Herzdame Livia will, dass ich zu ihr stehe. Ich habe sie zwar aus ihrem Gefängnis befreit. Auch hat sie jetzt Einfluss auf mein Äußeres. Aber ich bin mit ihr noch auf dem Weg. Ich berate mich mit HelferInnen

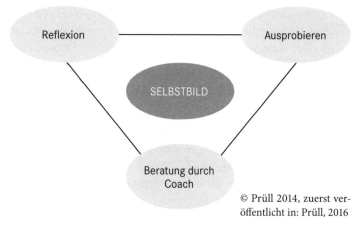

© Prüll 2014, zuerst ver-
öffentlicht in: Prüll, 2016

Abbildung 4: Die Entwicklung des Selbstbilds beim transidenten Menschen

und versuche, ihre Stimme zu verstehen und zu interpretieren. Und
ich verstehe sie sicher irgendwann, wenn ich den Dreischritt im
dargestellten Schema gehe, wobei sich meine einzelnen Aktionen
gegenseitig ergänzen. Dazu gehört ganz einfach das Ausprobieren. Zweitens dann der Coach. Drittens – und hier kommen wir
selbst entscheidend ins Spiel – das Nachdenken und das Reflektieren der jeweiligen Situation. Denn wir selbst fällen ja die Entscheidungen über uns. Wir bewegen uns also in einem Pingpong zwischen den Erlebnissen als Frau, die wir haben, den Gedanken und
Anregungen der Lebensberaterin und unseren eigenen Gedanken
zum Erfahrenen. So kommt man zu den diversen Entscheidungen,
die einen an den Punkt führen, an dem man gut mit der Normvariante leben kann.

Wir erinnern uns an dieser Stelle an die Skala, die vom Crossdressing bis zum vollständigen Leben im Wunschgeschlecht reicht. Hier
gibt es kein »Gut« und kein »Schlecht«, sondern nur ein »Zu-mir-
passend« oder »Zu-mir-nicht-passend«! Und spätestens an diesem
Punkt merken wir, dass wir das bipolare Geschlechtermodell, die
Heteronormativität, also das Ausrichten jedes Faktums am Zweige-
schlechtermodell, vergessen können. Das Konzept der Transidentität schlägt hier voll durch und es ist in diesem Zusammenhang

sehr problematisch, dass die meisten PsychotherapeutInnen und PsychiaterInnen erbärmlich wenig über dieses Konzept wissen und daher erhebliche Versorgungslücken im Hinblick auf transidente Menschen bestehen.

In dem dargestellten Dreieckssystem habe ich geklärt, wie ich weiter verfahren will und welche Schritte ich vornehmen möchte. Dabei ist die Reihenfolge der einzelnen Schritte nicht festgelegt, sondern sie müssen so erfolgen, wie es der Person behagt. Das bedeutet auch, nach der Umfeld- und Umweltverträglichkeit zu fragen. Was wollen wir, welche Kompromisse gehen wir ein und welche nicht? Die ganzen Schritte, die wir in den nächsten Kapiteln besprechen werden – Umgang mit FreundInnen und Verwandten, die einzelnen medizinischen Maßnahmen, Umgang mit Feindseligkeit gegenüber meiner Identität und der Umgang mit Gleichgesinnten –, werden in ihrer individuellen Aktualität in diesem Dreiecksverhältnis geklärt. Und man braucht Geduld! Man kann die Entscheidungsfindung nicht aus sich herausquälen. Man muss sich Zeit geben. Und es kommen dann irgendwann die Momente, in denen man genau weiß, was man will!

Ich werde im Folgenden an jeder Stelle erwähnen, wann ich selbst was gemacht habe. Bevor ich in die Einzelheiten gehe, noch einmal zu dem wesentlichen Punkt, der sich in unserem Setting herauskristallisiert: die Identität, das Selbstbild. Ich muss die Frau in mir, die ich befreit habe, kennenlernen und akzeptieren, ich muss mit ihr arbeiten. Ich muss damit leben, wie sie letztlich aussieht. Ich muss schließlich ein stabiles Selbstbild bekommen, indem ich mein inneres Gefühl und meine Vorstellungen davon, wer ich bin, mit meinem äußeren Erscheinungsbild versöhne bzw. in Einklang bringe. Entscheidend gefördert hat dies bei mir eine Grunderkenntnis, die ich mit vielen Gleichgesinnten teile und die sich eigentlich zwanglos aus dem Transidentitätskonzept ergibt:

Ich bin und bleibe eine transidente Frau

Nie werde ich eine Biofrau werden, sondern ich werde weiter die männlichen Geschlechtschromosomen in den Zellen tragen. Mein Passing soll so gut sein, dass man die Erwartungen an mich stellt, die meinem inneren Gefühl entsprechen, aber man darf erkennen, dass ich transident bin. Das entlastet mich, denn ich muss mich nicht tarnen. Ich muss nicht jede ästhetische Operation an mir durchführen lassen. Nur diejenigen Maßnahmen sind für mich wichtig, die für mein körperliches Gefühl als Frau entscheidend sind. Auch wenn man mich als transidente Frau erkennt, kann ich offen in der Gesellschaft agieren. Getuschel und Geglotze kann ich auf diese Weise gut ertragen. Ich bin stabil und stehe zu mir selbst.

D Die Familie und die Freunde

Wenn ich mein Geheimnis gegenüber bestimmten Menschen lüfte, mache ich mich noch längst nicht zur öffentlichen Trans*frau. Durchaus kann es dabei bleiben, dass man nur einzelne Personen einweiht. Die ersten Adressen sind hier die Familie oder FreundInnen. Erzählt man es zu vielen Menschen, hat man nicht mehr in der Hand, wer es weiß und wer nicht.

Gerade für Kinder und jugendliche transidente Menschen sind die Eltern ganz entscheidend. Als Erziehungsberechtigte müssen sie in den Gang zu den einzelnen SpezialistInnen (ausgenommen Trans*beraterInnen) einwilligen. Daher ist es von zentraler Bedeutung, dass die Eltern zu ihren transidenten Kindern stehen. Für ein Kind ist es das Schlimmste, seine Eltern zu verlieren. Kinder wissen früh, dass es Kinderheime gibt, wo sich solche Kinder befinden, die keine Eltern mehr haben. Instinktiv tun sie alles, um ihre Eltern zu behalten (vgl. Largo u. Czernin, 2012, S. 63 f.). Für Kinder und Jugendliche, die sich aussprechen wollen, stehen Telefonseelsorge und Trans*beraterInnen zur Verfügung.

Bei erwachsenen transidenten Menschen ist die Situation anders, da die Eltern oft nicht mehr die Hauptbezugspersonen sind. Man sollte als Kontaktpersonen grundsätzlich zunächst diejenigen Menschen auswählen, von denen man sich Unterstützung erhoffen kann. Wichtig ist es, dass einem von einigen Personen der Rücken gestärkt wird, damit man auch Ablehnung und Aggression besser begegnen kann – auch wenn man wie beschrieben nicht genau vorhersagen kann, wie die Person reagieren wird. Man kann hier also nur seinem Gefühl folgen und hoffen, dass man richtig liegt. Meist findet sich aber eine solche vertraute Person.

Einzelgespräch – Gruppengespräch

Eine Entscheidung, die man fällen muss, ist die Frage nach der Einweihung von Einzelpersonen oder von ganzen Gruppen. Die Gesprächsdynamik ist eine völlig andere. Beides hat Vor- und Nachteile. Der Vorteil eines Einzelgesprächs ist, dass man dem Gegenüber die Chance einräumt, offen zur Neuigkeit Stellung zu nehmen. Der Inhalt dringt nicht nach außen. Und man sollte dem Gegenüber auch ganz klar Verschwiegenheit signalisieren. Dann kann die Person des Vertrauens auch über ihre etwaigen Schwierigkeiten und Vorbehalte sprechen. Im Zweiergespräch ergibt sich die Möglichkeit zur Nachfrage und zur Klärung von Problemen. Der Nachteil ist, dass man viele solcher Gespräche führen muss – und das ist anstrengend. Der Vorteil einer Gruppeneinweihung – so zum Beispiel wenn man vor versammelter Familie erzählt, was Sache ist – besteht in der »Abfertigung« gleich vieler Menschen. Der Nachteil ist allerdings eine unvorhersehbare Gruppendynamik, die zu zwischenmenschlichen Problemen mit einzelnen FreundInnen, Bekannten und ArbeitskollegInnen führen kann, wenn man einem größeren Sozialverband live seinen Wechsel verkündet. Äußern die Ersten eine positive Meinung, werden schnell einige zustimmen. Diejenigen, die unsicher sind und Vorbehalte haben, werden sich dann nicht mehr vorwagen, was dazu führt, dass sie praktisch »mundtot« gemacht werden und ihre Probleme in sich hineinfressen. Sie fangen dann an, sich zu ärgern, und lassen ihren Zorn erst später indirekt und zum Teil auch direkt an der transidenten Person aus. Oder es läuft so, dass negative Äußerungen von Anfang an dominieren und die befürwortenden Stimmen unterdrückt werden. Dann hat man als transidenter Mensch schnell das Gefühl, vor einem Tribunal zu stehen.

Ich selbst habe daher das Einzelgespräch bevorzugt und diese Gespräche dosiert geführt, sodass ich nicht nur mit Besprechungen beschäftigt war. Je nach der eigenen Verfassung habe ich die einzelnen KollegInnen angesprochen und mir einen zeitlichen Rahmen gesteckt, in dem ich die Gespräche absolviert haben wollte.

Zentral sind noch folgende Punkte: Der transidente Mensch muss sich nicht rechtfertigen! Im Gegenteil: Er kann darauf bestehen, dass seine Identität akzeptiert wird. Das Gespräch ist also nicht dazu da, eine Schuld einzugestehen oder gar ein Versagen. Das gilt auch für die Konsequenzen des eigenen Entschlusses, wie beispielsweise Krisen mit den eigenen Kindern und die Trennung von der PartnerIn. Es gibt nichts zu »bekennen«, sondern es gilt schlicht zu erklären, wie es einem geht und wie es um einen steht, welches Phänomen »Transidentität« ist und was man sich wünscht.

Ferner sollte der transidente Mensch der GesprächspartnerIn signalisieren, dass er für Fragen offen ist. Je weniger Tabus es gibt, desto mehr traut sich das Gegenüber aus sich heraus und klärt die Schwierigkeiten, die es mit dem Trans*menschen hat. Ein anderer wichtiger Punkt im Zusammenhang mit der eigenen Offenheit ist auch die eigene Bereitschaft, mit Patzern der Umgebung gnädig umzugehen. Nach meiner Erfahrung entlastet das den Umgang mit den Mitmenschen ungemein. Ein Kollege von mir sagte mir nach meinem Coming-out: »Es war sehr entlastend, dass Sie uns geschrieben haben, dass man sich versprechen darf.«

Damit wären wir beim nächsten Punkt: Man muss seiner Umgebung Zeit lassen. Wir selbst haben doch auch eine Zeit lang gebraucht, bis wir uns an unsere neue Erscheinung gewöhnt haben. Wie können wir dann von unserer Umgebung erwarten, dass sie dies im Laufe eines mehr oder weniger langen Gesprächs hinbekommt. Meinen Studierenden habe ich mal gesagt: »Ich war selbst sehr überrascht, als ich mich das erste Mal im Spiegel gesehen habe.« Dieser Überraschungseffekt ist bei der Umwelt auch da: »Da sagst du mir jetzt aber was!«, »Jetzt bin ich erst mal irritiert!« oder »Das ist ja 'n Ding!« sind so typische Äußerungen der überrumpelten Umwelt. Hier heißt es, Geduld zu haben! Sehr gut ist es, wenn man in solchen Fällen mit Verständnis reagiert. Sätze wie »Das kann ich verstehen!« können hier sehr wichtig sein.

Man sollte versuchen, Unsicherheiten und Vorurteile auszuräumen. Auch ist es gut, wenn man Literaturtitel oder sogar Exemplare der Bücher selbst weitergeben kann. Eine Empfehlung sind hier die beiden Bücher von Udo Rauchfleisch (2016, 2013), die sich leicht lesen lassen und in denen eine sehr moderate und einfühlsame Warte gegenüber transidenten Menschen vermittelt wird.

Auf der anderen Seite können wir aber auch Nachsicht von unserer Umgebung einfordern. Wenn wir erklären, dass wir nicht viel Erfahrung mit dem Kleidungswechsel haben, ist es verständlich,

dass keine perfekt gestylte Frau vor den Menschen steht, mit denen
man redet. Wie soll beispielsweise ein Mensch, der vierzig Jahre als
Mann sozialisiert wurde, innerhalb weniger Monate ein Gefühl für
die geschmackvolle Bekleidung einer Frau seines Alters bekommen?
Hinzu kommt das Bedürfnis, feminin zu wirken, das gerade am
Anfang der Angleichung sehr stark ist und dazu führt, dass Akzente
im Äußeren zum Teil wenig dosiert gesetzt werden. Abwertende und
verletzende Bemerkungen über das Äußere sind also fehl am Platz.
Es handelt sich hier um Gewalt, wie auch immer wir uns dann entscheiden, mit der Situation umzugehen. Es geht auch bei der Gestaltung unseres Äußeren um unsere Identität, deswegen sind verletzte
Gefühle verständlich.

Problematisch wirkt sich im Bereich der äußeren Beurteilung
auch der Umgang der Medien mit dem Thema aus: Hier werden oft
schrill angezogene Gleichgesinnte präsentiert, die das typische transidente Leben widerspiegeln sollen. Denn wichtig ist die Einschalt-
quote, und mit dezent angezogenen Trans*frauen, die im Leben
stehen, schraubt man diese anscheinend nicht in die Höhe. So entwickelt sich bei Zuschauern nicht selten ein Zerrbild von »Trans*«,
denn oft finden Verwechslungen mit Dragqueens und Dragkings
statt, und schnell hat der Cis*mensch dann nicht nur Assoziationen
in Richtung Showbusiness, sondern denkt auch an das Rotlichtmi-
lieu. Daher ist es angesagt, dass die Trans*szene mehr Medienarbeit
betreibt und auch ausführliche Besprechungen mit VertreterInnen
der Medien durchführt.

Die PartnerIn

Eine der großen Herausforderungen im Umgang mit anderen Menschen ist sicherlich die Partnerin oder der Partner. Hier kann man
in der Tat viel verlieren. Meines Erachtens ist es kaum vorhersehbar,
wie ein ausführliches und offenes Gespräch ausgeht. Viele Faktoren spielen hier eine Rolle. Zunächst ist es die Art, wie man miteinander redet. So sollte man versuchen, der PartnerIn genau zu erklären, worum es sich bei dem Phänomen der Transidentität handelt,
damit sie sich ein Bild machen und selbst eine Entscheidung fällen
kann. Auch hier ist wieder Geduld gefragt, da man ihr Zeit lassen
muss, das Ganze zu verarbeiten. Nach einem anfänglichen Schock

kann es durchaus sein, dass beide in eine »konstruktive« Phase eintreten, indem die PartnerIn dann fragt: »Und wie geht es jetzt weiter?« Oder: »Was machst du jetzt?« Ein entscheidender Punkt dabei ist, ob man selbst kompromissbereit ist oder man genau weiß, dass man für sich selbst einen bestimmten Plan durchziehen muss.

Ein anderer Punkt ist, ob bei der PartnerIn emotionale Vorbehalte gegen transidente Menschen vorliegen, ferner, ob sie mit dem Damoklesschwert leben kann, dass sich der transidente Mensch jenseits des derzeitigen Status jederzeit weiterentwickeln kann – beispielsweise, indem er in naher oder ferner Zukunft doch die Entscheidung für die einst verworfene geschlechtsangleichende Operation fällt. Schließlich muss sich die PartnerIn Rechenschaft darüber ablegen, inwiefern sie den Menschen in der transidenten Person liebt bzw. wie wichtig ihr das Ausleben des Geschlechts und die Art des Geschlechtsverkehrs ist. Es gibt beispielsweise Frauen, die mit ihrem Partner auch nach dessen Angleichung zusammenbleiben, andere können es einfach nicht (Erhardt, 2007). Meine Frau hat sich von mir nach einer kurzen Phase des Sortierens getrennt. Die emotionalen Impulse, die dahinterstecken, gilt es zu respektieren, auch wenn das im Einzelfall so wie bei mir bitter sein kann. Es gibt hier kein Richtig und kein Falsch. Vorwürfe sind unangebracht. Man muss also damit rechnen, dass es zum Bruch mit der PartnerIn kommt, wenn man sich outet. Es kann daher sein, dass man einen hohen Preis zahlen muss.

Soll man ihn zahlen? Diese Frage muss individuell beantwortet werden. Ist der Drang sehr groß, dass man seine Identität ausleben muss, daran geht wohl kein Weg vorbei. Andererseits verliert man einen Menschen, zu dem man eine innige Liebesbeziehung hat. Es ist also eine Sache des Abwägens. Das bedeutet natürlich auch, dass man sich auf die Suche nach Kompromissen machen kann. Warum nicht nur zeitweise als Frau leben? Wenn die PartnerIn sich darauf einlässt, könnte das eine Lösung sein. Man könnte also ein Leben als Crossdresser weiterführen. Daher ist es auch ratsam, nicht sofort der ganzen Umgebung von seiner Identität zu erzählen. So hat man noch eine Tür offen – so wie man sich überhaupt immer noch Auswege offenhalten sollte, falls die ursprüngliche Planung nicht funktioniert.

Die eigenen Kinder

Neben der PartnerIn können es nun auch die eigenen Kinder sein, die eingeweiht werden sollten. Dies macht man dann in jedem Fall im Zusammenspiel mit der (Ex-)PartnerIn – nicht nur, um wirklich vor den Kindern »aus einem Mund« zu reden, sondern auch, um etwaige Probleme abzufedern, indem die PartnerIn für Fragen und die Verarbeitung zur Verfügung steht, wenn die neue Information Angst macht und die Kinder den betreffenden Elternteil dann vielleicht erst einmal nicht als GesprächspartnerIn haben wollen. Wenn die Kinder noch nicht in der Pubertät sind, ist das nicht so schwierig. Wichtig ist es, zunächst nur einige wenige Basisinformationen zu geben: »Einige Menschen fühlen sich als Frau, obwohl sie als Mann zur Welt gekommen sind. Bei mir ist das auch so. Deshalb ziehe ich mich auch mal so an.« Das reicht schon zur Sache selbst. Man sollte keine technischen Details erklären und bloß nicht eine Beschreibung der geschlechtsangleichenden Operation (GA-OP) liefern. Das überfordert die Kinder völlig und macht ihnen Angst. Sollte allerdings ihre Neugier geweckt worden sein, fragen die Kinder weiter und man sollte ihnen die gewünschten Informationen mit einfachen Worten geben. Kinder holen sich die Info-Dosis, die sie brauchen, um beruhigt zu sein.

Eine Sache ist die Grundinformation. Ebenso wichtig ist der zweite Teil des Gesprächs, der sich auf die Sicherheit der Kinder bezieht: »Egal, wie ich aussehe, ich bleibe dein Papa.« Ein Kind möchte diese Sicherheit, da die Veränderung des Elternteils sofort mit Verlustängsten verbunden ist: Haut er jetzt ab? Will er nichts mehr von mir wissen, weil er ja zur Frau wird? Meine kleine, vierjährige Tochter hat mich mehrfach gefragt und ich habe ihr gesagt: »Ja, ich bleibe dein Papa!« (siehe dazu auch Rauchfleisch, 2013, S. 139). Und die Kinder nennen mich auch »Papa«. So ist es bei vielen Trans*frauen. Und das hat Sinn. Man wird nicht automatisch zur Mama, nur weil man jetzt als Frau lebt. Man hat die Kinder mit einer Biofrau gezeugt, und das bleibt so. Der Wechsel ist für die Kinder nicht ganz leicht. Wieso sollte man es ihnen noch schwerer als nötig machen? Die Kinder haben auch wenig Hemmungen gehabt, mich in der Öffentlichkeit als »Papa« anzureden, als sie sich mit mir zusammen nach draußen wagten. Und an das neue Aussehen des Vaters haben sie sich gewöhnt. Ich habe die Kinder beim Schminken zuschauen lassen, damit sie sehen konnten, wie ich mich langsam verändere, sodass sie mitbekamen, dass es dieselbe Person ist, die sich da anders zurechtmacht. Ich bleibe für sie da und verschwinde nicht. Das ist der wesentliche Punkt (Schmidt, 2015).

Gerade bei etwas älteren Kindern ist die Öffentlichkeit insofern ein Problem, als sie fürchten, dass es mit dem Papa peinlich wird: Die Kinder fürchten den Hohn und Spott der Freunde: »Haaaa, dein Papa läuft als Frau herum!« Daher sollte die Information zunächst einmal nur im kleinen Kreis bleiben. Allerdings sind Kinder offen. Man muss gewärtig sein, dass Kinder plaudern. So hat meine kleine Tochter einem Freund meines Sohnes freizügig erzählt, dass ihr Papa »ab und zu mal zur Frau wird«. Die Sache ließ sich ausbügeln, da es sich um einen sehr guten Freund handelte und die Sache nicht breitgetreten wurde.

Insgesamt ist die Eröffnung der Transidentität für Kinder viel weniger eine Belastung, als man glaubt. Kinder sind im Schnitt viel offener als Erwachsene und nehmen die Eigenarten der Trans*frau besser an als viele ältere Menschen. Das Problem sind die Erwachsenen, die das Kind mit ihrer Abwehr und Unsicherheit (siehe Kapitel 4 L, Transphobie) belasten und es eventuell »anstecken«. Ja, es ist sogar für Kinder eine große Chance, jemanden zu erleben, der »Rückgrat zeigt«, sich nicht verbiegen lässt und so lebt, wie sein Innerstes es ihm kundtut, auch wenn die Außenwelt zum Teil ablehnend reagiert. Das kann dem Kind sagen: »Sei, wie du bist, verstecke dich nicht« und »Sei tolerant zu anderen, die einen anderen Lebensentwurf haben als du, toleriere die, die insgesamt ›anders‹ sind«. Damit ist Transidentität eine große Chance für die Demokratieerziehung, was auch immer mehr begriffen wird. Ich erinnere mich an meine eigenen Schulerlebnisse im Rahmen der heteronormativen Erziehung – das wollen Kinder nicht erleben.

Schwierigkeiten gibt es allerdings häufiger bei Kindern in der Pubertät. Die Kinder müssen ihre Rolle im eigenen Geschlecht finden, und ein transidenter Mensch bringt da alles durcheinander. Pubertierende Kinder können daher leicht entweder mit Aggressivität oder mit stiller Ablehnung reagieren (siehe Kapitel 4 L, Transphobie). Wichtig ist hier, Geduld zu haben. Sollte man sich überlegen: »Wann sage ich es ihnen denn?«, und die Kinder sind noch jünger, so sollte man nicht viel Zeit verstreichen lassen, denn sind sie einmal in der Pubertät, wird es aus den genannten Gründen schwieriger.

Diese Hinweise müssen hier genügen. Im Einzelfall muss die Gleichgesinnte sich Hilfe bei Trans*beraterInnen oder beim Coach holen und besprechen, wie man im jeweiligen Einzelfall mit der Situation umgeht.

FreundInnen und Geschwister

Der zweite Kreis der Eingeweihten sind dann FreundInnen und Verwandte bzw. vor allem die Geschwister, die man in obigem Sinne auch besser in Einzelgesprächen informiert. Man muss allerdings damit rechnen, auch einige FreundInnen zu verlieren. Dafür gewinnt man aber auch meist einige neue. Und sehr oft werden die schon bestehenden Kontakte tiefer und schöner, wenn man sich geoutet hat. Das liegt daran, dass die Menschen es als Vertrauensbeweis sehen, wenn man sich ihnen öffnet, und man bekommt das gegebene Geschenk dann über zum Teil sehr private Dinge vom Gesprächspartner zurück. Natürlich gilt auch hier: Man selbst will nicht, dass über einen geplaudert wird, und man sollte das Anvertraute auch für sich behalten.

Meine Schwester war nach meiner Frau die erste Person, der ich von meiner Transidentität erzählt habe. Sie hatte vor allem Angst, dass ich meine Stelle verliere, ansonsten hatte sie keine Probleme. Mein Bruder sagte spontan: »Das ist ja ein Ding! Aber ich geh auch als Frau mit dir auf die Straße.« Das war für mich zunächst einmal beruhigend. Das war bei mir die engere Familie. Meine Eltern sind schon tot, sie haben meine Angleichung nicht mehr erlebt. Die engeren FreundInnen, die ich dann sukzessive einweihte, haben sehr verständnisvoll reagiert. Trans*feindliches Verhalten ist mir glücklicherweise in dieser frühen Phase des Crossdressing und der nur sehr begrenzten Öffentlichkeit meines neuen Daseins nicht begegnet.

E Die Bart- und Körperepilation

Schon während der Phase des Crossdressing und des Austauschs mit PsychotherapeutInnen und Trans*beraterInnen, der Phase der Reflexion und der Einweihung einiger Vertrauter kommt der Wunsch auf, den Körper in Richtung des Wunschgeschlechts zu verändern. Die

Verfahren, obwohl zum Teil aufgrund der Übereinkunft von Psychiatrie und Krankenkassen erst nach einem Coming-out als Kassenleistung zugänglich, sollen hier besprochen werden. Denn einerseits wird in diesem Buch für einen freien Zugang zu diesen Maßnahmen plädiert und andererseits ist es eben auch für Gleichgesinnte möglich, für sich im deutschen Zwangssystem Ausnahmen zu erkämpfen. Eine Nebensächlichkeit ist es nicht, da wir ja schon gesehen haben, dass die innere und die äußere Entwicklung aufeinander bezogen sind; durch die im Folgenden geschilderten Aktionen wird der Angleichungsprozess erleichtert. Erinnert sei aber daran, dass die Darstellung der Maßnahmen auf den folgenden Seiten keinesfalls den Gang zur Fachfrau ersetzen soll. Vielmehr soll ein Überblick zur Orientierung und ein Einblick in das transidente Leben geliefert werden.

Eine der sehr frühen Maßnahmen, die man zur Veränderung seines Körpers ergreifen kann, ist bei der Trans*frau die Bart- und Körperepilation. Die Verführung, dies vorzunehmen, drängt sich schnell auf – oft schon lange, bevor man sich seiner Transidentität bewusst ist. Ich hatte schon seit der Pubertät Probleme mit meiner männlichen Behaarung, habe meine »Affenbeine« gehasst. Ich habe von Natur aus dunkelbraune Haare und meine Beinbehaarung war stark. Schon während ich mit meiner zweiten Freundin zusammen war, habe ich mir, wie geschildert, die Beine rasiert – ohne dass ich mir bewusst war, was eigentlich seit meiner Geburt in mir vorging. Drängend wird der Wunsch dann erst recht, wenn man seine Transidentität auslebt. Zunächst ist das Rasieren die schnellste Abhilfe. Am Anfang dauert es bei langen Beinhaaren sehr lange. Auch merkt man, wie empfindlich die Schamgegend ist. Der ganze Unterkörper ist bei den ersten Malen puterrot – erst recht, wenn man sehr ungeduldig ist und mit dem Rasierer an den Haaren herumreißt. Wichtig ist in diesem Fall eine Desinfektion direkt nach der Rasur mit einem Sprühdesinfektionsmittel, das man großflächig auftragen kann. Entsprechende Erkundigungen kann man bei HautärztInnen und in Apotheken einholen. Für hartnäckige Haarbalginfektionen empfiehlt sich Fucidine©-Salbe (ein Antibiotikum kombiniert mit Cortison, also jener Substanz, die Abwehrreaktionen hemmt).

Rasieren muss man jeden dritten Tag und das ist sehr lästig, erst recht, wenn man dunkle Körperbehaarung hat. Will man es effektiver haben, sollte man sich für eine *Wachs-* oder *mechanische Epilation* entscheiden. In beiden Verfahren werden die Haare mit den Wurzeln herausgezogen, sodass man zehn Tage bis zwei Wochen seine Ruhe hat. Immerhin ein Vorteil. Die Haut gewöhnt sich an den Vorgang, desinfizieren in der oben genannten Art sollte man zur Infektionsverhütung auf alle Fälle. Ich selbst bevorzuge bis heute die mechanische Epilation der Beine mit Roll-Epilator. Das Gerät sieht aus wie ein Rasierapparat und basiert darauf, dass mittels einer rotierenden kleinen Rolle mit kleinen Zangen die Haare gezogen werden. Am Anfang ist es etwas schmerzhaft, man muss dann seinen Mut zusammennehmen und sich zunächst sehr langsam an einzelne Stellen herantasten und probieren, wie die Haut reagiert. Ähnlich wie auch bei der Rasur fällt dies bei den verschiedenen Menschen sehr unterschiedlich aus. Die eine bekommt fast nie Infektionen, bei der anderen reicht schon eine kurze Rasur aus, um heftige Reaktionen hervorzurufen. Nach einiger Zeit treten allerdings die Gewöhnungseffekte ein. Ich epiliere meine Beine noch heute etwa alle sieben Tage. Die Haare sind dann noch so kurz, dass man für beide Beine, Arme und die Brustgegend etwa 45 Minuten braucht. Das ist lästig, aber doch effektiv und eine rationelle Methode. Wichtig ist es, das Gerät bei einem längeren Aufenthalt an anderen Orten ins Reisegepäck zu legen, so wie man überhaupt beim »Transen« das Rasier- und Epilierbesteck nicht vergessen sollte. Nichts ist ärgerlicher, als wenn man vor dem Schminken noch einen Drogeriemarkt aufsuchen muss, um solche Dinge einzukaufen. Denn gerade beim Bart geht es nicht ohne Rasur.

Nun zum Lasern bzw. zur Nadelepilation. Das betrifft auch die schon besprochene Beinbehaarung, dann aber vor allem das »Hassobjekt« vieler Trans*frauen, die Bartbehaarung. Zunächst zu den Beinen: Hier kommt in der Tat auch eine *Laserepilation* infrage. Diese wird in entsprechenden Arztpraxen bzw. Kliniken angeboten, da der Laser eine gewisse Stärke haben muss und nur von Fachpersonal bedient werden darf. Handelsübliche Laser erreichen diese Stärke nicht.

Mit dieser Behandlung kann man dauerhaft seine Beinbehaarung entfernen. Das Prinzip der Laserepilation besteht aus einem Abfahren der Haut mit einem Lasergerät, wobei in meist zehn Sitzungen

jeweils die gesamte Beinhaut abgefahren wird. Dabei wird ein Laserstrahl entlang dem Haarschaft bis zur Wurzel gelenkt, die dann ver-
brannt wird. Der Laserstrahl kann die Haarwurzel erreichen, indem
er durch die Farbe des Haares transportiert wird. Dies impliziert ein
Problem, nämlich dass graue Haare mit dieser Methode nicht entfernt werden können. Die Sitzungen finden in einem Abstand von
ca. vier Wochen statt, um die Wachstumsperioden der Haare zu
berücksichtigen und wirklich alle zu erwischen. Eine Sitzung kostet um die 200 Euro, sodass man etwa 2.000 Euro für die Beinent-
haarung investieren muss.

Nun zum Bart. Hier ist bei vielen Trans*frauen zunächst das
Zupfen üblich. Das Herausziehen mit der Pinzette hat den Nachteil
des immensen Zeitaufwands. Ferner erhöht Frau durch das meist
mehrfache Ziehen an einem Haar die Infektionsgefahr. Denn wie
bei einer Operation ist die Zeit der Prozedur entscheidend für die
Wundheilung. So kann man sich durch das Zupfen aufgrund der
Infektionen die Haut der unteren Gesichtshälfte regelrecht ruinieren.
Bleibt also das Lasern das Verfahren der Wahl. Es gilt die bereits für
die Beine beschriebene Vorgehensweise. Mittels steigender Intensitätsstufen wird der Bart für etwa 2.000 Euro weggelasert. Nach
jeder Sitzung wird die Haut mit einer desinfizierenden Pflegecreme
behandelt. So verlässt man die Arztpraxis oder die Klinik mit einem
weißen Cremebart. Bei der Bartlaserung empfiehlt es sich, auf alle
Fälle »als Mann« zu kommen, egal wie der Status gerade ist. Denn
Make-up sollte nicht aufgetragen sein. Die untere Gesichtshälfte
ist zwar puterrot, erholt sich aber über Nacht bei Erneuerung der
Pflegecreme relativ gut, sodass die Gleichgesinnte am nächsten Tag
wieder zur Arbeit gehen kann. Bei höheren Intensitätsstufen wird es
immer schmerzhafter. Am Ende klammert man sich an der Kranken-
liege fest. Ich habe vor den letzten Sitzungen jedes Mal zwei Sherry
getrunken, um es besser ertragen zu können. Auch kann die Erho-
lung nach solchen fortgeschrittenen Sitzungen mehrere Tage dauern.
Ein Kollege hat mich mal angesprochen, ob ich eine Allergie habe.
Ich sagte ihm, das liege an meiner Bartepilation. Er wusste bereits,
dass ich transident bin.

Ärgerlich für ältere Trans*frauen ist der Verbleib der weißen Barthaare, die durch das Lasern nicht erwischt werden. Hier hilft dann

nur das tägliche Rasieren. Ich mache das bis heute so. Der Aufwand
hält sich in Grenzen, da ja die Barthaare durch die Laserprozedur
zumindest deutlich reduziert sind.

Eine andere Methode ist die *Nadelepilation*. Hier wird mit einer
feinen Nadel jedes einzelne Haar thermisch vernichtet. Die Probleme
sind allerdings vielfältig. Erstens braucht die Durchführende große
Erfahrung und Expertise, um es schonend und zügig zu machen.
Zweitens muss extrem sauber gearbeitet werden, da durch die Nadel-
installation sehr leicht schwere Infektionen entstehen können, die
sogar zur Narbenbildung führen können. Auch ist das Verfahren
noch schmerzhafter als die Laserepilation. Schließlich findet man
kaum eine dermatologische, also hautärztliche Praxis, die das Verfahren noch durchführt, weil die Kosten-Nutzen-Relation es kaum
rentabel macht. Denn die Krankenkasse zahlt für jede Sitzung nicht
viel. Aus diesem Grund bleibt die transidente Frau auf den Kosten
der Entfernung von Bein- und Bartbehaarung meist sitzen, denn
es wird in der Regel die Laserbehandlung bevorzugt. Die Krankenkassen bezahlen aber nur die vermeintlich sicherste Methode, die
Nadelepilation.

Ich habe die Laserbehandlung vor meinem Coming-out machen
lassen. Dann liegt es hinter einem und eine Festlegung trifft man
auch nicht: So mancher nicht transidente Mann mag seinen Bart
auch nicht und das Weglasern würde selbst bei einem Mann, der
auch sozial noch im biologischen Geschlecht lebt, kein Thema sein.
In diesem Sinne hält man sich bei der Laserbehandlung alle Möglichkeiten offen, selbst wenn man sich (noch) nicht zum Leben als
Frau entschieden hat.

F Die Logopädie

Die Stimme hatte mir am Anfang, wie beschrieben, zu schaffen
gemacht. Leiser sprechen hatte geholfen. Insgesamt kam ich deshalb
gut klar. Oft sind die Stimmen von Trans*frauen jedoch ziemlich
tief und es bieten sich hier verschiedene Lösungsmöglichkeiten an.

Ein Hals-Nasen-Ohren-Arzt hatte mir empfohlen, bei einem
Opernsänger Stimmunterricht zu nehmen. Die bessere Lösung ist
sicherlich eine geschulte LogopädIn, das heißt eine SpezialistIn für

Stimmschulung. Das ist insofern nicht so einfach, weil die meisten LogopädInnen auf die Behandlung von krankhaft verändertem Stimm- und Sprachgebrauch spezialisiert sind. Das liegt vor allem an der klassischen PatientInnenklientel. Transidente Frauen, die nicht als PatientInnen kommen, sondern um schlicht eine Feminisierung der Stimme zu erzielen, fallen als potenzielle KlientInnen so wenig ins Gewicht, dass sich eine Zusatzausbildung für LogopädInnen kaum lohnt. Allerdings gibt es durchaus LogopädInnen, die sich fortgebildet haben und transidenten Frauen Unterricht anbieten können. Die Krankenkassen zahlen meist eine begrenzte Anzahl von Stunden. Allerdings ist es damit nicht getan. Wichtig ist das kontinuierliche Üben jeden Tag zu Hause. Dabei geht es nicht nur um die Entwicklung einer weiblichen Kopfstimme, um die Bruststimme des Mannes abzulösen, sondern es geht darum, auch weibliche Bewegungsabläufe und vor allem die Körperhaltung so zu verändern, dass die Stimme wie natürlich in den weiblichen Habitus integriert wird und sich auch überhaupt so entwickeln kann, wie es nötig ist.

Schließlich ist ein Punkt von großer Bedeutung, der in Unterhaltungen zwischen Gleichgesinnten über dieses Thema oft vernachlässigt wird: Es kommt gar nicht so sehr auf die Höhe der Stimme an, sondern auf die Modulation, das heißt die Betonung. Männer äußern Bemerkungen, Anweisungen und Fragen meist in einheitlicher Tonlage. Frauen hingegen betonen stärker einzelne Silben, was sich im Extrem als Singsang anhört. Sehr früh findet eine Sozialisation der Geschlechter in diese Richtung statt. Es ist sehr schwer, die Modulation im Wunschgeschlecht bei sich selbst anzutrainieren. Es handelt sich hier um unbewusste Prozesse, die im Rahmen von kontinuierlichen Sprachübungen in Gang gesetzt und erhalten werden müssen. Geht man als Frau aus, sollte man zumindest versuchen, darauf zu achten.

Manche Gleichgesinnten nehmen keine LogopädIn in Anspruch, sondern schwören auf CDs mit Programmen zur Stimmverweiblichung. Mit deren Hilfe muss man dann ebenfalls kontinuierlich zu Hause üben, und es ist eine Frage der Disziplin und des zur Verfügung stehenden Zeitbudgets, ob man das durchziehen kann oder nicht.

Insgesamt ist es eine Ermessensfrage, was man wie lange macht. Oft hängt es vom Leidensdruck und dem Zustand der eigenen Stimme ab. Eine Generallösung gibt es nicht. Ich selbst hatte schon während meines Crossdressing mit logopädischem Unterricht angefangen, aber ich merkte schnell, dass ich wenig Zeit für die Übungen hatte. Und der Leidensdruck war aufgrund meiner nicht sehr sonoren Stimme nicht groß genug. Daher habe ich nur einige Stunden genommen und bin letztlich gut klargekommen.

G Die Hormoneinnahme

Die Bartepilation lässt sich im Hinblick auf die Widerstände und Probleme, mit denen man konfrontiert ist, vergleichsweise gut bewerkstelligen. Deutlich schwieriger ist es bei dem zweiten großen Wunschthema, der Einnahme von gegengeschlechtlichen Hormonen. Eine »Hormontherapie« im eigentlichen Sinne ist es nicht, denn wir bekommen ja nur dasjenige, was uns eigentlich fehlt und zur Wunschidentität dazugehört. Man kann also eher von einer »Hormonsubstitution«, einer Behebung eines Mangelzustands, sprechen.

Wann nehme ich Hormone?

Die Antwort auf die Frage »Wann nehme ich denn jetzt am besten Hormone?« ist zunächst im Sinne unserer Definition von Transidentität relativ einfach: wenn ich meine, dass ich diese unbedingt brauche, also wenn ich selbst fühle, dass ich transident bin. Ich sollte dann auch grundsätzlich das Recht haben, Hormone einzunehmen. Dass ich Hormone haben möchte, ist nicht »pathologisch«, es ist nicht krankhaft. Wichtig ist allerdings wieder der Punkt, dass man die Entscheidung nicht überstürzen sollte, sondern dass man im Dreieck Beratung, Reflexion und Ausgehen als Frau an den Punkt kommt, an dem man sagt: »Ja, ich will unbedingt, es geht nicht anders!« Dann ist es meistens auch okay.

Ich selbst habe den imperativen Drang, Hormone zu nehmen, zunächst hinterfragt, er hat mir aber deutlich gezeigt, dass ich mit meiner Einsamkeit des Crossdressers nicht mehr klarkam. Der Wunsch nach Hormonen war also ein wichtiger Anstoß, um eine BeraterIn einzuweihen. Meine Hormoneinnahme startete aber erst fast ein Jahr später. Ich war zunächst beruhigt, dass mein Coach mir sagte, ich könne alles haben, aber ich solle keine Tür hinter mir zuschlagen und mir immer Wege offenlassen. Das gab mir die Ruhe zum Nachdenken. Als ich dann die wichtige Entscheidung gefällt hatte, nämlich als Frau leben zu wollen, war mir klar, dass ich jetzt Hormone nehmen wollte. Ich kam also an den Punkt, an dem ich sicher wusste, dass ich die Veränderungen in mein Leben integrieren konnte. Allerdings geht es auch anders: Hormone nehmen auch Trans*frauen, die im alten sozialen Geschlecht weiterleben, aber dennoch ihren Körper verändern wollen. Das Brustwachstum lässt sich leicht durch weite Herrenhemden kaschieren, sodass es lange kaum auffällt.

Hormone und »Alltagstest«

Wenn man jetzt Hormone will, stößt man auf zwei Probleme: die Krankenkassen und die PsychotherapeutInnen. Beide ziehen erst mit, wenn sie gewiss sind, dass der transidente Mensch wirklich zum Wunschgeschlecht wechseln will. Im bipolaren Geschlechtermodell gibt es nur »richtige« Frauen und »richtige« Männer. Zwischenformen werden nicht geduldet, so auch nicht jemand, der einfach nur Hormone will, um seinen Körper in Richtung seines Wunschgeschlechts zu verändern, ohne aber gleich ein Coming-out zu haben. Wenn ein transidenter Mensch Hormone haben will, dann will er sie haben und holt sie sich auch. Nur er selbst kann entscheiden, wie er sich fühlt. Demgegenüber verlangen PsychotherapeutInnen und Krankenkassen meist, dass man ein halbes Jahr im Wunschgeschlecht gelebt hat – »in allen Bezügen«, wie es so schön heißt, also privat und bei der Arbeit. Ich halte das für eine unnötige Quälerei. Die Hormone gehören zum Wechsel dazu, sie machen ihn leichter, weil beispielsweise die Verweiblichung der Trans*frau zum Leben »draußen« parallel geht und dadurch die Assimilation erheblich leichter wird.

Ich selbst habe schon über ein Jahr Hormone genommen, bevor ich dann offiziell mein Leben als Frau begonnen habe. Das war sehr schön und nützlich. Die beginnende Verweiblichung macht den »Test« viel effektiver und erzeugt erst die Aussagekraft. Und es ist auch sattsam bekannt, dass gerade ältere Transidente erhebliche

Schwierigkeiten beim Alltagstest ohne Hormone haben (Becker, 2012, S. 34). Gutachten sind, wie auch im Folgenden noch verdeutlicht wird, sinnlos, um die Sinnhaftigkeit der Hormongabe zu überprüfen. Dazu liegen auch Untersuchungen aus der Psychotherapie vor. Der Vorschlag, eine einfache »Karenzzeit« nach Bekanntgabe des Wunsches nach Hormonen einzuhalten, ist meines Erachtens ebenfalls problematisch: Unnötig lange werden die Menschen hingehalten (vgl. Meyenburg, Renter-Schmidt u. Schmidt, 2015).

Wie und warum macht nun die Verweiblichung das Coming-out leichter? Es war für mich ein sehr schönes Gefühl, zu erleben, wie meine Brüste wuchsen und meine Haut immer weicher wurde. Dass sich schnell etwas an den Brüsten fühlen lässt, ist psychologisch sehr motivierend. Bei mir stellte sich schnell ein leichtes Kribbeln unter den Brustwarzen ein. Allerdings gilt hier auch wieder: Geduld haben. Die für den weiblichen Körper typische Fettverteilung stellt sich erst über Jahre ein, da ja für Hormone ein Monat gar nichts ist und letztlich lange Zeiträume zählen. Vor allem wird die Haut im Gesicht nach einiger Zeit straffer und glatter, was die Schminkeffekte in Richtung Weiblichkeit verbessert. Dies gilt nicht zuletzt auch für das Brustwachstum. Der Leidensdruck bei der ein oder anderen transidenten Frau kann zuweilen groß sein, wenn die Brüste sich nicht entwickeln wollen. Auch wenn es schwerfällt, sollte sie ein bis zwei Jahre warten, bevor weitere Überlegungen angestellt werden. Bis dahin kann es nämlich zu einem sehr plötzlichen Wachstum der Brüste kommen und eine zu früh erfolgte Brusterweiterung wird dann zum Desaster. Viele ChirurgInnen operieren daher erst nach zwei Jahren.

Auch stellt man schnell fest – wenn man das nicht schon vorher wusste –, dass die männliche Körperbehaarung kaum tangiert wird. Das gilt nicht nur für den Bart, sondern vor allem auch für die Beine. Wie schon geschildert, muss man sich die Beinbehaarung weglasern oder elektroepilieren lassen. Allerdings werden die Haare mit der Zeit immerhin oft etwas weicher, sodass auch die dauerhafte mechanische Epilation einfacher wird. Positiv im Hinblick auf die Haare ist der Hormoneffekt lediglich für das Kopfhaar. Was einmal ausgefallen ist, kommt zwar nicht wieder, aber die noch vorhandenen Potenziale werden verstärkt und kompensieren oft bis zu einem gewissen Grad die bisherigen testosteronbedingten Effekte. Ich selbst habe mein Haar schon ein Jahr vor meinem Coming-out wachsen lassen; durch die Hormone wurden die lückenhaften Bestände auf meinem Kopf deutlich wieder gefüllt und sogar die »Geheimratsecken« an den Seiten reduzierten sich etwas.

Die Frage, ob man Eigenhaar tragen kann, ist dann zu erwägen. Ich selbst habe mich knapp zwei Jahre nach Beginn der Hormoneinnahme von meiner Visagistin beraten lassen. Die Frage ist allerdings, ob man aus psychologischen Gründen auf die Perücke verzichten kann. Man macht sich, wie schon erwähnt, ein Eigenbild, mit dem man nicht nur äußerlich, sondern auch innerlich lebt und das dann zur kongruenten Persönlichkeit gehört. Andere erleben einen mit dem »Helm«, den man aufhat, und rechnen mit einem bestimmten Anblick. Und wenn man sich die Perücke gut ausgesucht hat, bekam man bereits Komplimente für sein Aussehen. Sich hiervon zu lösen, empfinde ich als schwierig. Lange stand ich für meinen schwarzen Bob und mochte ihn nicht missen. Dann lüftete ich meinen Helm und machte den Versuch mit Eigenhaar. Das stumpfe grau-braune Haar habe ich tönen lassen und konnte mich dann mit meinen Naturlocken anfreunden, nachdem das Haar eine gewisse Länge erreicht hatte. Eine Kollegin war erstaunt: »Und das haben Sie die ganze Zeit unter der Perücke versteckt?«

Die emotionalen Auswirkungen der Hormone können sich zwar in Depressionen zeigen, und man sollte hier sicher aufmerksam sein. Doch man wird eben nicht »ein völlig anderer Mensch«. Ich selbst hatte davor auch Angst, wurde aber durch meinen Coach beruhigt und machte dann auch die Erfahrung, dass ich meine soziale Kompatibilität behielt, meine ganzen Kompetenzen ebenfalls, und dass auch mein Charakter sich nicht änderte. Auffällig war allerdings, dass ich etwas »durchlässiger« wurde, das heißt, ich bin seit der Hormoneinnahme den Tränen ab und zu etwas näher. Dies bedeutet aber nicht, dass man ständig heulend am Telefon hängt. Mein Eindruck ist vielmehr, dass diese Phänomene nur bei denjenigen Trans*frauen zu finden sind, die schon vorher labil und schwierig waren, wobei sich in diesen Fällen dann eventuell verstärkende Effekte einstellen.

Gegenüber diesen doch eher relativierenden Bemerkungen steht die hysterische Angst vieler ÄrztInnen vor den gesundheitlichen

Folgen der Hormoneinnahme und den Nebenwirkungen. Diese
Angst wird maßlos übertrieben und führt zu den entsetzlichen Verklemmungen, wenn es um das Verschreiben der Hormone geht. Das
Wohlergehen des transidenten Menschen spielt hier keine Rolle, sondern die gesundheitliche Überwachung. Dabei wird vergessen, wie
langsam Hormone wirken. Ein Monat ist nichts für diese. Daher
kann man auch nach einigen Wochen wieder stoppen, wenn man
es sich anders überlegt hat oder sich nicht wohlfühlt. Sterilität muss
dann noch längst nicht eingetreten sein. Weitere gefürchtete Nebenwirkungen sind die Thrombose, also der Verschluss venöser Blutge-
fäße, und Depressionen. Hier ist es wichtig, sich selbst zu beobachten:
Habe ich seltsame Symptome, die ich nicht kenne und die persistie-
ren, also bleiben? Oder habe ich auffällige Stimmungsschwankungen,
die ich nicht kenne bzw. unter denen ich leide? Man kann dann die
Dosis reduzieren. Auch zwei bis vier Wochen vor geplanten operativen Eingriffen sollte man die Hormonpräparate absetzen.

Eine schonende Applikation von Hormonen geschieht über Pflas-
ter, die im Abstand von wenigen Tagen immer wieder neu auf die
Haut geklebt werden. Werden die weiblichen Geschlechtshormone,
die Östrogene (Estradiol), über die Haut absorbiert, gehen sie nicht
direkt über den Verdauungstrakt in die Leber, und das Thrombose-
risiko ist so deutlich geringer. Dasselbe gilt für die Nutzung von
Gel, das man in Hüben (je nach Dosierung) aus der Pumpflasche
auf die Haut aufträgt. Man sollte es möglichst großflächig (z. B. auf
dem Oberarm) verreiben und einige wenige Minuten einziehen lassen. Dann kann man ein Kleidungsstück drüberziehen. Schließlich
kann man auch die Pille nehmen, diese aber unter der Zunge langsam zergehen lassen, sodass sie sich auflöst. Auch hier wird die Auf-
nahme durch die Leber zwar nicht ganz unterbunden, aber doch
deutlich reduziert.

Ich habe noch keine Trans*frau kennengelernt, die aufgrund der
beiden oben geschilderten Nebenwirkungen – also Thrombose und
Depressionen – die Hormoneinnahme hat stoppen müssen. Meistens läuft es gut, sogar bei sehr hohen Estradiolwerten im Blut. Auch
das Osteoporoserisiko, das heißt die Abnahme der Knochendichte
und -stabilität, ist gering. Viele ÄrztInnen predigen aus Angst die
Nebenwirkungsliste der Hormone, ohne dass sie sich richtig ausken-

nen. Die Risikoabschätzung erfolgt meist auf Grundlage der klinischen Studien an Frauen. Die Erkenntnisse der Fachleute für Trans* unter den EndokrinologInnen – also den SpezialistInnen, die für den Umgang mit Hormonen zuständig sind – werden nicht zur Kenntnis genommen. Auf meine Einwände hin, dass man mittlerweile gut bei transidenten Menschen mit Hormonen umgehen könne, sagte mir einmal ein Urologe, der geschlechtsangleichende Operationen durchführt: »Ja, ja, Sie kennen sich da natürlich aus …« Was für ein Argument? Wieso hat der Kollege Waschzettel über Risiken und Nebenwirkungen in seinem Vortrag heruntergebetet, die sich an Studien an Frauen orientieren, ohne dass man sich mit transidenten Menschen befasst hat? Hier sollten die ÄrztInnen endlich einmal die Stimmen der Trans*expertInnen zur Kenntnis nehmen.

Haben wir endlich den Widerstand von Krankenkassen und PsychotherapeutInnen überwunden, heißt es, eine EndokrinologIn zu finden, die die nötige Erfahrung und Offenheit hat, um einem die Hormone zu verordnen und einen zu begleiten. Mittlerweile hat deren Zahl klar zugenommen. Dies bedeutet, dass man unbedingt auf der Basis einer ärztlichen Konsultation Hormone nehmen sollte. Es ist meines Erachtens unverantwortlich, sich diese schwarz zu besorgen, beispielsweise aus Mexiko. Damit geht man ein großes gesundheitliches Risiko ein. Hormone nehmen heißt, den Körper entscheidend umzustellen. Hormone sind nicht nur wichtig für die Ausprägung der Geschlechtsmerkmale, sie steuern auch sämtliche Organfunktionen mit. Es bleibt dabei: Für den Körper ist die plötzliche Gabe des gegengeschlechtlichen Hormons eine Prozedur. Sollten Gesundheitsrisiken vorliegen, und das sind vor allem Leber- und Nierenfunktionsstörungen, so kann die Hormoneinnahme den Suizid auf Raten bedeuten. Auch ist es so, dass der Hormonpegel wegen des zunehmenden Krebsrisikos nicht zu hoch sein sollte. Daher ist regelmäßige Überwachung durch eine erfahrene EndokrinologIn erforderlich. Nach den Eingangsuntersuchungen werden zunächst vierteljährliche, dann halbjährliche und eventuell jährliche Kontrollen empfohlen. Und das lässt sich eigentlich auch gut bewerkstelligen, die EndokrinologIn wird damit eine der LebensberaterInnen. (Zur geschlechtsangleichenden Hormontherapie insgesamt: Flütsch, 2015.)

Dosierungen und die Kombination mit Cyproteronacetat (Androcur©)

Flankiert wird die Hormoneinnahme bei Trans*frauen zunächst durch die Einnahme von Cyproteronacetat (Androcur©), einem Testosteronblocker, also einem Medikament, das die männlichen Geschlechtshormone herunterfährt. Auch wenn es sinnvoll ist, dieses Medikament am Anfang der Hormongabe zu verwenden, so sollte man meines Erachtens dringend versuchen, es loszuwerden. Die Menschen reagieren auf Androcur© sehr unterschiedlich. Manch eine Trans*frau verträgt kaum 10 mg pro Woche, andere schlucken problemlos 50 mg pro Tag. Letzteres ist auch die höchste Dosis. Eine der gefährlichsten Nebenwirkungen ist ebenfalls die Thrombose. Vor allem aber dämpft es enorm den Antrieb und die Energie. Das hat bei mir dazu geführt, dass ich bei einer Androcur©-Einnahme von 30 mg auf einmal apathisch in den Sessel sank und mich nicht mehr bewegen wollte. Ich habe so etwas noch nie vorher erlebt und danach auf solche Dosierungen verzichtet. Meine langsame Steigerung von 10 mg auf 30 mg pro Tag (hier aber verteilt auf zwei Dosen) senkte ich wieder langsam ab, um die Einnahme dann ganz einzustellen. Dieser Prozess zog sich über ein bis eineinhalb Jahre hin. Möglich ist der Verzicht auf Androcur©, weil die Östrogene sowieso schon testosteronbehindernd wirken. Auf der anderen Seite ist Testosteron das Energiehormon. Auch Frauen brauchen es. Und da wir in unserem Leben noch etwas tun wollen und Spaß an Arbeit und Spiel haben wollen, sollten wir Energie haben.

Die vorgenannten Hinweise haben nur einleitenden Charakter. In jedem Einzelfall muss die Einnahme von Hormonen mit der EndokrinologIn besprochen werden, um dem Individuum jeweils gerecht zu werden und um Gesundheitsrisiken zu vermeiden. Mittlerweile ist die Indikation für eine Hormontherapie aber deutlich erweitert. Im Bedarfsfall wird auch bei transidenten Jugendlichen mit viel weniger Hemmungen der Eintritt der Pubertät für befristete Zeit geblockt, um dann eine gegengeschlechtliche Hormontherapie zu starten (Krege, 2014, S. 140). Allerdings sind die Kinder und Jugendlichen wie auch bei anderen medizinischen Maßnahmen von der Einwilligung der Erziehungsberechtigten abhängig. Die Stimme der Kinder muss aber gehört, ihre Meinung berücksichtigt werden.

Und ganz am Ende noch eine Bemerkung zur Hormonbehandlung bei Trans*männern: Im Gegensatz zu den Trans*frauen lässt sich hier weniger kaschieren. Nimmt ein Trans*mann Testosteron, dann setzt sehr schnell ein Stimmbruch ein und die Frau entlarvt sich als Trans*mann. Auf der anderen Seite ist das Ergebnis im Passing oft annähernd perfekt. Mir erzählte mal ein Trans*mann von einer älteren Frau, die ihn auf einer Trans*veranstaltung angesprochen hatte: »Ach wie schön, dass sich auch so ein netter junger Mann wie Sie um Trans*interessen kümmert!« Insgesamt handelt es sich bei der geschlechtsangleichenden Hormontherapie um eine »sichere Therapie mit geringem Risiko« (Flütsch, 2015, S. 46 f.).

H Die geschlechtsangleichende Operation

Auf unserem transidenten Weg kommen wir früh an den Punkt, an dem wir über die geschlechtsangleichende Operation, die sogenannte GA-OP, nachdenken. Kein Wunder. Denn zum Leben im Wunschgeschlecht stellt man sich intuitiv auch die körperliche Veränderung der Geschlechtsteile vor und man wünscht sie sich grundsätzlich. »Grundsätzlich« heißt dabei, dass die gedachte und gefühlte Identifikation mit dem Wunschgeschlecht diesen Schritt zunächst einmal in den Träumen beinhaltet. Die Frage ist allerdings, ob dieser Wunsch dann auch wirklich umgesetzt wird.

Das Verfahren

Es können und sollen hier nicht alle Einzelheiten über die GA-OP als Verfahren abgehandelt werden. Denn es geht nicht um eine Evaluation von chirurgischen Eingriffen. Über die OperateurInnen und deren Verfahren sollte sich jede Gleichgesinnte selbst eingehend informieren, denn die Operationsstatistiken mit allen Risiken und Nebenwirkungen, die geboten werden, müssen einzeln analysiert und auch die eigenen Wünsche an das Ergebnis ausgearbeitet werden. Mittlerweile, das sei noch erwähnt, sind die Möglichkeiten der Vaginalplastik so gut, dass der Gynäkologe diese äußerlich nicht mehr vom biofraulichen Original unterscheiden kann. Ferner kann die Trans*frau (je nach OperateurIn) zu einem großen Prozentsatz einen Orgasmus erleben und hat sogar eine Scheidensekretion während des Geschlechtsverkehrs. Schwieriger sieht es bei Trans*männern aus. Die Operationsergebnisse sind hier zurzeit noch unbefriedigender als bei Trans*frauen, da es sehr schwer ist, ein funktionsfähiges Penoid aufzubauen (Steinmetz, 2010).

Entschließt die Gleichgesinnte sich zur OP, so muss sie bei der Krankenkasse einen Antrag auf operative Geschlechtsangleichung stellen, der dann an den MDK (Medizinischen Dienst der Krankenkassen) geht. Dieser Antrag besteht mindestens aus folgenden Unterlagen (Netzwerk Trans*-Inter*-Sektionalität, S. 49):

1. ein kurzer Antrag der Gleichgesinnten;
2. eine ausführliche persönliche Stellungnahme der Gleichgesinnten zur privaten und beruflichen Notwendigkeit der GA-OP;
3. zwei Gutachten von PsychotherapeutInnen/PsychiaterInnen (Gerichtsgutachten, falls Vornamens-/Personenstandsänderung durchgeführt);
4. Bestätigung einer 18-monatigen »Alltagserprobung«;
5. Nachweis einer psychotherapeutischen/psychiatrischen Behandlung von mindestens 18 Monaten Dauer mit Antrag zur geschlechtsangleichenden Operation;
6. Kostenvoranschlag/Stellungnahme der OperateurIn;
7. ein Bericht zur Hormontherapie (mindestens sechs Monate Dauer);
8. eventuell ein gynäkologischer bzw. urologischer Befund.

Die Unterlagen sollten vollständig eingereicht werden. Der MDK muss dann innerhalb von fünf Wochen eine Entscheidung fällen. Er entscheidet in jedem Fall neu, das heißt, es handelt sich wie auch bei der Kostenübernahme für die Psychotherapie um Einzelfallentscheidungen. Befürwortungen und Ablehnungen in den unterschiedlichen Stadien der Transformation sind damit Willkürentscheidungen einer Institution, die von der Politik der Krankenkassen abhängig ist. Über die Gründe von Befürwortungen und Ablehnungen lässt sich daher nur spekulieren. Das Recht auf Behandlung, das sich aus dem Transsexuellengesetz (siehe Kapitel 4 K) ergibt, wird dadurch meines Erachtens ausgehöhlt. Auch ist das Verfahren eine Demütigung der Gleichgesinnten, weil die private und berufliche Notwendigkeit für die Durchführung der GA-OP ausführlich dargestellt werden soll.

Damit zwingt der MDK die betreffende Person, sich vor ihm virtuell »auszuziehen«, obwohl schon zwei Gutachten zur Transidentität vorliegen und meist schon die Personenstandsänderung erfolgt ist. Erst nachdem die Gleichgesinnte diesen Spießrutenlauf und die eigene Bloßstellung überstanden hat, kann sie einen OP-Termin ausmachen – um dann meist auf eine jahrelange Warteliste bei der OperateurIn des Vertrauens zu kommen. Man kann sich des Verdachts nicht erwehren, dass dieses Verfahren abschreckenden Charakter haben soll.

Eine andere Variante ist es, dies alles zu umgehen, indem man selbst bezahlt. Dazu braucht man aber viel Geld, alles in allem zurzeit bis an die 20.000 Euro, wenn man ins Ausland geht. Wie man insgesamt die Operation verkraftet bzw. empfindet, ist nicht vorhersehbar. Mittlerweile ist das Risiko des Eingriffs im Einzelfall kalkulierbar. Auch die Nachsorge ist jeweils professionalisiert. Allerdings ist das Schmerzempfinden der Menschen unterschiedlich. Ich habe von Gleichgesinnten schon die unterschiedlichsten Schilderungen gehört und gelesen. Sie reichten von einer sehr leicht zu verkraftenden Routinemaßnahme bis zu einer unendlich scheinenden Leidensgeschichte voller Beschwerden und Schwierigkeiten.

Der Umgang mit dem Verfahren

Es ist bemerkenswert, dass das Thema GA-OP im Gegensatz zu seiner tatsächlichen Bedeutung sowohl von den transidenten Menschen als auch von der Öffentlichkeit sowie der Fachöffentlichkeit stark überstrapaziert wird.

Zunächst zu den Gleichgesinnten: Es gab eine Zeit, als die GA-OP eine Voraussetzung für die vollständige Personenstandsänderung, das heißt die amtliche, offizielle Änderung des Vornamens und des Geschlechtseintrags, war. Diese Koppelung wurde Anfang 2011 vom Bundesverfassungsgericht aufgehoben (Bundesverfassungsgericht, 2011). Die »Notwendigkeit« des Eingriffs ist seither bei älteren Gleichgesinnten fest programmiert und sie stoßen jetzt auf eine Generation, die aufgrund der partiellen Liberalisierung des Personenstandsverfahrens und der Demokratisierung unserer Gesellschaft diesen Eingriff nicht mehr unbedingt für nötig hält und auch ohne den Eingriff ein Selbstverständnis als Trans*frau oder

Trans*mann entwickelt. Immer wieder gibt es deshalb Diskussionen
in der Trans*szene: »Richtig durch« ist man für manche Trans*menschen nur, wenn man operiert ist. Viele transidente Menschen werden durch derartige Sprüche massiv unter Druck gesetzt. Werde
ich von den Gleichgesinnten nur anerkannt, wenn ich mich operieren lasse? Bin ich im Wunschgeschlecht sonst keine »richtige« Frau
oder kein »richtiger« Mann? Ein derartiges Gerede vom »Durch-
sein« treibt einen Keil in die Gemeinschaft der Gleichgesinnten. Es
ist unfair und es widerspricht vor allem völlig dem Konzept der
Transidentität. Wir erinnern uns: Es geht nicht darum, zur »richtigen« Frau zu werden, sondern seinen Punkt auf der Skala der Iden-
titätsrealisierungen zu finden, der zu einem passt.

Dann zur Öffentlichkeit: Begegnen nichttransidente Menschen
einer transidenten Frau, so wird diese in einer distanzlosen Art des
Öfteren gefragt: »Bist du (!) schon operiert?« Wieso diese Frage?
Wenn sie nicht gestellt wird, um die transidente Frau irgendwie ins
Bett zu kriegen, so dann aufgrund eines allgemeinen Voyeurismus:
Im Hintergrund stehen die (Leidens-)Geschichten von transidenten Menschen, bei denen seit der Geburt der Drang zum Wunschgeschlecht vorhanden war und sich alles dann in der Umsetzung der
GA-OP auflöst, die so zu einer Art endgültigem Transformations-
ausweis wird. Im Rückgriff könnte man fragen: »Wie sieht es denn
mit deiner Uterusentfernung/mit deiner Prostata-OP aus?« Ich hatte
auch schon die Fantasie, dass sich transidente Frauen mit Brüsten
und Penis mal nackt in einem Journal ablichten lassen sollten, und
zwar unter der Überschrift »Ich bin glücklich!«. Vielleicht gelänge es
durch solche Kampagnen, die Abneigung der Menschen gegen alles,
was »dazwischen« ist und sich nicht zuordnen lässt, zu beseitigen.
Es lebt sich gut mit Brüsten und Penis, und es ist nichts dabei. Wer
es erlebt hat, der weiß es.

Schließlich zur Fachöffentlichkeit: Nach wie vor dominiert in
den Lehrbüchern der Psychiatrie der Begriff »Transsexualität« alle
Kommentare zum Thema (siehe Kapitel 4 L). Diese Missachtung
des Transidentitätskonzepts zieht eine Ausblendung aller anderen
Seinsweisen transidenter Menschen nach sich. Es gibt für PsychiaterInnen nur solche Menschen, die das Geschlecht »wechseln«.
Ohne Wenn und Aber. In diesem Sinne werden Begutachtungen

vorgenommen, in denen nach einer »Geschlechtsidentitätsstörung« gefahndet wird, die dann auch entsprechende Schritte nach sich ziehen sollte. Zwar wird der Verzicht auf operative Maßnahmen durchaus zur Kenntnis genommen, aber es sind bisher noch keine Konsequenzen für den Umgang mit transidenten Menschen gezogen worden. Die Anerkennung von nichtoperierten transidenten Menschen würde die Anerkennung der transidenten Vielfalt bedeuten. Die Anerkennung der transidenten Vielfalt würde es obsolet machen, einen »dauerhaften« Wechsel des Geschlechts zu attestieren, wie es für die umfassende Personenstandsänderung nach wie vor notwendig ist (siehe Kapitel 4 K). Mit diesem Vorgehen unterstützt die Psychiatrie das binäre Geschlechtermodell und damit eine konservative Familienpolitik (Schmechel, 2013, S. 32–34). Da die psychiatrischen Gutachten, die für eine Personenstandsänderung angefertigt werden, zum Teil auch für die Genehmigung der GA-OP verwendet werden können, wird die Problematik auch in diesem Kapitel behandelt.

Jede Gleichgesinnte sollte es sich also überlegen, ob die GA-OP für sie von Bedeutung ist oder nicht. Es gibt keine Regel. Es gibt kein Richtig und Falsch. Man ist auch ohne GA-OP eine vollwertige transidente Frau. Und es ist oft ein Prozess, der sich über Jahre hinzieht. Man muss es letztlich wirklich wollen; das eigene Körpergefühl muss den Eingriff brauchen. Von anderen Menschen sollte man sich nicht beeinflussen lassen, auch nicht vom Partner. Denn es geht um den eigenen Körper. Bei mir lief es mit dem Wunsch nach der Operation in Wellen, da ich diesen zwar durchaus verspüre, aber keinen Krieg gegen meine männliche Seite bzw. meine männliche Vergangenheit führe. Ich befinde mich in der Phase der Antragstellung.

I Andere angleichende Operationen

Neben der GA-OP gibt es noch andere operative Maßnahmen zur Angleichung, die zum Teil in den allgemeinen Katalog der ästhetischen Chirurgie eingehen. Eine der wichtigsten Maßnahmen ist in diesem Bereich sicherlich die Brusterweiterung, ansonsten Operationen zur Veränderung der Stimme, ferner des Gesichts, dann aber auch bei Bedarf die Korrektur der Nase oder abstehender Ohren. Gerade im Bereich der operativen Anpassung der Stimmbänder hat sich in den letzten Jahren einiges getan. Es ist hier nicht der Platz vorhanden, um jede dieser Maßnahmen einzeln zu besprechen. Wichtig sind in unserem Zusammenhang eher einige grundsätzliche Erwägungen.

Zunächst einmal ist es wichtig zu betonen, dass es keine allgemeinen Regeln oder Zielsetzungen geben kann. Jede muss selbst entscheiden, wie weit sie gehen will und wann sie mit dem Passing zufrieden ist. Schwierig ist hier das Geschwätz in der Szene, das wiederum einzelne Gleichgesinnte unter Druck setzt. Es gilt dasselbe wie bei der GA-OP, nämlich dass man sich von anderen nicht beeinflussen lassen sollte, sondern vielmehr schauen muss, wie der eigene Weg sein soll und wie man am zufriedensten ist.

Ein großes Problem kann die Anschauung sein, dass man »eigentlich« eine Biofrau sei und jetzt auch sein Äußeres entsprechend umgestalten müsse. Dies kann dazu führen, dass eine OP nach der anderen durchgeführt wird, dass hier und da am Körper herumgefeilt oder geschraubt wird und dass man bis zu seinem Lebensende mit der körperlichen Angleichung beschäftigt ist. Wie eine Biofrau kann auch eine Trans*frau damit in die Schönheitsfalle tappen. Das hat zwei gravierende Konsequenzen: Einmal kann das Wollen und Trachten im Extremfall nur noch auf den Zustand des eigenen Körpers und dessen Feminisierung oder Maskulinisierung konzentriert sein. Im Leben gibt es aber so viel anderes. Permanente Körperveränderung kann also nicht das Ziel sein, zumal man sich nicht mehr richtig anderen Menschen widmen kann. Neben der Ablenkung von anderen wichtigen Vorhaben und vor allem von sozialen Verpflichtungen hat dies – und das ist der zweite Punkt – zur Folge, dass man durch die anvisierten und durchgeführten Maßnahmen nie glücklich wird. Bis zum Lebensende läuft man der körperlichen Vervollkommnung hinterher, ohne sie je zu erreichen. Aber wozu das alles? Wir wollen glücklich werden durch unsere Angleichung und nicht den Unglückszustand von vorher durch einen neuen ersetzen. Meines Erachtens muss man hier hart kalkulieren und entsprechend abwägen, bevor man sich auf die genannten Unternehmungen einlässt. Es gilt, bei der Körperveränderung die richtige »Dosierung« zu finden, mit der man das Äußere mit dem Inneren abgleichen kann.

J Das Coming-out und der Beginn des neuen Lebens

Jetzt ist die Frau also auch äußerlich zu ihrem Recht gekommen. Grundsätzlich befreit darf sie sich manchmal diskret in der Öffentlichkeit zeigen. Wir können uns ja jetzt schließlich selbst schminken. Einige FreundInnen und Familienangehörige wissen Bescheid. Und wir haben vielleicht schon die ein oder andere körperangleichende Maßnahme durchgeführt. Bei mir waren es schon etwa neun Monate nach Beginn des Coaching die gegengeschlechtliche Hormon-»Behandlung«, dann auch die Bartepilation mittels Laser und einige logopädische Versuche. Zum Zeitpunkt des Beginns der Hormoneinnahme wusste ich, dass ich als Frau leben will, aber es vergingen dann noch 15 Monate des Crossdressing und Vorbereitens, ehe ich mein Coming-out erlebte.

Wenn wir nun auch im Dreischritt der Lebensberatung durch einen Coach, durch eigene Überlegungen und durch Ausprobieren zu der Erkenntnis gekommen sind, dass wir im Gegengeschlecht leben möchten, dann ist wieder die Herausforderung, Geduld zu bewahren und dieses Ereignis so zu lancieren, wie es ihm gebührt. Denn es ist ein besonderer Schritt, der wie alle besonderen Schritte im Leben – zum Beispiel die Heirat der PartnerIn – in der Art und Weise, wie man ihn durchführt, Auswirkungen auf das spätere Leben hat.

Vorbereitungen: die Garderobe

Zunächst einmal sind einige Vorbereitungen zu treffen. Da ist ein wichtiger Punkt: die Anschaffung einer Garderobe. Ich habe da schlichtweg geschaut, dass mein Kleiderpark entsprechend ausgebaut ist. Je nach Jahreszeit sollte man hier ausgerüstet sein. Vor allem sollte die Kleidung nicht nur zum Typ, sondern auch zum Beruf passen. Wahrscheinlich wird eine Trans*frau, die in einem Fotogeschäft arbeitet, sich anders kleiden als eine, die in der Chefetage einer Bank sitzt. Ich bin nicht als Frau aufgewachsen. Mir hilft deshalb eine BeraterIn weiter, die mir Tipps geben kann. Auch die Perücke muss zum Outfit passen. Je nach Beruf kann sie, wie schon geschildert, entweder eher wild und flippig oder eher konservativ sein. Es empfiehlt sich, einige Gedanken auf diese Themen zu verwenden. Dann hat man eindeutig einen leichteren Start.

Auch die Einrichtung der eigenen Wohnung sollte man etwas überdenken. Die Trans*frau kann sich spätestens jetzt ihrer Männerkleidung entledigen. Ein Tipp ist es jedoch, sich als Notreserve ein oder zwei Garnituren des Ursprungsgeschlechts zu erhalten. Denn man könnte es noch mal brauchen. Abgesehen von dem imaginären, aber doch eventuell eintretenden Fall, dass man möglicherweise bei der Machtübernahme eines autoritären Regimes vielleicht einmal in Männerkleidung fliehen muss, ist der deutlich näherliegende, dass man an der Beerdigung von einem geliebten Menschen teilnehmen will, dessen Umfeld aber noch nichts von der eigenen Angleichung weiß. Soll man kurz vor der Beerdigung alle informieren oder einfach ohne Informationen am Grab als Frau erscheinen? Beides besser nicht.

Vorbereitungen: der Schminktisch

Ebenfalls sollte man sich etwas in die eigenen vier Wände stellen, das einem das Leben enorm erleichtern wird: einen Schminktisch. Hier sollten wohlsortiert alle Schminkutensilien bereitliegen, die man jeden Tag braucht und deren Art und Verwendung ich bereits beschrieben habe. Denn das Schminken kostet vor allem am Anfang Zeit. Bisher hatte ich mich selbst nur gelegentlich an Wochenenden geschminkt. Es war jetzt etwas ganz Neues, dass ich dies jeden Morgen tun musste. Da man pünktlich bei der Arbeit erscheinen sollte, ist also rationelles Vorgehen angesagt. Ein Schminktisch verhindert, dass man ständig in der Tasche kramen und alles zusammensuchen muss. Man setzt sich dran und los geht's. Wichtig sind eine kleine Arbeitsfläche, eine Ablagefläche für die Schminksachen und vor allem ein gut beleuchteter Spiegel. Die Beleuchtung ist idealerweise mit kleinen Birnen rings um den Spiegel organisiert, sodass das Gesicht ganz ausgeleuchtet wird, das heißt ohne die Erzeugung von Schatten. Allerdings tut es auch eine provisorische Installation mit Beleuchtung durch eine Röhre von oben. Denn Profi-Schminktische sind sehr, sehr teuer. Hat man es eilig, kann man sich auf diese Weise schnell zurechtmachen und zur Not die »Schweinerei« liegen lassen. Aufräumen kann man dann am Abend. Allerdings: Sauberes Arbeiten ist immer besser.

Ich habe den Vorteil, dass ich im Modellbau versiert bin. Die fili-
grane Schminkarbeit war mir immer verwandt. Und ich habe früh
festgestellt, dass mir Schminken Spaß macht. Mit zwanzig hatte ich
mal bei meinem Onkel gearbeitet. Er war Modefotograf und führte
in den 1970er und 1980er Jahren eine Pelzzeitschrift. Ich konnte
einmal einem Modell zuschauen, wie es sich in kürzester Zeit zum
Fototermin zurechtmachte. Ich war fasziniert.

Vorbereitungen: Gespräche mit dem weiteren sozialen Umfeld

Jetzt geht es zur Sache, und zwar zu den Gesprächen mit dem weiteren sozialen Umfeld, das wir noch nicht eingeweiht hatten. Grundsätzlich macht man jetzt seinen Wechsel zum Wunschgeschlecht
öffentlich. Wichtig ist hier die Reihenfolge, wem ich was zuerst
erzähle. Die Personen, die schon Bescheid wissen, sind jetzt als Stütze
sicher eine große Hilfe. Meist sind Frauen verständnisvoller als Männer (siehe das Kapitel 4 L, Transphobie). Die Beratung durch unseren Coach bzw. eine Gleichgesinnte, die Beratungstermine anbietet,
kommt uns jetzt auch zugute. Denn mit diesen HelferInnen zusammen kann man sich nun überlegen, wie man im Einzelnen vorgeht.

Ich persönlich habe für das Coming-out beim näheren Umfeld
wieder die Einzelaufklärung bevorzugt, dann aber für die größere
Anzahl an Leuten eine Bekanntmachung via Massenmail. Aber egal,
welche Entscheidung man fällt: Irritationen werden oft dadurch aus-
gelöst, dass falsche Erwartungen oder Vorstellungen mit der Ankündi-
gung gekoppelt werden, das Geschlecht anzugleichen. Gerade Heteromänner haben hier blühende Fantasien: Die Trans*frau kommt im
Lackröckchen und in Netzstrumpfhosen nach Hause oder zur Arbeit,
sie hat natürlich Sex mit jedem und denkt nur an Geschlechtsver-
kehr. Dementsprechend hält sie sich am liebsten im Rotlichtviertel auf.

Über Aggressionen gegen transidente Menschen sprechen wir in
Kapitel 4 L. Daher nur so viel: Gut ist es, zu sagen, dass man leben
will, wie eine Frau dies üblicherweise tut. Hilfreich ist es jetzt, wenn
man Alltagsfotos von sich zeigen kann. Zeigt man sich hier in der
üblichen weiblichen Alltagskleidung, sind die GesprächspartnerInnen oft sehr beruhigt. Ansonsten gelten die schon unter »Familie
und Freunde« (Kapitel 4 D) genannten Sachverhalte.

Wir beginnen mit den sozialen Orten, an denen die Kinder sich bewegen: die Schule und der Kindergarten. Hier ist eine gescheite Informationspolitik unerlässlich, um ein Mobbing der Kinder zu verhindern.

Was kann man hier machen? Man weiht am besten zunächst einige FreundInnen des eigenen Kindes ein, indem man mit deren Eltern redet, die dann wiederum ihre Kinder instruieren. Damit bekommt das eigene Kind im Idealfall Verbündete, die es unterstützen, wenn andere aggressiv werden und es hänseln. Das war bei meinem damals elfjährigen Sohn so, der zunächst geweint hatte, als er die Info zu meiner Transidentität bekam, dann aber sehr schnell damit klarkam, als seine Freunde auf seiner Seite waren. Ich habe mit den LehrerInnen meines Sohnes gesprochen und ich habe dann – als ich mich offiziell geoutet habe – mit einer Rundmail die Eltern der Schulklasse informiert (siehe Anhang, S. 189 f.). Kurz erklärt habe ich, was Transidentität ist, das heißt die Eckdaten: Es ist eine Identität, keine Krankheit, man muss es ausleben, sonst wird man krank. Die Leute wollen ihr Leben weiterleben, kommen aus allen sozialen Schichten. Die Bitte um Unterstützung beim Vorgehen gegen Mobbing der Familie. Die Bitte um respektvollen Umgang mit einem selbst – so wie man es mit anderen Menschen auch tut. Betreffend die Kinder war es wichtig zu erklären, wie man den Kindern die Neuigkeiten beibringt (siehe den Abschnitt zu meinen eigenen Kindern). Als einer der wichtigsten Schritte entpuppte sich meine Bemerkung, dass ich nicht empfindlich sei, Versprecher und Pannen seien kein Problem. Die oben schon beschriebenen schriftlichen und mündlichen Reaktionen meiner Umgebung bestätigten dies – vor allem aber das Verhalten der Menschen, die mit mir zu tun haben.

Der Schritt der Massenmail hat sich als positiv erwiesen. Die Luft war raus, einige Eltern haben sich für meine Offenheit sehr bedankt, eine Mutter kam bei einem Elternsprechtag auf mich zu, drückte mich am Arm und sagte: »Super! Sehr mutig!« Auch bekam ich etliche Nachfragen: »Sagen die Kinder ›Mama‹ oder ›Papa‹ zu Ihnen?« oder »Das Thema kam bei uns schon öfter mal zur Sprache. Jetzt kennen wir auch jemanden, den wir fragen können«. Am ersten Tag, nachdem die Mail raus war, hatte mein Sohn Angst vor der Schule. Aber niemand sagte etwas, keine blöde Bemerkung. Dann war er sehr erleichtert. Seine FreundInnen sehen mich jetzt als Frau und sie haben keine Probleme mit mir.

Im Kindergarten habe ich mit der Leiterin der Einrichtung, dann mit den ErzieherInnen gesprochen, die für die Gruppe verantwortlich sind, in der meine Tochter ist. Das Verständnis für mich war sehr groß, es wurde versucht, den Kindern spielerisch das Thema nahezubringen. Der zweite Schritt war wie auch in der Schule meines Sohnes eine Rundmail an die Eltern der Kinder. Das Echo war wieder positiv. Da ich meine Tochter ab und zu im Kindergarten abhole, konnte ich sogar selbst mit den Kindern sprechen. So diskutierten einmal fünf der Kleinen mit mir, ob ich ein »Papa« oder eine »Mama« bin. Das war eine angeregte Unterhaltung, in der ich ihnen versuchte zu erklären, dass ich nach wie vor der Papa bin, da ich meine Kinder nicht auf die Welt gebracht habe, dass ich aber jetzt Frauenkleider trage. Meine Tochter beendete die Diskussion kategorisch mit der Feststellung, ich sei eben ihr Papa. Im Anhang finden sich die beiden erwähnten Rundmails (S. 189 f.), damit man sich ein Bild davon machen kann, wie so etwas aussehen könnte.

Der zweite Kreis der Eingeweihten sind die KollegInnen am Arbeitsplatz. Das sind im Einzelnen die oder der Vorgesetzte und die MitarbeiterInnen. Dass wir öffentlich im Wunschgeschlecht leben wollen, wissen wir. Das ist wichtig. Wir müssen dazu stehen, wenn wir mit den KollegInnen sprechen. Und es geht jetzt wirklich »raus«. Es ist dann in der Welt, dass wir transident sind. Es gibt kein Zurück mehr, selbst wenn wir wieder in das alte Geschlecht zurückkehren. Denn dass wir die Identität haben, bleibt an uns haften. Sagt man dem Arbeitgeber, dass man transident ist, so bedeutet dies den definitiven Schritt nach draußen. Man wird entsprechend »einsortiert«. Bei einem Zurückweichen, einem Rückzug von den Angleichungsplänen kann es sein, dass einem die ganze Affäre als psychische Schwäche ausgelegt wird. Zieht man die Geschlechtsangleichung durch, dann beweist dies Ich-Stärke, es wird respektiert und es wird einem meist sogar Bewunderung gezollt – das ist zumindest meine Meinung.

Wie geht man im Einzelnen vor? Ich arbeite in einem Universitätsinstitut mit einem Chef und ca. zehn MitarbeiterInnen, die es zu informieren galt. Mein Vorteil ist, dass sich dieses Institut

mit »Geschichte, Theorie und Ethik der Medizin« befasst. Und das
Thema »Transidentität« gehört in das Arbeitsspektrum dieses Instituts hinein. Das machte die Sache einfacher. Zunächst einmal sollte
die ChefIn Bescheid wissen. Das ist wichtig. Generell ist es ganz
schlecht, wenn diese es von irgendeiner MitarbeiterIn erfährt. Erstens fühlt sie sich dann womöglich hintergangen oder zumindest
übergangen. Zweitens weiß man nicht, was sie über die Angleichung
erfährt. Meist wird die kolportierte Nachricht auch nur bruchstück-
haft überbracht; die Person, die sie überbringt, kann zudem oft
weitergehende Fragen nicht beantworten, sodass die ChefIn dann
allein dasteht mit ihrer Unsicherheit, was hier wohl passieren wird.
Kurzum: Zuerst muss die ChefIn es wissen. Es gilt das oben bereits
Beschriebene für das Führen eines Einzelgesprächs. Gerade wenn
es ein Heteromann ist, muss man darauf achten, Ängste zu nehmen
und Unsicherheit zu bekämpfen. Was einige ChefInnen nämlich defi-
nitiv fürchten, ist, dass ihnen die Trans*frau oder der Trans*mann
»alles durcheinanderbringt«. Wichtig ist also zu betonen: Ich will
mein Leben auch hier bei der Arbeit weiterführen wie vorher – nur
eben im anderen Geschlecht. Ich bin auch so angezogen, wie eine
Frau eben angezogen ist. Ja, und vielleicht kann ich sogar viel mehr
leisten als vorher, weil ich in mir stimmig bin! Ferner ist wichtig, eine
Absprache über den Zeitpunkt des Coming-out zu treffen. Mein Chef
verstand sehr schnell mein Anliegen und reagierte mit großem Verständnis, bat mich aber damals, den von mir anvisierten Termin um
ein halbes Jahr zu verschieben, da ein Projekt störungsfrei und ohne
Turbulenzen umgesetzt werden sollte. Ich habe zugestimmt und ich
denke, man sollte dies generell so machen, wenn nicht zwingende
Gründe dagegen sprechen. Damit wird von vornherein der Weg für
einen harmonischen Übergang geebnet. Allerdings ist auch grundsätzlich zu betonen, dass die ChefIn mit der Angleichung nicht ein-
verstanden sein muss. Die Entscheidung liegt im Ermessen eines
jeden Individuums (Rauchfleisch, 2013, S. 47).

Wichtig ist es dann, die engeren ArbeitskollegInnen zu informieren. Auch dies habe ich aus den bereits erwähnten Gründen in
Einzelgesprächen getan. Diese Einzelgespräche zogen sich etwa in
einem Zeitraum von einem Jahr vor meinem Coming-out hin. Sie
verliefen durchweg positiv. Alle waren sehr interessiert. Schwierig-

keiten bezogen sich auf meinen neuen Namen: »Ich weiß nicht, ob
ich dich gleich ›Livia‹ nennen kann.« Aber ich signalisierte erneut,
dass mir Versprecher nichts ausmachen würden. Probleme hatte ich
immer nur dann, wenn mein alter Männername als eine absicht-
liche Aktion, gar als Akt der Boshaftigkeit gebraucht wurde (vgl.
Kapitel 4 L, Transphobie). Ansonsten war und ist es für mich nicht
so tragisch.

Der Vorlauf erwies sich als vorteilhaft, denn alle hatten Zeit, sich
damit auseinanderzusetzen. So habe ich mit einigen interessierten
MitarbeiterInnen schon im Vorfeld über Schminken und Perücken
gesprochen. Einer Kollegin habe ich erklärt, was ein Concealer
ist. Zwischendurch kam mein geplanter Wechsel auf die eine oder
andere Art immer mal wieder zur Sprache. Einmal rannte ich in
Männerkleidung aus Versehen auf die Damentoilette und traf dort
auf eine Kollegin, die in Gelächter ausbrach – sie wusste eben, dass
ich transident bin. Am Ende waren alle gespannt darauf, »dass es
bald losgeht«.

Da ich relativ genau erklärt hatte, wie der Sachverhalt ist, gab es
dann auch keine Probleme mehr, als es wirklich so weit war. Ich habe
mir einen Stichtag gesetzt, der sowohl mit meiner Familie als auch
mit meinem Chef abgestimmt wurde. Das empfiehlt sich auf alle
Fälle, weil damit klare Verhältnisse geschaffen werden – für einen
selbst und alle anderen Beteiligten. Von einem gleitenden Übergang
über eine längere Zeit hinweg halte ich nichts – erst einmal leichte
Schminke, dann Damenohrringe, dann lange Haare. Die Umwelt
rätselt, was los ist, Gerüchte werden in die Welt gesetzt: Ist er schwul
oder einfach nur verrückt? Zwar hatte ich mir in dem Jahr davor
auch Ohrlöcher stechen lassen und ich habe meine Haare wachsen
lassen. Aber es blieb alles doch so im Rahmen, dass ich keine Irritationen auslöste. Ich habe nur medizinische Ohrstecker benutzt, die
relativ unauffällig sind, und richtig lange Haare hatte ich in dem
Jahr noch nicht. Dann gab es am 1. März 2014 wirklich einen klaren Wechsel. Vorher habe ich in einer Institutsbesprechung einige
Bilder von mir als Frau gezeigt. Das war von einigen Institutsmit-
gliedern gewünscht worden. So konnten sich alle langsam assimi-
lieren. Denn ich hatte ja die Einzelgespräche in männlicher Kleidung geführt. Die Bilder zeigten schon jetzt, dass sich zwar etwas

ändert, die neue Erscheinung aber die einer »ganz normalen Frau«
war (Rauchfleisch, 2013, S. 42–50).

Der erste Tag

Ich nahm mir eine Woche Urlaub, die brauchte ich zur Herrichtung
meiner Infrastruktur – siehe meine obige Beschreibung. Da meine
KollegInnen mich unbedingt als Frau sehen wollten, bin ich während
dieser Woche schon einmal kurz als Frau im Institut erschienen. Das
gab ein großes Hallo, alle standen um mich herum und begutach-
teten mich. Wir haben dann zusammen Kaffee getrunken. Das war
sehr nett. Ich wusste, dass alle aufgeschlossen sind. Der Vorteil dieses Schritts war die Förderung der langsamen Adaptation an mich.
Verklemmungen habe ich nicht gespürt.

Kurz vor meinem Urlaub habe ich aber noch einen wichtigen
Schritt getan, den ich nur allen empfehlen kann: eine Massenmail
an KollegInnen, FreundInnen, Verwandte, Bekannte. Auch diese
Mail habe ich in den Anhang gegeben (S. 191). Es war dann auch
am weiteren Arbeitsplatz raus, der über den engeren Institutskreis
hinausgeht, Gerüchte wurden wie im Fall der Kinder vermieden und
vor allen Dingen wurde Klarheit geschaffen. Die meisten Menschen
an meinem weiteren Arbeitsplatz waren dann von Anfang an sehr
locker, nicht zuletzt auch, weil ich offen mit dem Thema umging
und jetzt noch umgehe. Vor dem Kurzurlaub waren die Mails ver-
schickt, die volle Resonanz kam dann, als die Herzdame am 1. März
2014 zum ersten Mal am Arbeitsplatz saß.

Als ich zum ersten Mal als Frau ins Institut ging, um zu arbeiten, war ich natürlich aufgeregt. Eine große Hilfe ist es, am ersten
Tag wirklich passend gekleidet zur Arbeit zu kommen. Gemäß der
schon geschilderten Vorbereitung des Coming-out in dem Jahr vor
dem offiziellen Wechsel sollte man jetzt Kleidung tragen, die dem
Berufsumfeld angemessen ist. Für einen Trans*mann im Geschäfts-
betrieb kann dies heißen, im Anzug zu kommen, für eine Trans*frau
entsprechend in einer Business-Kombination. Der Grund ist, dass
wir von Anfang an ernst genommen werden wollen in dem Versuch
und dem Willen, uns in die Gesellschaft in der neuen Rolle zu integrieren. Hier wird gewissermaßen gleich ein Pfahl eingeschlagen.
Wichtig ist ferner, dass man diese Kleidungsstücke nicht zum ersten

Mal trägt. Wir sind aufgeregt genug im Umgang mit der neuen Rolle, da brauchen wir nicht noch zu enge oder schlecht sitzende Hosen und Röcke. Einen rutschenden Rock immer wieder neu hochzuziehen bedeutet enorme Reibungsverluste. Wir brauchen aber unsere Energie an diesem ersten Tag bzw. an den ersten Tagen, um uns in die Rolle zu finden. Wir müssen uns auf unsere Mitmenschen konzentrieren. Das Gleiche gilt bei den Trans*frauen für die Schminke: keine Experimente, sondern genau das machen, was man Monate vorher geübt hat. Das bedeutet auch, dass man keine unbekannte Camouflage ausprobiert etc. Morgens beim Schminken sind wir aufgeregt und ein plötzlich falsch aufgelegter Teint bringt uns durcheinander, wir geraten eventuell in Panik und kommen am ersten Tag gleich zu spät zur Arbeit – das sollte nicht passieren. Abgesehen von der Vermeidung von solchen unliebsamen Pannen führt die Nutzung des Altbewährten auch dazu, dass wir uns sicher fühlen und uns auf andere Baustellen konzentrieren können: Wie reagieren meine Mitmenschen auf mich, kann ich arbeiten oder fällt es mir schwer, wie fühle ich mich? All das wird schwierig, wenn wir uns ständig darüber Sorgen machen müssen, dass der Eyeliner nicht verwischt.

Deshalb fing auch am ersten Tag der Stress schon morgens beim Schminken an. Man macht sich Stress. Es soll besonders gut sein. Dann der Gang zur Arbeit. Auf der Toilette im Universitätsgebäude habe ich mir eine Laufmasche in die Strumpfhose gerissen, musste dann zum Supermarkt gehen und mir eine neue kaufen. Das ist mir dann bis heute nicht mehr passiert. Die Nervosität ist groß. Ich habe einen Kuchen mitgebracht an meinem ersten Tag. Es ist schon gut, diesen zu begehen. Es ist eben auch ein gewaltiger Schritt. Aber die KollegInnen waren sehr nett zu mir. Ab und zu steckten sie den Kopf in mein Zimmer und fragten mich, wie es mir geht – eben am ersten Tag. Alle wollten Rücksicht auf mich nehmen. Und es war für die Herzdame schon eigenartig, am Schreibtisch zu sitzen und jetzt arbeiten zu müssen. Das hatte ja bisher offiziell immer der Mann übernommen. Und im Hinterkopf war da doch immer die Sorge um das Outfit, das Make-up und so weiter. Ich hatte schon manchmal am Wochenende und an Abenden als Frau gearbeitet, aber an der Arbeitsstelle ist es doch etwas anderes. Und bei mir geht es noch mit meinem Sitzberuf – andere Gleichgesinnte, die spezielle Kleidung brauchen, haben hier mit der Assimilation sicher mehr Probleme, als ich sie hatte. Aber auch ich habe mich mit meinem Stichtag ins kalte Wasser geworfen: Das Telefon klingelt. Ich muss abheben. Wie komme ich rüber? Hier hatte ich mir vorher etwas zurechtgelegt. Ich melde mich wie folgt: »Guten Morgen, hier ist Livia Prüll.« Dieser Tipp, den ich von einer älteren Gleichgesinnten im Vorfeld erhalten hatte, war Gold wert. Jeder kennt es: Wenn sich jemand meldet, werden die ersten Silben bzw. Wörter verschluckt: Wen hab ich da an der Leitung? Bin ich bei der Firma, die ich erreichen wollte? Man muss oft nachfragen. Schnell entscheidet man sich aber nach dem kurzen Eindruck, ob man mit einer Frau oder einem Mann spricht. Schnell die Antwort: »Guten Tag, Herr/Frau …«. Bei fehlender Eindeutigkeit von Stimmhöhe und -modulation wird das Gegenüber jetzt manchmal falsch angesprochen. Und diese Unsicherheiten gibt es bei Trans*frauen häufiger. Der Vorteil bei meiner Antwort »Guten Morgen, hier …« ist nun, dass mein Gegenüber »Livia Prüll« (!) deutlich hört, wodurch sich Unsicherheiten gar nicht erst einstellen. Auf diese Weise ist es mir gelungen, am Telefon nach meinem Coming-out *noch nie* als »Herr« angesprochen worden zu sein.

Jede Trans*frau weiß, dass die Anrede im falschen Geschlecht verletzend ist. Und meine Erfahrung ist im Folgenden, dass ich dies umso schlimmer empfand, je länger ich als Frau lebte. Ganz am Anfang gesteht man der Umgebung noch »Patzer« zu, die man auf das eigene sich entwickelnde Passing schiebt oder auf Versprecher. Aber umso geübter man als Frau unterwegs ist, umso unverzeihlicher wird so ein Verhalten (siehe auch Kapitel 4 L, Transphobie). Der Prozess der Angleichung wird auch dadurch unterstützt, dass die Stimme doch auch etwas höher und weiblicher wird, je länger man »draußen« ist. Das liegt schlicht an der Einübung des weiblichen Verhaltens, wenn »innen« und »außen« übereinstimmen.

Entgegen einer ursprünglichen Idee haben wir an meinem ersten Tag keine Institutsbesprechung gehabt, in der ich quasi »offiziell« als Frau eingeführt werde und sogar ein Experte eingeladen wird, der allen erklärt, was Transidentität ist. Mein Chef hatte sich das überlegt, damit Irritationen im Institut gar nicht erst aufkommen würden. Aber letztlich konnte ich selbst erklären, was mit mir los ist. Ich brauchte keinen Profi. Dieser Schritt kann sich aber anbieten, wenn es unter den MitarbeiterInnen Schwierigkeiten im Vorfeld gibt oder wenn schlichtweg ein Klima der Verständnislosigkeit herrscht. Dann ist es in der Tat ratsam, wenn die Vorgesetzte eine ExpertIn einlädt, die den Angestellten/MitarbeiterInnen das Phänomen erklären und Fragen beantworten kann. Der Vorteil ist hier, dass der Schritt der MitarbeiterIn gleichsam offiziell als etwas durchaus Gangbares und Berechtigtes »abgesegnet« wird. Auch führt die Transparenz dazu, dass die Entstehung von Gerüchten verhindert wird. Ein entscheidender Punkt ist natürlich, dass der Mensch, um den es geht, anwesend ist. Es ist ein Unding, wenn die ChefIn mit der Belegschaft in dessen Abwesenheit über ihn »berät«. Das gilt auch für die Diskussion von Konflikten, die nach dem Coming-out eventuell auftreten. Damit wird der transidente Mensch ausgeschlossen und desintegriert. Im Gegensatz zu einer solchen »Gerichtsverhandlung« in Abwesenheit der KlientIn sollte im Beisein von allen offen diskutiert werden. Auch dann sollte es natürlich keine »Gerichtsverhandlung« werden. Die eingeladene ExpertIn kann dabei die Funktion eines Blitzableiters einnehmen, das heißt, sie beantwortet Fragen zum Thema und verhindert den Eindruck, dass die »Betroffene« sich rechtfertigen muss. Denn niemand muss sich für einen solchen Schritt rechtfertigen. Im Gegenteil: Ich kann von der Umgebung verlangen, dass mein Schritt, der von mir als transidentem Menschen vollzogen wird, von meinen Mitmenschen respektiert und akzeptiert wird. Insofern kann man als »Betroffene« selbstbewusst auftreten. Es gibt keinen Grund, um sich zu schämen oder zu verstecken.

Danach …

Die Gewöhnung an die neue Situation setzte bald ein. Am Anfang noch immer die Frage: Was ziehe ich am nächsten Tag an? Denn darauf wird geschaut. Ich muss damit rechnen, dass man mich mustert. Sind die Perücken okay? Immer die Ersatzperücke einsatzbereit haben! Jetzt heißt es, jeden Tag im Wunschgeschlecht aufzutreten. Es gibt keine »Erholungszeiten« mehr. Auch wenn wir »heiß« auf den Wechsel sind und unserem innerlichen Wunschgeschlecht zu seinem Recht verhelfen wollen, so sind wir doch im biologischen Geschlecht sozialisiert worden. Jeden Tag im Wunschgeschlecht rauszugehen, ist also zunächst beschwerlich. Weil wir uns jeden

Morgen schminken müssen, heißt es, eventuell am Abend früher ins Bett zu gehen. Nach einiger Zeit wird es aber Routine und man legt sich am Abend nicht mehr zwingend den Plan für den nächsten Tag zurecht. Spontan in ein Kleid geschlüpft. An einem Tag fühlt man sich weiblich, dann muss es unbedingt ein schönes Kleid sein, am anderen Tag ist man vielleicht unausgeglichen oder indifferent und dann tut es auch eine Jeans und ein mehr oder weniger unauffälliges Top. Auch die hochhackigen Schuhe werden zunehmend als untauglich empfunden. Sie sind schön fürs abends Weggehen, aber nicht passend, wenn man den ganzen Tag auf der Arbeit herumlaufen muss. Letztlich bedeutet dies eine sukzessive Annäherung an den Alltag der Frau. Und so soll es ja auch sein, denn so ist es sinnvoll. Wir schauen uns zufällig immer mehr von anderen Frauen ab: Welche Kombinationen werden getragen, was geht gar nicht, was sind typische Probleme, was lässt man besser sein? Zunehmend führt man »Frauengespräche« mit den Kolleginnen, die sehr hilfreich sind und einem helfen, in die Frauenrolle hineinzuwachsen. Man merkt überrascht: Der Wechsel vom Extrem ins Alltägliche macht einen noch weiblicher als vorher.

Langes Nachdenken über die Garderobe wie noch zu Crossdresser-Zeiten geht nicht mehr. Und langsam wird das Verhältnis zum Schminken auch anders. Zunächst spielt sich das ein oder andere Drama ab: ein viel zu fetter Lidstrich, ein schiefer Konturenstrich an den Lippen – unmöglich, so auf die Straße zu gehen. Endzeitstimmung. Nach einiger Zeit merkt man – es geht auch so. Und das Make-up der Biodamen ist auch nicht immer das beste. Es kommt auf die Summation der Zeichen an, wenn man sich outet: Entdeckt jemand viele Zeichen an der Trans*frau, die in Richtung Mann laufen, ist sie gleichsam »enttarnt«, ansonsten »geht sie als Frau durch«. Und selbst wenn sie enttarnt wird, fühlt sie sich als transidente Frau, kann man es ruhig merken, wenn das Gesamtoutfit stimmig ist und sie sich wohlfühlt. Wir müssen hier erreichen, dass wir in uns selbst ruhen. Die Interpretation von uns selbst und unsere Erscheinung müssen übereinstimmen. Mit unserem Inneren und der Übereinstimmung mit der Welt um uns herum werden wir uns in den nächsten Kapiteln noch beschäftigen (siehe Kapitel 5 und 6). Es bleibt hier festzuhalten, dass aus dieser Übereinstimmung unser

Auftreten erwächst, was möglichst sicher sein soll. Wir haben das schon in der Phase des Crossdressing geübt und jetzt lernen wir es.

Als ich einmal mit hochhackigen Schuhen und kurzem Rock unterwegs war, haben sich mir einige Männer in den Weg gestellt. Ich bin mit festem Schritt durch die Männermenge hindurchgeschritten. Sie wichen instinktiv auseinander. Ich bin kein Opfer, ich bin mir meiner sicher. Eine Geschichte, die ich betreffend sicheres Auftreten erlebt habe, geht mir immer wieder durch den Kopf: Ein Mann, der gekleidet war wie der Zauberer Gandalf aus »Herr der Ringe« – langes weißes Haar, langer Bart, langer grauer Mantel, mehrere Amulette um den Hals –, schritt auf einen Bahnschalter zu, um sich eine Fahrplanauskunft zu holen. Er hatte Charisma und trug sein Anliegen strukturiert vor. Die Bahnbeamten waren extrem höflich und gaben Auskunft. Nichts passierte, denn der Herr ruhte in sich selbst. Wirkt man unsicher, schlagen die Menschen zu. Das gilt auch für Trans*menschen.

Die gewonnene Selbstsicherheit wird dabei immer wieder durch eigene Veränderungen herausgefordert, mit denen wir umgehen müssen. Das betrifft etwa die Kleidung und die Perücke. So wechselte ich vor sechs Monaten von Perücke auf Eigenhaar. Das war nicht einfach. Denn wenn man zwei Jahre eine Perücke trägt (meine Crossdresser-Zeiten eingerechnet), dann hat man ein Selbstbild von sich entwickelt, das man nicht aufgeben möchte. Das habe ich schon beschrieben. Und auch bei der Kleidung probiert man weiter aus, treibt die Sozialisation immer weiter. Meine Herzdame ist nicht statisch. Und langsam schreitet die Feminisierung durch die Wirkung der Östrogene voran. Das Gesicht wird weicher. Man wird rundlicher. Die Muskeln nehmen ab. Meine Füße und Hände werden doch ein bisschen zierlicher. Mein Wesen bleibt gleich und das ist auch gut so. Aber ich werde eindeutig extrovertierter. Der Grund: die Hormone, mein Enthusiasmus, meine Stimmigkeit? Oder alles zusammen? Ab und zu ergeben sich Stimmungsschwankungen. Die sind oft nicht einfach auf einen Nenner zu bringen. Die Hormone oder die Umfeldbedingungen? Das muss man im Einzelnen checken.

Wie entwickelte sich am Arbeitsplatz das Verhältnis der Menschen zu mir? Zunächst: Meine Massenmail löste eine Welle der spontanen Hilfsbereitschaft aus. Ich habe sehr viele Briefe und

Mails von FreundInnen und KollegInnen bekommen. Die meisten waren sehr wohlwollend und aufmunternd. Vor allem wurde der Mut bewundert, den ich aufgebracht habe, um den Schritt der Geschlechtsangleichung zu gehen. Eine Kollegin brachte eine wichtige Funktion meiner Mails mit einem Satz auf den Punkt, indem sie mir schrieb: »Mit deinem offenen Umgang mit deiner Angleichung machst du es uns sehr leicht.« Keine Missverständnisse. Gerüchte waren damit eigentlich obsolet. Ich habe mit Einzelbriefen die Deutsche Forschungsgemeinschaft, den Wissenschaftlichen Vorstand (Dekan), den Medizinischen Vorstand, den Kaufmännischen Vorstand und den Vorstand der Pflege der Universitätsmedizin Mainz benachrichtigt. Ebenso ging ein Brief an den Präsidenten der Johannes-Gutenberg-Universität Mainz (JGU). Dieser letzte Brief ist mit einem schönen Erlebnis gekoppelt. Es zeigt, wie gut ich an der Universität Mainz aufgenommen wurde. Wenige Tage nach meinem ersten offiziellen Auftreten als Frau rief der Präsident der Universität Mainz mich vom Auto aus an. Er hatte gerade meinen Brief geöffnet und fragte, ob er mir jetzt schon irgendwie helfen könne. Ich bedankte mich und bemerkte, es handele sich zunächst nur um eine Information, ich würde aber bei Bedarf gern auf sein Angebot zurückkommen. Dennoch schlug er ein Treffen nach drei Monaten vor, weil er wissen wollte, wie es mir nach einer gewissen Anlaufzeit als Frau an der JGU gehe. Und tatsächlich rief mich seine Sekretärin am nächsten Tag an und machte einen Termin mit mir aus. Drei Monate später fuhr uns sein Chauffeur mit seinem Dienstwagen in ein Restaurant zum Mittagessen und ich hatte ein zweistündiges interessantes Gespräch mit ihm. In dessen Verlauf bemerkte der Präsident: »Ich möchte, dass Sie an dieser Universität arbeiten können. Das muss einfach gehen!« Dieses Erlebnis ist bei mir hängengeblieben. Es hat einen tiefen Eindruck bei mir hinterlassen und zeigt, welchen Ansporn ArbeitgeberInnen setzen können, wenn sie dem transidenten Menschen nicht nur mit Wohlwollen, sondern – wie in diesem Fall – auch mit Interesse entgegentreten.

Und das setzte sich an der JGU fort: Die Universität nimmt ausgehend von einer Initiative des Präsidiums an einem Diversitätsprogramm teil, in dessen Rahmen die Studierenden nach ihrer Situation hinsichtlich ihrer ethnischen Zugehörigkeit, ihres Geschlechts, ihrer Geschlechtsausrichtung und ihrer Geschlechtsidentität befragt werden. Es ist vorgesehen, hieraus Konsequenzen zu ziehen und das Klima an der Universität entsprechend auszubauen bzw. neu zu gestalten. Ich sitze in einem flankierenden Arbeitskreis, in den ich mich mit Know-how als Trans*frau einbringe.

Am Anfang war es schon komisch, zwischen den KollegInnen als Frau zu sitzen, seien es Kommissionen der JGU oder beispielsweise Sitzungen von Fachgesellschaften. Vor den ersten Meetings war ich aufgeregt. Ich achtete sehr auf mein Äußeres: mein schwarzer Bob, der etwas streng wirkte, dann auch, wenn möglich, eine Business-Kombination. Angst hatte ich aber nie. Dazu war ich zu selbstsicher. Schon vor meinem Coming-out hatte ich es geschafft, eine grundsätzliche Stimmigkeit zwischen meiner Erscheinung und meiner Eigeninterpretation als transidenter Frau herzustellen. Aber es war eben doch spannend zu schauen, wie die Menschen wohl reagieren würden. Denn Unsicherheiten konnten und durften sie wirklich zeigen. Ein Klassenkamerad hatte mir sinngemäß geschrieben: »Wie soll ich in fünf Minuten mit etwas klarkommen, wozu du mehrere Jahre gebraucht hast?« Wie recht er hat! In diesem Sinne ist jedem Menschen Unsicherheit zuzugestehen, und wir werden sehen, wieso es zu solchen Unsicherheiten kommt, wieso Trans*menschen diskriminiert werden und auch, wie Gleichgesinnte mit Diskriminierungen umgehen können (siehe Kapitel 4 L, Transphobie).

Zu meiner Überraschung passierte sehr wenig. Das war natürlich gut, aber manchmal war ich enttäuscht. Fragt mich denn keine(r), wie es mir geht? Und ob alles für mich klarläuft? Ist das denn was Selbstverständliches, wenn man das Geschlecht angleicht? Ein schlagendes Erlebnis war für mich die Bekanntgabe meiner Transidentität unter Studierenden eines medizinhistorischen Seminars. Da man wiederholt dieselben Gesichter sieht, entschloss ich mich, im letzten Semester vor meinem Coming-out die Angelegenheit rauszulassen, damit die Leute nicht bei Bekanntgabe der neuen Seminare im nächsten Semester ob des weiblichen Vornamens irritiert sind. In den letzten Minuten der letzten Sitzung sagte ich dementsprechend, dass ich etwas bekanntgeben wolle, dass ich ab März nächsten Jahres als Frau leben würde, und machte dann noch einige erklärende Sätze. Dann gab ich Gelegenheit zu Nachfragen. Schweigen im Raum.

Zögerlich meldete sich eine Studentin: »Darf ich fragen, wann wir die Hausarbeiten abgeben müssen?« Ich war völlig entgeistert, und die Geschichte sorgt heute noch für Gelächter. »Warum machst du so viel Aufhebens von der Sache – dann komm doch als Frau!« Das war die Botschaft, die ich mitnahm.

Noch nicht am Ende ...

Mein Angleichungsprozess lief gut und störungsfrei. Ich kann also nicht nur ohne Probleme weiterarbeiten, sondern es geht mir jetzt besser als vorher. Das liegt an der enormen Kraft, die ich aus meiner Angleichung schöpfe. Ich mag meinen Körper, ich fühle, alles ist passend. Ich kann mich bruchlos nach außen wenden. Das kompensiert die vielen geschilderten Reibungsverluste, die man hat, und das zum Teil wirklich anstrengende Leben, das man als Trans*mensch führt. Diese Energie kann man in die Arbeit investieren, nicht zuletzt aber in die Kontakte mit anderen Menschen. Durch meine Offenbarung habe ich zu meinen KollegInnen am Institut jetzt ein viel besseres, weil engeres Verhältnis – ein Umstand, mit dem ich selbst ehrlicherweise nicht gerechnet habe. Sie haben etwas Persönliches von mir empfangen und sie geben es zurück. Es sind hier Bande entstanden, die ich nicht mehr missen möchte und die dafür sorgen, dass mir menschlich und tief innen viel an den KollegInnen und MitarbeiterInnen am Institut liegt. Ich habe darum gebeten, dass mir offen gesagt wird, wenn etwas an mir schwierig ist. Und abgesehen von Komplimenten für mein Passing höre ich eben auch: »Livia, mach mal langsamer!« oder »Livia, reg dich nicht auf!«. So soll es sein!

Ein anderer Punkt ist mein Zuwachs an Vernetzung, denn ich wende mich mehr nach außen. Den Arbeitskreis »Diversität« hatte ich erwähnt. Ferner bin ich Mitglied im Internationalen Arbeitskreis Alte Medizingeschichte, im Junior-Campus der JGU (Verbindung Universität und Schule), im Beirat der »Schule des Sehens« (Öffentlichkeitsarbeit der JGU), im Koordinationsausschuss des Forschungsschwerpunkts Kulturwissenschaft und im Arbeitskreis der museologischen Sammlungsbeauftragten der JGU. Ferner bin ich Vorsitzende des Forschungsverbundes Universitätsgeschichte der JGU. Schließlich – und nicht zuletzt – hat man mich zur Gleichstellungsbeauftragten für den wissenschaftlichen Dienst der Universitätsmedizin Mainz gemacht. Und das nur drei Monate nach meinem Coming-out. Man schenkt mir Vertrauen und ich denke, ich rechtfertige das mit meiner Arbeit. Ich habe den Prozess der offiziellen Angleichung ohne einen einzigen Krankheitstag und ohne jeden psychischen Zusammenbruch überstanden. Und das bei wachsender Beanspruchung nicht zuletzt durch die zunehmenden Verpflichtungen unseres Instituts. Und man brät mir keine Extrawürste. Man verhandelt hart mit mir. Man behandelt mich wie jede andere WissenschaftlerIn auch. So soll es sein!

Ich bekomme etwas – aber ich gebe auch etwas zurück. Ich möchte, dass andere Menschen von meiner Weltsicht als transidentem Menschen profitieren. Das macht sich vor allem in der »Gleichstellungsarbeit« bemerkbar. Hier geht es allgemein um den Kampf gegen die Benachteiligung von Frauen im Beruf und um die Diskriminierung von Minderheiten. Unter anderem telefoniere ich mit Frauen, die sich an unserer Universität auf eine Professur bewerben wollen. Ich rede mit ihnen über die Situation, wenn man einen Probevortrag halten muss oder wenn man interviewt wird. Ich spreche über die unterschiedlichen Wahrnehmungen von Männern und Frauen: »Ich sage Ihnen jetzt mal, wie das aus Männersicht abläuft, denn ich lebe erst seit März diesen Jahres als Frau.« Die Dame am anderen Ende der Leitung hört interessiert zu. Im Fortbildungsseminar über »Geschlechterkommunikation« spreche ich über die unterschiedlichen Einstellungen von Männern und Frauen zum Arbeiten und über die Auswirkungen auf den verbalen Austausch. Ich weiß, wie beide Geschlechter ticken. Ich integriere meine Erfahrungen, die verzweifelten Versuche der wissenschaftlichen Welt, mich als Mann zu sozialisieren, und die Wahrnehmung des Aushandelns von Problemen unter Frauen. Die TeilnehmerInnen hören interessiert zu.

Was ist bis jetzt der Stand der Dinge? Manche mögen sagen: »Livia Prüll, du Glückspilz! Deine Vorbereitungen auf deine Angleichung liefen gut. Der Beruf ist stimmig, die Umgebung passt, die Umgebung der Familie passt!« Es ist klar, dass dann alles positiv klingt. Aber bei vielen ist das nicht so. So mancher Trans*mensch trifft in der Verwandtschaft auf Unverständnis und bleibt in Ängsten und hilflosen Aktionen stecken, bekommt Probleme in Betrieben, wo die Heteromänner es als »Ehrverletzung« sehen, wenn eine Trans*frau in High Heels herumläuft. Denn eine »richtige« Frau hat Sex-Appeal und man muss potenziell »etwas mit ihr anfangen können«. Auch macht die Trans*frau einen sicher an, denn Trans*frauen »wollen doch alle nur Sex«. Diese Vorurteile gibt es in der Tat. Und es stimmt, viele haben eine schwierige Geschichte und es geht ihnen schlechter als mir, nicht wenige verlieren ihren Job, werden Hartz-IV-EmpfängerInnen und können sich noch nicht einmal eine Perücke leisten.

Aber ist das wirklich der springende Punkt an meiner Geschichte? Sollten wir nicht umgekehrt argumentieren? Meine Geschichte zeigt, dass man sein Vorgehen planen und Fallstricken ausweichen kann. Sie zeigt, wie es sein *kann,* wenn die Umgebung Verständnis zeigt und wenn die soziale Situation im Beruf passt. Sie zeigt, dass der Griff nach Psychiatrielehrbüchern abwegig ist, wenn man erklären will, wie die Gesellschaft mit Trans*menschen umgehen sollte. Denn die Geschichte von mir und meiner Herzdame passt nicht zu derjenigen eines vermeintlich »sexuell gestörten« Mannes. Im Gegenteil zeigen meine Ausführungen, welche Potenziale transidente Menschen haben, wenn sie mit ihrer Identitätsvariante positiv integriert werden. Sie zeigen, dass die Gesellschaft das, was sie in transidente Menschen investiert, auch mehr als zurückbekommt. Ich begreife meine Erlebnisse als Ansporn, anderen Menschen zu erklären, was Transidentität ist, damit die allgemeinen Umfeldbedingungen besser werden. Am Ende sollte es so sein, dass die »Trans* im Glück« eben keine AußenseiterIn mehr ist.

Wir haben jetzt gesehen, welchen Weg wir von der Entdeckung unserer Identität bis zur freien Entfaltung in unserem privaten und beruflichen Umfeld gehen können. Wenn wir jetzt im Wunschgeschlecht am Schreibtisch sitzen oder an der Maschine stehen, merken wir, dass wir noch mit mindestens drei Herausforderungen konfrontiert werden, denen wir uns stellen müssen. Erstens ist meine Herzdame staatlicherseits, das heißt »offiziell«, noch keine Frau. Zweitens stößt sie – das habe ich schon mehrfach angedeutet – auf Abneigung in der Gesellschaft, und wir haben uns noch nicht damit beschäftigt, was für eine Abneigung das ist und woher sie kommt. Drittens schließlich sind wir ja nicht der einzige Trans*mensch auf diesem Planeten. Wir lernen daher Gleichgesinnte kennen, ja, wir brauchen sie sogar. Mit diesen drei Punkten, mit denen wir verstärkt vor allem nach dem Coming-out konfrontiert werden, beschäftigen wir uns jetzt.

K Die Personenstandsänderung

Wir haben unser Coming-out gehabt und versuchen jetzt, uns im Wunschgeschlecht einzuleben. Was uns dann bald fehlt, ist die »öffentliche Bestätigung«, dass wir dieses Geschlecht jetzt haben und dass unser neuer Vorname auch registriert wird. Änderung von Geschlechtseintrag und Vornamen sind die »große Lösung«, die Beschränkung auf die Vornamensänderung ist die »kleine Lösung«. Es handelt sich insgesamt um die Personenstandsänderung. Bei diesem offiziellen Akt stößt man auf Reglementierungen des Gesetzgebers und dann, im Rahmen seiner Verordnungen, auf die Psychotherapie. Denn die Personenstandsänderung wird seit 1980 nach dem Transsexuellengesetz (TSG) geregelt. Die historischen Wurzeln, die zum Verständnis dieses Gesetzes notwendig sind, werden in diesem Buch an anderer Stelle erörtert. Uns geht es an dieser Stelle um die Grundbestimmungen dieses Bundesgesetzes, das landesweit den Umgang mit Transsexuellen regelt (vgl. Kapitel 5 A). Nach diesem Gesetz dürfen der Vorname sowie das Geschlecht geändert werden, wenn drei Dinge bezeugt werden:

1. Es handelt sich bei der KandidatIn um einen transidenten Menschen.
2. Die KandidatIn hat seit mindestens drei Jahren den zwanghaften Wunsch, im anderen Geschlecht zu leben.
3. Dieser Wunsch ist dauerhaft und wird sich nicht mehr ändern.

Wie bereits erwähnt, ist die Durchführung einer geschlechtsangleichenden Operation seit Beginn des Jahres 2011 laut Beschluss des Bundesverfassungsgerichts nicht mehr erforderlich. Dies ist den meisten transidenten Menschen bekannt, ich betone es aber dennoch hier, weil es Laien interessieren könnte und weil dies selbst in Neuauflagen der gängigsten Lehrbücher der Psychiatrie noch nicht bekannt gegeben wird (vgl. Kapitel 4 L, Transphobie).

Wie nun werden die oben genannten drei Punkte gecheckt? Zuständig ist das Amtsgericht der Gemeinde, in der der transidente

Mensch seinen ersten Wohnsitz hat. Umgesetzt wird der Check durch zwei Gutachten, die von »Sachverständigen« angefertigt wurden, »die auf Grund ihrer Ausbildung und ihrer beruflichen Erfahrung mit den besonderen Problemen des Transsexualismus ausreichend vertraut sind«. Da die Personenstandsänderung meist vor der GA-OP beantragt wird, kann man die Gutachten meist auch für Letztere verwenden. Dabei handelt es sich meistens um PsychotherapeutInnen bzw. PsychiaterInnen. Sind beide Gutachten »positiv«, dann fällt das Gericht, eventuell aufgrund einer eigenen Anhörung, die endgültige positive Entscheidung. Sind beide Gutachten negativ, erfolgt meist eine Ablehnung. Ist ein Gutachten positiv, das andere hingegen negativ, entscheidet das Gericht. Innerhalb der folgenden Wochen nach dem Gerichtstermin erhält man dann einen vorläufigen Bescheid, während die rechtskräftige Entscheidung noch einige Wochen, eventuell zwei auch Monate, auf sich warten lässt.

Auf die Auswahl der GutachterInnen, die für den Verlauf des Vorgangs sehr entscheidend sein kann, hat man nur dann Einfluss, wenn man die Kosten selbst trägt. Einen Antrag auf Bezuschussung bzw. Kostenübernahme durch das Gericht kann man nur stellen, wenn man entsprechend dem eigenen Einkommen die Kosten nicht tragen kann. Ich selbst habe in Rheinland-Pfalz meine Personenstandsänderung durchgeführt und musste 2.500 Euro »Gutachtervorschuss« zahlen. Meine Gutachtervorschläge wurden berücksichtigt. Die Gutachten kosteten mich insgesamt 1.500 Euro, denn ca. 1.000 Euro wurden mir nach Abschluss des Vorgangs von der Finanzbehörde rücküberwiesen. In Telefonaten mit dem Amtsgericht wurde mir gleich zu Beginn mitgeteilt, dass es ein halbes Jahr bis Jahr dauern könne, da das Gericht überlastet sei, die Transsexuellen immer mehr werden würden und man in Frankenthal für alle Fälle in Rheinland-Pfalz zuständig sei. Insgesamt ging es bei mir glatt und ich war nach acht bis neun Monaten dann stolze Besitzerin zweier neuer Ausweisdokumente (Reisepass, Personalausweis). Manchmal zieht sich das Verfahren aber über ein Jahr hin.

Ein wichtiger Punkt ist in diesem Zusammenhang die Existenz eines Ergänzungsausweises, der durch die Deutsche Gesellschaft für Transidentität und Intersexualität (DGTI) ausgestellt werden kann und der in Verbindung mit dem Reisepass oder Personalausweis genutzt wird. Dieser Ausweis hilft einem bei der Überbrückung der Wartezeit bis zum Erreichen der Personenstandsänderung, da man damit umgezogen im Wunschgeschlecht ins Ausland reisen kann. Die Bedeutung dieses Passes wird immer wichtiger, denn verschiedene Berufsgruppen wollen ihn für die Ausstellung von Dokumenten anderer Behörden nutzen. So habe ich als Gleichstellungsbeauftragte eine Nachfrage erhalten, ob ein Studierendenausweis mit dem Namen des Wunschgeschlechts auf der Grundlage des Ergänzungsausweises ausgestellt werden kann. Das sollte eigentlich möglich sein, denn der Nachweis der Transidentität ist bei der DGTI durch die eingesandten Dokumente hinterlegt. Allerdings ist noch daran zu arbeiten, dass der Ausweis auch wirklich anerkannt wird. Ich selbst hatte beim Grenzübertritt in die Türkei und in Deutschland im Rahmen einer Auslandsreise Probleme: Drei türkische Beamte standen um mich herum und musterten meinen derzeit gültigen Pass mit männlichem Namen, dann den Ergänzungsausweis, um schließlich mich als Trans*frau zu mustern. »Papa, warum stellen die sich so an?«, fragte mich mein Sohn. »Ich weiß nicht«, erwiderte ich. Eine türkische Beamtin trat hinzu und sprach kurz mit den Herren. Dann ließ man mich passieren.

Ein deutscher Grenzbeamter sagte mir: »Den Pass kenn' ich nicht. Was soll ich denn machen, wenn Sie Ihr Äußeres so verändern, dass ich Sie nicht identifizieren kann?« Ich erwiderte: »Und was soll ich machen, ich bin eine Trans*frau?« Er sagte: »Stimmt« – und ließ mich ziehen. Kleine, aber ärgerliche Episoden.

Dies die nüchternen Fakten und mein Beispiel. Die ganze Prozedur ist allgemein betrachtet skandalös und ein Hohn. Skandalös ist sie, weil transidente Menschen allein dadurch pathologisiert werden, dass sie sich für die Namens- und Geschlechtsänderung bei PsychiaterInnen vorstellen müssen. Dies sorgt bei Menschen, die der Medizin nicht nahestehen, für Verunsicherung und schürt deren Krankheitsgefühl. Das Verfahren beschädigt damit potenziell das Selbstwertgefühl der Gleichgesinnten und das Selbstständigwerden im neuen offiziellen Geschlecht. Damit sind die Gutachten für die Integration von transidenten Menschen in die Gesellschaft keine Hilfe, sondern eine Behinderung (Güldenring, 2013, S. 173; siehe auch die kritische Haltung von Rauchfleisch, 2016, S. 206 f.).

Sie sorgen eventuell dafür, dass Menschen Sozialhilfe und medizinische Behandlung brauchen, die sonst reibungslos im neuen Geschlecht gearbeitet hätten. In einer zum Teil zu großen Anzahl von Sitzungen wird nach Krankheitszeichen gesucht (Luethi, 2013, S. 52 f.; Meyer, 2015, S. 76 f.).

Auch ist es keinesfalls so, dass es sich hier um einen rein formalen Akt handelt. Viele kommen durch das Verfahren durch. Ich habe aber auch von Fällen gehört, wo die RichterIn die Personenstandsänderung aus nicht nachvollziehbaren Gründen bzw. persönlichen Eindrücken abgelehnt hat. Einen Abklatsch von diesem Umstand habe ich selbst erfahren, indem die Richterin mich fragte, ob ich die GA-Operation ins Auge gefasst habe. Man brauche das ja nicht mehr, aber sie frage »einfach nur so«. Es handelte sich um einen Check, »denn so eine Personenstandsänderung ist ja eine große Sache und in der Regel nicht mehr umkehrbar«. Sie musterte mich dann und bemerkte schließlich: »Na ja, Sie wirken ja sehr gefestigt!« Das konnte ich nur freudig bejahen und erhielt das »Jawort«.

An dieser Episode lässt sich erkennen, wie das gesamte Verfahren von subjektiven Parametern beeinflusst wird. Und es ist ein Hohn, weil kein Mensch das Recht hat – weder JuristInnen noch PsychiaterInnen –, darüber zu entscheiden, ob die jeweilige Person sich psychisch im Gegengeschlecht fühlt oder nicht. Dies alles kann nur jeder Mensch selbst mit sich ausmachen. Im Zusammenspiel kontrollieren Politik und Medizin die Verwirklichung der Normvariante »Transidentität« auf der Basis eines konservativen Familienbilds. Aus diesem Grund sollte das ganze Verfahren abgeschafft werden, PsychiaterInnen und PsychotherapeutInnen sollten sich eigentlich weigern, Gutachten zu verfassen und daran teilzunehmen. Flankierend zur Abschaffung des Transsexuellengesetzes (TSG) müssten allerdings mindestens zwei Vorgänge gestartet werden: Erstens müssten Verhandlungen mit den Krankenkassen geführt werden, damit die medizinischen Kosten übernommen werden, obwohl eine Entpathologisierung stattgefunden hat. Zweitens müsste die behördliche Ausstellung von Pässen so geändert werden, dass eine Änderung von Vornamen und Geschlecht von jeder Person gegen Entrichtung der üblich anfallenden Bearbeitungsgebühren vorgenommen werden kann.

Zum ersten Punkt: Das ist ein heißes Eisen, da natürlich die Leistung der Krankenkassen an die Verifizierung eines pathologischen, das heißt krankhaften Zustands gekoppelt ist. Das TSG war in dieser Hinsicht ein enormer Fortschritt, da transidente Menschen aus ihrem Schattendasein heraustraten und überhaupt wahrgenommen wurden, ja, dass sogar der Zugang zu medizinischen Maßnahmen geregelt wurde (siehe Kapitel 5 A). Der Preis dafür allerdings war hoch: die institutionalisierte Pathologisierung. Dieser Zustand ist nunmehr überholt. Es gilt nun, die Pathologisierung aufzubrechen und endlich dafür zu sorgen, dass transidente Menschen als MitbürgerInnen mit einer Geschlechtsidentitäts*variante* und nicht mit einer Geschlechtsidentitätsstörung angesehen werden (siehe auch: Güldenring, 2013, S. 161). Mit den Krankenkassen sind auf dieser Basis Verhandlungen zu führen. Der Hintergrund hierfür ist das Gebot, auch prophylaktische Maßnahmen zu bezahlen. In diesem Sinne könnten also auch ohne Weiteres finanzielle Integrationshilfen geboten werden, die Zufriedenheit schaffen und die Auseinandersetzung mit der Umwelt erleichtern. Sämtliche medizinische Maßnahmen, beispielsweise das Epilieren, die geschlechtsangleichende Operation und andere ästhetische Verfahren, könnten somit von der Kasse übernommen werden. Für eine derartige Politik gibt es Vorbilder, denn es werden durchaus nichtpathologische Zustände von den Krankenkassen bezahlt: Eine schwangere Frau, die im Krankenhaus entbindet, muss nicht selbst zahlen (siehe auch Kapitel 5 B).

Ich komme zum zweiten Punkt: Der Geschlechtseintrag könnte generell abgeschafft werden, wie es schon in Australien und Neuseeland der Fall ist. Nach neuesten juristischen Überlegungen gibt es für Deutschland keine stichhaltigen Bedenken gegen diesen Schritt, auch wenn Regelungen betreffend Frau und Mann die Gesetzgebung an verschiedensten Punkten beeinflussen. Diese Regelungen können problemlos geändert werden, ohne dass es große Schwierigkeiten machen würde. Das bekannteste, immer wieder strapazierte Beispiel ist dasjenige der öffentlichen Toiletten. Dies ist eine klare Scheindebatte, die letztlich nur zum Austragungsort des Kampfes zwischen verschiedenen Weltanschauungen dienen soll – Anhänger einer moderaten Einstellung gegenüber den Geschlechtern stehen gegen solche einer konservativen Familienpolitik. Denn die Lösung ist denkbar einfach: gemeinsame Toiletten. In Basel im Schweizer Bahnhof (SBB) findet sich eine solche öffentliche Toilette. Links und rechts befinden sich abschließbare Toiletten, in der Mitte gibt es Stationen mit Waschbecken und Spiegel, am Ende der einen Toilettenreihe befindet sich sogar ein Schminktisch mit Kosmetiktüchern. Ich bin dort öfter. Probleme habe ich nie beobachtet.

Wenn schon der Geschlechtseintrag nicht gänzlich abgeschafft wird, so sollte es zumindest jedem Menschen möglich sein, den Geschlechtseintrag selbst zu bestimmen. Dagegen spricht gar nichts. Noch einmal: Kein Mensch kann bestimmen, welchem Geschlecht man zugehörig ist, da das Geschlecht nicht nur von der biologischen Phänomenologie bestimmt wird, sondern auch von sozialen und psychologischen Parametern. Wenn man die entsprechende Bearbeitungsgebühr bezahlt, sollte man also seinen Geschlechtseintrag ändern können. Seltsam: Welche schwierigen Verfahren im Zusammenhang mit der Ummeldung von Autos und ersten und zweiten Wohnorten, Staatsangehörigkeiten etc. werden toleriert und gegen die entsprechenden Bearbeitungsgebühren ohne mit der Wimper zu zucken in Angriff genommen. Aber beim Geschlechtseintrag ist das anders. Hier sperren sich die Gemüter aufgrund der tief eingefleischten konservativen Vorstellungen von der unerschütterlichen Mann-Frau-Dichotomie.

Ein anderes Element neben der statischen Verharrung in traditionellen Geschlechtervorstellungen ist die Angst vor Menschen, die diese freiheitlichen Optionen ausnutzen könnten. Dazu gehören diejenigen, die theoretisch in betrügerischen Absichten zum »Bürgerservice« gehen könnten. Doch wie sollte dies gehen? Jemand, der mit einem gefälschten Pass unterwegs sein will, lässt sich den Geschlechtseintrag nicht offiziell ändern. Des Weiteren wäre es möglich, dass ein Mensch nicht transident ist, sondern aufgrund einer psychiatrischen Krankheit den wahnhaften Drang zum anderen Geschlecht besitzt. Dieses Phänomen wäre dann meist dem Krankheitsbild einer Schizophrenie zuzuordnen. Hierzu sind zwei Dinge zu sagen: Erstens werden diese Menschen, bei denen es sich wirklich um psychiatrische PatientInnen handelt, meist in die Behandlung von PsychiaterInnen gelangen, die ihnen dann effektiv weiterhelfen können. Zweitens wäre selbst ein offiziell geänderter Geschlechtsein-

trag kein Problem. Wem würde das schaden? Der PatientIn selbst mit
Sicherheit nicht, denn der schädliche Einfluss einer solchen »Wahn-
bestätigung« hielte sich sicher in Grenzen. Und der Eintrag ließe
sich auch entsprechend schnell rückgängig machen. Wenn Num-
mernschilder von Autos geändert werden können, dann auch das
»w« in ein »m« und umgekehrt. Schließlich darf auch ein Mensch,
der an einer Schizophrenie leidet, eine Transidentität haben, und
er hat ebenso wie andere Transidente ein Recht auf Ausleben seiner Identität.

Wir können subsumieren: Das »Personenstandsgesetz«, das einst-
mals ein gescheiter Anfang zur Überwindung der Ausgrenzung von
transidenten Menschen war, ist mittlerweile zum Skandalon geworden, das abgeschafft werden sollte, da es einer Akzeptanz transidenter
Menschen nur im Weg steht. Daher sollte von allen Trans*selbsthilfegruppen entsprechender Druck auf die Politik und auf die Medizin
ausgeübt werden. Und am besten wäre es, wenn die Fachvertreter-
Innen der Psychiatrie, die hier ein Einsehen haben, endlich mitma-
chen würden (vgl. zu Einzelheiten des Verfahrens auch: Netzwerk
Trans*-Inter*-Sektionalität, 2014, S. 31–42).

L Transphobie: die Abneigung gegen
transidente Menschen

Auch wenn unsere Herzdame jetzt offiziell eine Frau ist: Das transidente Leben stellt wie schon angedeutet eine Provokation für die
Mitmenschen dar. Aus ganz unterschiedlichen Gründen haben
nicht wenige Menschen nach wie vor Probleme mit dem Phänomen »Transidentität«. Meine Herzdame begegnet diesen Menschen
und muss auf sie reagieren. Statistisch sind die häufigsten Orte der
Diskriminierung vor allem der Arbeitsplatz und der Gesundheits-
bereich. Immer noch taucht der Verdacht der Lüge und des Betrugs
auf. Daher ist es für einen transidenten Menschen wichtig, darüber
etwas zu wissen. Und auch alle Interessierten sollten dies wissen –
nicht zuletzt, um den entsprechenden AggressorInnen Einhalt zu
gebieten. Denn Transphobie ist antidemokratisch. Sie verweigert
Trans*menschen unter Umständen das Ausleben ihrer Identität und
bringt sie im Extremfall sogar um (Meyer, 2015, S. 72–75).

Zunächst einmal zur Klärung des Begriffs: »Transphobie« meint eine ablehnende bzw. feindliche Gesinnung gegenüber transidenten Menschen, ohne dass damit bezeichnet wäre, wer eine derartige Haltung einnimmt und warum. Die unterschiedlichen Typen von Transphobie und ihre TrägerInnen werden wir uns im Folgenden anschauen.

Wir können dabei meines Erachtens drei Gruppen unterscheiden: Erstens die TrägerInnen von etwas, das man als *allgemeine Transphobie* bezeichnen kann. Hierbei handelt es sich um grundlegende Vorbehalte, die relativ weit verbreitet sind und letztlich potenziell bei jeder MitbürgerIn vorkommen können. Zweitens geht es um *professionelle Transphobie.* Damit ist eine kritische Haltung gemeint, die »ExpertInnen« auf der Grundlage ihres Umgangs mit transidenten Menschen entwickeln oder potenziell einnehmen. Drittens schließlich kann man von einer *ideologischen Transphobie* sprechen. Diese betrifft Menschen, die aufgrund ihres Weltbilds eine grundsätzliche Gegnerschaft zu transidenten Menschen aufbauen. Nacheinander werde ich mich im Folgenden diesen drei Gruppen widmen.

Die allgemeine Transphobie

Wir beginnen mit der allgemeinen Transphobie, da sie grundsätzlich ist und die Mehrheit der Trans*gegnerInnen ausmacht. Zunächst einmal ist zu konstatieren, dass sie relativ ungerichtet und diffus ist. Ein Grund ist oft schlichtweg, dass transidente Menschen »anders« sind als gewohnt. Das Fremde macht Angst und nimmt einem das Gefühl von Sicherheit, das man sonst im Umgang mit Mitmenschen hat (Rauchfleisch, 2007). Daher kann es passieren, dass zunächst einmal eine Hemmschwelle im Kontakt mit dem transidenten Menschen vorliegt, die überwunden werden muss, soll ein zwangloser Kontakt hergestellt werden. Das Argument der »Fremdheit« ist aber ein schwaches Argument. Denn wir haben Mechanismen, dieses Gefühl und diese Einstellung zu überwinden, indem wir bei näherem Kontakt mit der betreffenden Person bei einer offenen Grundeinstellung nach Gemeinsamkeiten suchen. Die Stimme, das Gesamtauftreten und ein verbindlicher Umgang können hier Türöffner sein, um eine zwanglose Kommunikation zwischen einem fremd aussehenden Menschen und einem »Otto Normalverbraucher« zu ermöglichen. Denken wir an das genannte Beispiel des Zauberer-ähnlichen Menschen, der eine Fahrplanauskunft wünschte. Daher ist »Fremdheit« oder »Anderssein« im Hinblick auf Transphobie kein ausreichendes Argument. Hinzu kommen müssen andere Faktoren, und es handelt sich meines Erachtens um die zwei folgenden Gesichtspunkte:

– Wir haben den unbedingten Drang, das *Geschlecht zuzuordnen*. Geht das nicht, werden wir verunsichert.

– Wir erkennen oft, dass wir *uns selbst nicht völlig einheitlich einem Geschlecht zuordnen können*. Das macht Angst. Es stellt sich eventuell sogar die Frage: Bin ich selbst auch transident? Wir werden unsicher.

Zunächst zur Frage der Zuordnung generell: Warum haben wir den Drang, uns einem Geschlecht zuzuordnen? Das hat meines Erachtens tiefsitzende Gründe, die im Wesentlichen mit drei Faktoren zusammenhängen: (1) Wir wollen das Geschlecht zur *allgemeinen Kontaktaufnahme* bzw. zur *Partnersuche* ausloten. Wenn nicht dauernd, so doch manchmal bzw. potenziell. Daher ist es nicht egal, ob wir einem männlichen oder weiblichen Wesen gegenübertreten. Ganz unterschiedliche Gefühle werden hier bei uns wachgerufen und wir wollen daher wissen, was wir zu erwarten haben. Im Folgenden ein Beispiel hierzu: Eine hübsche junge Frau sitzt in einem Café, das wir betreten. Sie ist apart gekleidet, insgesamt gut zurechtgemacht und sie lächelt uns erwartungsfroh an.

Begegnet ein heterosexuell orientierter Mann dieser Frau, sagen wir bei der Arbeit in der Mittagspause, so würde er sich, gesetzt den Fall, er hat nicht andere Sorgen, gern zu ihr setzen. Das gewinnende Lächeln, die weibliche Gestik und der Habitus wecken das Gefühl, dass es sich hier um eine potenzielle Partnerin handeln könnte. Dies ist der Fall, auch wenn der Mann nicht auf Partnersuche ist. Es handelt sich schlicht um den Kick, der gern gefühlt wird und – ist Mann bereit dazu – gern erlebt wird. Wichtig zu beachten ist, dass dieses Wohlgefühl in Gegenwart einer Frau auch bei einem Mann auftritt, der nicht »grapscht« und sexuelle Belästigung von Frauen strikt ablehnt. Das Gefühl hat Mann eben gern, das Geschlecht ist nicht egal.

Natürlich könnte die beschriebene Dame auch für eine lesbische Frau attraktiv sein. Schließlich und nicht zuletzt aber auch für alle diejenigen Menschen, die sich gerade gern mit einer jüngeren Frau unterhalten würden. Denn mit ihrem Erscheinungsbild verbindet sich die Erwartung ganz bestimmter Reaktionsweisen und ganz bestimmter Gesprächsthemen. Wir würden in der beschriebenen Szene nicht erwarten, dass derbe Witze gerissen werden, sondern eher, dass freundliche, warme Töne angeschlagen werden. Wir merken an dieser Stelle auch, dass die Bedeutung der Geschlechtszuordnung an den Kontext gebunden ist und an die Erwartung, die wir in diesem Moment an die Person haben. Säße die erwähnte junge Frau beispielsweise in einer Eckkneipe, in der wir ein Fußballspiel anschauen wollen, würden viele Männer sich nicht zu ihr setzen. Diese haben eher den Fanschal um den Hals und wollen dann laut sein dürfen. Für ein gepflegtes, ruhiges Gespräch – das ist es, was die Frau signalisiert – ist da nicht die rechte Zeit. Umgekehrt wäre es ein Problem, wenn wir ein ruhiges Café aussuchen wollen, um dort eine Tasse Kaffee zu trinken, und dort läuft ausnahmsweise der Fernseher, weil die Live-Übertragung eines Fußballspiels von einigen Fans angeschaut wird. Säße unsere lächelnde Dame jetzt dort, gewänne sie für den eintretenden Herrn, der sich Ruhe gönnen will, eindeutig an Attraktivität. Mit der Erwartungshaltung an ein nettes Gespräch, die durchaus an das Geschlecht gekoppelt ist, würde er sich vielleicht an ihren Tisch setzen.

Wir widmen uns einem anderen Beispiel: Wir gehen in einem Bankenviertel umher und treffen auf einen jüngeren, smart gekleideten Herrn im Anzug mit Krawatte. Seine Arme sind verschränkt. Er hat einen klaren, entschiedenen Blick, der nach vorn gerichtet ist.

Für den genannten Herrn gilt in Geschlechterperspektive das Gleiche wie für die oben erwähnte Dame, nur unter anderen, umgekehrten Vorzeichen: Eine Dame, die auf Partnersuche ist, würde diesen Herrn eventuell attraktiv finden. Es würde ihr auf alle Fälle dann einen Kick geben, sich mit ihm zu unterhalten. Das Geschlecht setzt also auch hier die Vorzeichen. Auch strahlt die beschriebene männliche Person die männlichen Werte aus, die in unserer Gesellschaft als vorbildlich angesehen werden: Willen, Entschlossenheit,

Ehrgeiz, Tatkraft, Energie. Und auch unabhängig von der Frage der Partnerwahl würden wir im Rahmen einer Kontaktaufnahme eine bestimmte Erwartungshaltung haben. Würden wir diesen Menschen genau in der obigen Szenerie – inmitten eines Bankenviertels in einer Großstadt – um den Weg fragen, so würden wir unterstellen, dass seine Reaktion mit genau den beschriebenen Eigenschaften unterlegt ist. Unsicherheiten würde er wahrscheinlich kaum zeigen. Sollte er den Weg nicht wissen, würden wir hier wahrscheinlich einen Tipp erwarten, bei wem oder wie wir uns weiter erkundigen könnten. Wir würden auf alle Fälle erwarten, dass er in einer klaren und direkten Sprache antwortet. Wir würden wahrscheinlich auch erwarten, dass er in seinen Handlungen sehr strukturiert ist. Seine vor der Brust verschränkten Arme signalisieren Abwehr, sein Blick die Konzentration auf ein Vorhaben. Er hat nicht viel Zeit. Das bedeutet also: (2) Die *Lebenssituation,* in der wir uns gerade befinden, macht die Einschätzung des Geschlechts unseres Gegenübers zuweilen zu einem nicht unwichtigen Faktor.

Für den Wunsch nach Zuordnung des Geschlechts haben wir aber auch noch einen anderen, dritten Grund: (3) Wir haben ein *archaisches Sicherheitsbedürfnis.* Jeden unbekannten Menschen, den wir treffen, checken wir bewusst oder unbewusst nicht nur danach ab, ob er uns liegt oder nicht, sondern auch danach, ob von ihm Gefahr für uns ausgeht oder nicht. Auch hier spielt das Geschlecht als beitragender Parameter eine nicht unbedeutende Rolle, wie wir an den nächsten beiden Beispielen sehen werden.

Stellen wir uns eine junge Frau vor, die sich nachts in einem Parkhaus aufhält. Die Atmosphäre ist unheimlich, es ist ansonsten kein Mensch zu sehen. Die Frau umklammert mit den Händen ihre Tasche. Ferner schaut sie gebannt in eine Richtung. Sie hat ganz offensichtlich Angst. Gesetzt den Fall, wir würden vor ihr stehen: Die Impulse, die ihr Anblick bei uns auslöst, sind von einem ganzen Set von Eindrücken bestimmt, unter die eben auch das Geschlecht der Person fällt. Wir denken: Da ist eine hilfsbedürftige Person in Gefahr. Dass es sich um eine junge Frau handelt, bestärkt bei uns den Eindruck, dass hier jemand Hilfe braucht. Instinktiv würden wir schauen, worauf die Dame blickt, da es uns auch gefährden könnte. Ansonsten würden wir der Dame wahrscheinlich unsere Hilfe anbieten und wir würden sie fragen, wie es ihr geht: »Ist alles okay? Ist etwas passiert?« Unsere Erwartung wäre sicherlich nicht, dass sie plötzlich einen Revolver aus der Tasche zieht und uns damit bedroht oder erschießt. Die Tatsache, dass es sich eben um eine junge Frau handelt, ist hier nicht unerheblich. Sie determiniert ganz entscheidend unser weiteres Handeln, das sich wahrscheinlich in Richtung »Hilfe« oder »Mithilfe« ausrichtet.

Einen anderen Fall mit umgekehrten Vorzeichen betrachten wir im nächsten Beispiel: Nehmen wir an, auf einem nebligen Waldweg käme eine Person auf uns zu. Nur schemenhaft können wir im Nebel deren Umrisse erkennen. Die muskulöse Person hat die Hände in den Hosentaschen, eine kurze Jacke, kurze Haare. Wiederum ist die Atmosphäre nicht einladend, sondern unheimlich, und wiederum ist kein anderer Mensch weit und breit zu sehen. Da die Situation nicht zum Wohlfühlen ist, versuchen wir, die Person vor uns einzuordnen. Aus der Ferne betrachtet, macht sie nicht den Eindruck, als ob sie Angst hätte. Und unsere zusätzlich erhobene Geschlechtseinordnung ist an dieser Stelle wieder nicht unerheblich. Wir denken, es handelt sich wohl um einen Mann. Wahrscheinlich kämen wir jetzt nicht auf die Idee, zu fragen, ob wir ihm irgendwie behilflich sein könnten, beispielsweise, ob er etwas verloren hätte. Im Gegenteil geht es hier darum, uns selbst zu schützen. Und wir überlegen in dieser Situation, ob wir nicht lieber den Rückwärtsgang einlegen sollten. Dieser Gedanke durchzuckt nicht nur Frauen, denn Männer werden ebenfalls überfallen und ausgeraubt. Erneut trägt also die Geschlechtszuordnung ganz wesentlich zu unserer Orientierung bei. Und ebenfalls spielt natürlich der Kontext eine entscheidende Rolle.

Die genannten Beispiele zeigen also: Wir wollen und müssen das Geschlecht zuordnen, vor allem aus Gründen der PartnerInnenwahl, der Feinderkennung und -abwehr, aber auch generell zur Einschätzung von Lebenssituationen. Gelingt diese Zuordnung nun nicht, sind wir irritiert. Wir wissen nicht, wie wir die betreffende Person einschätzen sollen. Unser inneres Bedürfnis nach Klärung dieser Frage wird nicht befriedigt.

Wie reagieren die Menschen auf die Herausforderung, wenn das Geschlecht *nicht* sicher zugeordnet werden kann? Diejenigen Menschen, die sich selbst gut kennen und eine Haltung zu dem Thema haben, reagieren oft gelassen. Sie haben die Kapazität, um sich auf das transidente Gegenüber einzulassen, sie fragen nach, zeigen zum Teil manifestes Interesse an einer Welt, die sie nur vom Hörensagen kennen. Ich selbst habe schon zu vielen Gelegenheiten sehr interessante Alltagsgespräche geführt, in denen es um meinen Umgang mit äußeren und inneren Problemen ging. Ich habe mich mal im Bistro in der Bundesbahn eine ganze Zeit lang mit einer Dame unterhalten, die sehr interessiert bei mir nachgefragt hat, wie mein Leben als transidente Frau läuft. Und sie hat sich danach für die angenehme Reisebegleitung bedankt.

Manchen Menschen bereitet die fehlende Zuordnungsmöglichkeit zu einem Geschlecht allerdings tatsächlich Probleme. Ein Grund dafür kann eine zusätzliche Grundverunsicherung sein: Wir merken, dass wir *uns selbst auch nicht ohne Probleme einem Geschlecht zuordnen können.* Wir sehen einen transidenten Menschen und vergleichen ihn sofort mit uns: Wie verhalte ich mich zu dieser Person? Bin ich ähnlich oder sogar gleich? Trage ich nicht auch Anteile des anderen Geschlechts in mir? Könnte ich auch transident sein? – Haben wir keine klare Haltung zu diesem Thema, bekommen wir Angst. Wir reagieren mit Abwehr oder Ablehnung, ja manche reagieren mit offener verbaler oder gar körperlicher Gewalt.

Ein anderer Grund für Probleme kann sein, dass die betreffende Person dem Trans*menschen gegenüber große Schwierigkeiten damit hat, sich zu öffnen. Viele Menschen haben Angst, Dinge von sich zu zeigen; sie haben Angst, dass die Öffentlichkeit und vor allem das nächste Umfeld negativ reagieren könnten. Und das schon bei Kleinigkeiten: die Vorliebe für hochhackige Schuhe oder das Vorziehen von Horrorfilmen vor Opernbesuchen. Diese Menschen, die sehr verschlossen sind, nehmen die Konfrontation mit einem Trans*menschen zuweilen als Provokation wahr: Der Mensch vor mir lässt sein Inneres auf eine Art und Weise raus, wie ich es nie könnte. Er demonstriert mir, wie »unfähig« ich bin. – Von dem Trans*menschen wird ein Tabubruch begangen, indem vergrabene Teile des Selbst, die nach Meinung der Mitmenschen unterdrückt werden sollten, hochgeholt und ausgelebt werden. Davon soll später in dem Kapitel zum Sinn des transidenten Lebens noch mehr geschrieben werden (Kapitel 5 C). Auch hier kann die Folge der Rückzug aus dem Kontakt sein oder aber Aggressivität.

Zusätzlich ist noch anzumerken, dass Frauen eher gelassen oder unterstützend reagieren, während Heteromänner, vor allem diejenigen in Führungspositionen, eher Schwierigkeiten in Bezug auf eine transidente Frau haben. Frauen sind interessiert, Männer sind irritiert. Dies liegt daran, dass Frauen den Wechsel zum *eigenen* Geschlecht erleben, während viele Männer die Geschlechtsangleichung als Angriff auf den »heiligen Penis« erfahren (Lindemann, 2011): Es sind männliche Eigenschaften, die in unserer Gesellschaft vor allem dominierend sind, wie Durchsetzungskraft, energisches Auftreten oder Durchhaltekraft. Ich finde es sehr plausibel, dass der Mann die transidente Frau daher oft in erster Linie als Verräterin sieht, die das eigentlich wertvolle Geschlecht verlassen hat, um sich dem »schwachen, wertloseren« Geschlecht zuzuwenden. Diese Sehweise ist sicher oft unbewusst, ohne dass dies je von jemandem zugegeben würde. Die Reaktion des Mannes, wenn er von der Geschlechtsangleichung seines Gegenübers hört, kann daher eine deutliche Ablehnung sein. Meistens aber eine kritische Distanz. Da kommen dann Fragen wie »Schaffst du das?«, »Wie geht das mit deiner Familie?« oder schlichtweg »Jetzt bin ich aber irritiert …«.

Ein weiterer Grund für Probleme bei fehlender Zuordnung des Geschlechts ist einfach Hilflosigkeit. Da steht vor uns eine Trans*frau, vielleicht eben nicht perfekt geschminkt, weil sie am Beginn des »Alltagstests« steht, ohne dass man ihr Hormone zugebilligt hat. Vielleicht kann sie ihre Interessen nicht richtig verbalisieren. Sie hat innerlich viel mit sich selbst zu tun und ist nicht geschickt. Wie begegnen wir ihr? Manch eine VerkäuferIn redet diese Trans*frau dann mit »Herr« an und fügt zu einem insgesamt abweisenden Auftreten noch eine zusätzliche Verletzung hinzu.

Es ist natürlich verständlich, dass Unsicherheiten im Umgang mit Trans*menschen bestehen, doch man kann es angehen. Diejenigen, die sich »neben sich stellen können«, haben sicherlich Vorteile: Man kann sich fragen, wie es einem selbst in solch einer Situation gehen würde. Und die einfache Faustregel lautet: So, wie ein Mensch gekleidet ist, wird er auch angeredet. Ist das Geschlecht über die Kleidung nicht zuzuordnen, darf man nachfragen. Damit muss das transidente Gegenüber dann rechnen. Andererseits gibt es auch die Möglichkeit, sich mittels einschlägiger Literatur zu informieren (Rauchfleisch, 2016).

Wie schon angedeutet, gibt es die unterschiedlichsten Reaktionen auf die »transidente Provokation«. Wir unterscheiden hier subtile und direkte Diskriminierungen. Die *subtilen Diskriminierungen* betreffen vor allem leichte Sticheleien, ironische Randbemerkungen, abschätzige Blicke – schwer fassbare, aber für den Empfänger doch eindeutig bestimmbare Signale. So hat eine Kollegin, mit der ich bereits als Mann Schwierigkeiten hatte, mir gegenüber mal nach meiner Angleichung bemerkt: »So, die *Frau* Prüll will jetzt mit uns über … diskutieren.« Die Betonung auf »Frau« war mir gegenüber ein klares Signal, eine Anspielung auf meinen Wechsel, der letztlich mit Spott versehen wurde.

Wie reagiert man auf derartige Provokationen? Man kann und sollte nichts machen. Eine Unterhaltung mit einer türkischen Kollegin, die mich nach meiner Angleichung angerufen und mir gratuliert hat, hat mir hier wichtige Hinweise gegeben. Wenn man in solchen Fällen zur Vorgesetzten geht und eine Beschwerde anbringt, werden meist die Geschädigte und die VerursacherIn zum Gespräch gebeten. Dann steht oft Aussage gegen Aussage und es lässt sich hören: »Ach, Frau …, Sie sind aber auch empfindlich! Das war doch nicht so gemeint.« Und einer transidenten Frau wird schnell Entnervtsein und Hysterie vorgeworfen, womit klassische Vorurteile bedient werden. Die ChefIn ist nun in einer solchen Szenerie oft hilflos und die Parteien werden sinngemäß mit der Bemerkung entlassen: »Vertragt euch!«.

Was sollte man dann tun? Man sollte sich ein »dickes Fell« zulegen. Das ist wichtig. Man kann sich nicht über alles aufregen und man ist gezwungen, derartige Erlebnisse »wegzustecken«. Ansonsten steigert man sich in eine aggressive Stimmung hinein und wird neurotisch. Ein Beispiel: Im Wartezimmer eines Arztes hatte ich Platz genommen und meine Handtasche auf einen freien Sitz neben mir gestellt. Da kamen drei junge Männer mit Migrationshintergrund hinein und schauten sich um. Ich ergriff meine Handtasche, um Platz zu machen. Da fauchte mich einer von ihnen an: »Ich klaue nicht!« Ganz eindeutig hatte dieser junge Mann verinnerlicht, dass er für jemanden gehalten wird, der stiehlt. Wahrscheinlich hat man ihm das schon mehrfach vorgeworfen. Das zehrte an seinen Nerven und erzeugte bei ihm Gereiztheit.

Genauso kann es auch Trans*menschen gehen, die sich in die Erfahrung mit subtiler Diskriminierung hineinsteigern. Wichtig sind hier persönliche Strategien, um stabil zu bleiben. Eine Möglichkeit sind meditative Verfahren. Nach einer persönlichen Kränkung kann man etwa Folgendes machen, wie mir eine Gleichgesinnte verriet: Wir bilden wie bei einem Schattenspiel mit beiden Händen jeweils einen Hund und heben die Arme an. Wir führen die beiden Hunde vor uns zusammen, sodass sie sich mit den Schnauzen leicht berühren. Unsere Arme umschließen einen kreisförmigen Bereich. Wir erzeugen Spannung zwischen den Hunden, sodass die Berührung gerade noch bleibt. Wir merken, wie sich unsere Wirbelsäule durchstreckt, und wir sagen uns: »Das ist mein Universum und ich bin die Königin in meinem Universum. Niemand hat das Recht, hier einzudringen!« Wir merken, dass wir einen geraden und aufrechten Körper bekommen und dass wir wieder Kraft sammeln.

Alles sollte man sich freilich nicht gefallen lassen, und damit kommen wir zur *direkten, offenen Diskriminierung*. Verbale Gewalt und eventuell Rufmord sind hier zunächst zu erwähnen. Eine auswärtige Person hat am Rande einer Veranstaltung eine Mitarbeiterin des Instituts in ein Gespräch verwickelt. Der Mann fragte sie, ob man meinen Zustand nicht anders »behandeln« könne, ich sei doch »psychisch gestört« und ich hätte ja auch meine Familie »kaputt gemacht«. Die Mitarbeiterin versuchte, sich der Situation zu entziehen, und erzählte mir den Vorfall. Mein Chef hat dann, da er hinter mir steht und zudem die Institutsbelange betroffen sind, mit der betreffenden Person geredet und sie unter Hinweis auf meine Verletzung und etwaige Konsequenzen zum Einlenken bewegt. Ich habe dann mit dem Menschen telefoniert und ein Vermittlungsgespräch unter Einschaltung einer MediatorIn angebahnt. Eine zivilrechtliche Klage wegen Rufmords hat im Hinblick auf die schwierige Beweislage nur begrenzte Aussicht auf Erfolg. Wichtig ist es aber, rufschädigendes Gerede zu beenden. Hilfreich sind hier die Antidiskriminierungsstellen der Bundesländer, Trans*beraterInnen und Selbsthilfegruppen, die einen weitergehend – vor allem auch juristisch – beraten können.

Die schlimmste Form ist körperliche Gewalt, die man unbedingt zur Anzeige bringen sollte. Nicht nur für sich selbst, sondern auch für die Gleichgesinnten. Der Vorfall sollte in die Statistik eingehen, da Nachweise über Gewalt gegen Trans*menschen geführt werden. Politisch ist das wichtig. Folgende Konstellation ist möglich: In einer Singlebar interessiert sich ein Heteromann für eine vermeintliche Biofrau. Er nähert sich ihr, und im Hintergrund warten seine Freunde und sind darauf gespannt, was wohl jetzt passiert. Der Heteromann verwickelt die Frau in ein Gespräch. Plötzlich merkt er, dass irgendetwas anders ist, als er es von Frauen gewohnt ist. Die Stimme ist tiefer. Er stutzt und merkt, dass er es mit einer Trans*frau zu tun hat. Die Freunde lachen: »Du kannst ja noch nicht mal eine Frau von einer Transe unterscheiden!« Eine Demütigung, denkt der Heteromann. Die Aggression richtet sich jetzt gegen die Trans*frau, denn die hat ihn ja »hereingelegt«. Verbale Attacken können die Folge sein. Die Trans*frau sollte diesen lautstark Einhalt gebieten. Je größer die Aufmerksamkeit des Publikums, desto größer erfahrungsgemäß die Hemmungen des Gegenübers, »zuzuschlagen«. Bei einer Eskalation hilft nur die Flucht – und einen Fluchtweg sollte man sich offen lassen.

Die professionelle Transphobie

Damit kommen wir zu den Fällen, in denen der professionelle Umgang mit Trans*menschen zu einem transphoben Verhalten führt. Es geht hier in erster Linie um die ExpertInnen, denen wir als Trans*menschen zum Teil täglich begegnen. Auch wenn sie eine Dienstleistung anbieten, so signalisiert ihr Verhalten zuweilen doch eine deutliche Zurücksetzung von uns transidenten Menschen.

Zu nennen ist hier in erster Linie der Bereich der *Medizin,* und hier vor allem die Psychiatrie/Psychotherapie und die Krankenkassen. Der Grund ist, dass sie die Trans*menschen für krank erklären und bestehende Regeln des Umgangs mit Trans*menschen, die eine »Krankschreibung« für die Gewährung von Leistungen erforderlich machen, unterstützen. Als ich den Weg der Herzdame aus dem inneren Gefängnis hin zu ihrer öffentlichen Anerkennung beschrieben habe, wurden wir schon mehrfach auf dieses Phänomen aufmerksam. Die Grundlage für diese »Krankschreibung« sind internationale Kataloge, die Krankheiten verbindlich auflisten. Entscheidend ist zurzeit die sogenannte ICD-10, die »Internationale statistische Klassifikation der Krankheiten und verwandter Gesundheitssysteme«. Diese schreibt den »Transsexualismus« (!) als »Störung der Geschlechtsidentität« fest (ICD-10, 2016). Dementsprechend hat der transidente Mensch keine Variante der gängigen zwei Geschlechtsidentitäten, sondern eine »gestörte« Identität, da ungestörte Identitäten nur eindeutig männlich oder weiblich sind.

Ein anderer Katalog verändert diese Sehweise mittlerweile. Das DSM-5, das »Diagnostic and Statistical Manual of Mental Disorders« der Amerikanischen Psychiatrischen Vereinigung, beschreibt die Störung nunmehr als »Gender Dysphoria« (Pfäfflin, 2014, S. 60), was man als »Unbehagen am eigenen Geschlecht« übersetzen kann. Störungen resultieren nach dieser Interpretation nur aus den Folgen der nicht ausgelebten Geschlechtsidentität. Das Odium des Krankhaften bleibt allerdings letztlich bei allen Tendenzen zur Verbesserung der Situation von transidenten Menschen (Richter-Appelt u. Nieder, 2014) bestehen, und es bleibt abzuwarten, welche graduelle Veränderung im Umgang mit transidenten Menschen das DSM-5 in seiner Fernwirkung auf Europa nach sich zieht. Folgendes Schema (Abbildung 5) fasst noch einmal das System der »Pathologisierung« des Trans*menschen zusammen, das wir schon in Einzelheiten kennengelernt haben.

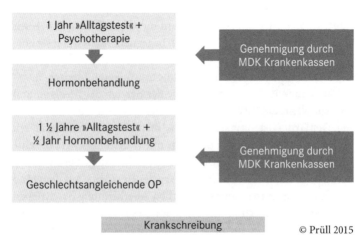

Abbildung 5: Pathologisierung durch Medizin und Krankenkassen

Im Rahmen der medizinischen »Behandlung« von transidenten Menschen spielen sich die VertreterInnen der Psychiatrie/Psychotherapie und die Krankenkassen in Deutschland gegenseitig den Ball zu, indem die Diagnose »Geschlechtsidentitätsstörung« von den Krankenkassen zur Voraussetzung von Leistungen gefordert wird und die PsychiaterInnen und PsychotherapeutInnen diese entsprechend attestieren (Güldenring, 2013, S. 165). Im Rahmen der Personenstandsänderung spielen sich Medizin und Rechtsprechung gegenseitig den Ball zu, indem eben die psychiatrische Diagnostik zur Voraussetzung für das neue offizielle Geschlecht gemacht wird.

Wir wissen bis heute nicht, wie Transidentität entsteht. Alle Ideen zum Ursprung bereits im Mutterleib durch Hormonschwankungen oder durch die frühkindliche Erziehung sind Spekulationen. Überlegungen wurden angestellt, ob das körperliche oder das gefühlte Geschlecht »falsch« sei, um danach eine »Störung« zu analysieren (Hartmann u. Becker, 2002). Diese Bemühungen waren fruchtlos und zum Scheitern verurteilt. Und selbst wenn wir die Diskussion über »normal« und »krankhaft« beginnen würden, so müssten wir doch einräumen, dass es auch andere Normvarianten gibt, die selten sind und denen deshalb noch lange kein Krankheitswert zugeschrieben wird. Und selbst wenn wir uns auf die Diskussionen der Neurobiologie einlassen, also der Wissenschaft, die sich mit dem Funktionieren des Nervensystems und der Entstehung und Veränderung unseres Wissens, Verhaltens, Fühlens und Wollens befasst: Wer sagt uns, ob etwaige Verschiebungen bei transidenten Menschen krankhaft sind? Wo ist das Ende der diversen Natürlichkeiten und der Anfang von krankhaften Absonderlichkeiten? Wir können nichts Krankhaftes definieren und müssen davon ausgehen, dass die Transidentität eine Variante der Natur ist.

Wieso nun kann man im Fall einer »Pathologisierung« von einer »Transphobie« sprechen? Weil den transidenten Menschen mit der Pathologisierung etwas ganz Entscheidendes abgesprochen wird, nämlich eine selbstbestimmte, akzeptierte Identität.

»Wer seinen Willen reflexiv bestimmt und sich damit in die Lage versetzt, langfristige Lebensziele zu verwirklichen, erfährt sich als jemand, der seinem Leben selbst Gestalt gibt, der nicht von fremden

Mächten getrieben wird, sondern sein Leben selbst führt« (Plessner, 1982, zit. nach Tiedemann, 2006, S. 91).

Auf die Selbstständigkeit, die Autonomie des Trans*menschen werden wir noch zu sprechen kommen. Wir halten hier aber fest, dass das Absprechen einer akzeptierten, gängigen Identität eine klare Verletzung der Menschenwürde, nämlich des freiheitlich selbstbestimmten Lebens, darstellt. Und bezeichnenderweise finden wir in den neueren Lehrbüchern der Psychiatrie keine Hinweise auf das Konzept der Transidentität. Es taucht in neuesten Auflagen deutscher Lehrbücher der Sexualwissenschaft bzw. Psychiatrie/Psychoanalyse nach wie vor so gut wie gar nicht auf. Es dominiert in alter Manier die Pathologisierung transidenter Menschen mithilfe des Begriffs »Geschlechtsidentitätsstörung«. Anstelle von »Transidentität« ist von »Transsexualismus« oder »Transsexualität« die Rede, was auf den begrenzten und verzerrten Zugang der Fächer zum Phänomen verweist (vgl. Beier, Bosinski u. Loewit, 2005; Berger, 2012; Tölle u. Winggassen, 2012; Brunnhuber, 2012). Das Crossdressing gilt zum Teil als »Perversion«. Ein moderater Umgang mit dem Phänomen »Transidentität« wird lediglich von anderen wahrgenommen: »Viele Autoren plädieren für eine ›Entpathologisierung‹ der Transsexualität« (Brunnhuber, 2012, S. 325).

Der Leidensdruck des transidenten Menschen wird durch dessen »Psychiatrisierung« erst erzeugt. Die Herzdame wird zur Außenseiterin abgestempelt. Vielen Gleichgesinnten wird dadurch die innere Stabilität genommen (Hamm u. Sauer, 2014, S. 13). Das Zusammenspiel von Psychiatrie und Krankenkassen kreiert deren PatientInnen selbst. Die Festlegung der deutschen Psychiatrie, es handele sich bei dem Thema um »Geschlechtsidentifikationsstörungen«, ist eine klare Verzerrung – und nach unserem heutigen Standpunkt letztlich eine Beleidigung transidenter Menschen. Da die Transidentität keine Krankheit ist, hat die PsychiaterIn im Umgang mit transidenten Menschen als BehandlerIn nichts zu suchen – sondern lediglich als LebensberaterIn.

Professionelle Transphobie findet sich letztlich auch in der *Politik.* Der Grund ist eine Hinnahme der oben dargestellten Verletzung der Menschenwürde des transidenten Menschen quer durch die Parteienlandschaft. Sowohl ein interfraktioneller als auch ein interministerieller Ausschuss sollen sich zurzeit der Sache annehmen. Aber diese Ausschüsse dürfen nur Empfehlungen abgeben. Ob diese befolgt werden und was mit ihnen gemacht wird, ist völlig offen.

In den konservativen Parteien gibt es offenkundige Ressentiments, da man hier die »Kernfamilie« bedroht sieht. Eine Bundestagsabgeordnete sagte einmal sinngemäß im Rahmen einer Diskussion: »Für mich besteht ein Paar aus Mann und Frau.« Dies sollte heißen: keine sogenannten Regenbogenfamilien (lesbische bzw. schwule Paare, die auch Kinder haben und erziehen) und keine transidenten Väter und Mütter, sondern die klassische »Bioehe«. Abgesehen davon, dass es letztlich die Entscheidung einer jeden Gesellschaft ist, welche Familienform sie akzeptiert oder präferiert, gibt es heute schon so umfangreiche Erfahrungen mit Regenbogen- und Trans*familien, dass das Postulat einer Kindesschädigung ins Absurde geht. Und von einer Bedrohung der Kernfamilie kann kaum die Rede sein: Zwar schwanken die Statistiken zur Häufigkeit von transidenten Menschen erheblich, nämlich zwischen etwa 1:1.000 und 1:10.000 (Rauchfleisch, 2013, S. 25), aber wie dem auch sei: Die Zahlen sind selbst im ersten Fall so niedrig, dass im Sinne der klassischen Familienstrukturen kaum über den »Untergang des Abendlandes« orakelt werden kann. Mancher mag das nicht glauben, aber so ist es: Transidentität ist nicht ansteckend. Und ein Kind, das etwas über Schwul- bzw. Lesbischsein oder über Transidentität erfährt, wird dadurch nicht schwul, lesbisch oder transident gemacht (vgl. Rauchfleisch, 2013, S. 151 f.).

Auf dem linken Flügel des Parteienspektrums herrscht eine offene Einstellung vor, doch in den letzten Jahren wurde keine Initiative entfaltet, um dem entwürdigenden Umgang mit Trans*menschen entgegenzuwirken. Das wohl polit-taktische Schweigen der »progressiven« Kräfte ist umso peinlicher, je mehr Deutschland zunehmend international unter Druck gesetzt wird, Veränderungen der Situation herbeizuführen. Ein Beispiel hierfür ist die Europaratsresolution 2048 gegen die Diskriminierung von Transgender, die am 22.04.2015 mit großer Mehrheit beschlossen wurde. Diese Resolution wendet sich eindeutig gegen die Stigmatisierung und Diskriminierung von Trans*menschen und vor allem auch gegen deren Pathologisierung. Kritisiert werden ferner das mangelhafte Wissen der Menschen und die schlechte Informationspolitik der Medien. Das Recht auf die Bestimmung der eigenen Identität unterliegt nach der Resolution klar dem Prinzip der Selbstbestimmung (Europarats-resolution 2048, 2015). Deutschland unterzeichnete, aber die Resolution verhallte dann im eigenen Land ohne großes Echo.

Problematisch ist dies vor allem im Hinblick auf das Verhalten von *Behörden* gegenüber Trans*menschen. Das betrifft längst nicht nur die Amtsgerichte und deren Umgang mit dem TSG, sondern auch viele andere Bereiche. So hat eine Bundesbehörde, mit der ich einen Briefwechsel hatte, sich geweigert, mich mit »Frau« anzuschreiben, bevor die Personenstandsänderung offiziell vollzogen war. Ich hatte daraufhin geantwortet, dass kein Gesetz und keine Regelungen verbieten würden, die grundsätzlichen Regeln der Höflichkeit zu beachten, die eben in der gewünschten Anrede bestünden. Daraufhin kam eine Entschuldigung. Die Spielräume, die Ämter haben, werden oft aus Ängstlichkeit nicht genutzt. Zur Entschuldigung ist es für diese Behörden sehr praktisch, auf das Transsexuellengesetz zu verweisen.

Folgendes Beispiel zeigt, was möglich ist: Noch vor meiner Personenstandsänderung, aber bereits nach meinem Coming-out bat ich meine Bank zur Ausstellung einer Kreditkarte auf meinen neuen, weiblichen Namen. Das wurde mir zunächst verweigert. Ich bestand jedoch darauf und betonte, dies sei eine Missachtung meiner Identität. Daraufhin setzte sich ein Bankbeamter für mich ein und erreichte tatsächlich die gewünschte Ausstellung der Kreditkarte. Es gelang, da die Bank mich intern mit meinem alten Namen weiterführte, irgendwelche Missverständnisse konnten so vermieden werden und mir wurde damit das Leben erleichtert.

Meine Erfahrungen mit der professionellen Transphobie standen in grellem Kontrast zu der Erfahrung, die ich in der Bevölkerung gemacht habe und die ich schon geschildert habe. Ich will eine Reise buchen und gehe in ein Reisebüro. Die Damen müssen dort telefonieren, da mein Äußeres, das mittlerweile von meiner Herzdame dominiert wird, nicht mit meinen Pässen übereinstimmt. Die Fluggesellschaft weigert sich, ein Ticket mit meinem neuen Namen auszustellen. Ich erzähle von der noch laufenden Personenstandsänderung, der Eigenzahlung, den psychiatrischen Gutachten. Ungläubiges Kopfschütteln. Ich mag es in Zukunft nicht mehr erzählen, denn die professionelle Transphobie vergiftet die Atmosphäre in der Bevölkerung. Welche Schritte unternommen werden sollten, um sie abzubauen, werde ich in den folgenden Kapiteln erörtern. Zunächst wenden wir uns aber noch einer dritten Form der Transphobie zu.

Die ideologische Transphobie

Wir widmen uns jetzt den Vorbehalten gegen Trans*menschen, die aus einem unverrückbaren Weltbild resultieren. Diskussionen sind kaum möglich, denn es handelt sich um kategorische Annahmen, die für die Weltsicht ihrer PropagandistInnen von so großer Bedeutung sind, dass ein Abrücken davon nur unter Verzicht auf vermeintlich elementar wichtige Lebensweisheiten zu erzielen ist.

Zu nennen sind hier in erster Linie die *Freikirchen*. Im Rahmen meines engen Kontaktes zu den Kirchen, den ich schon seit meiner Jugend hatte, kann ich hier auf einschlägige Erfahrungen zurückgreifen. Meine Mutter stammte aus einer evangelischen Pfarrersfamilie, allerdings war ich zehn Jahre Mitglied bei den katholischen Pfadfindern St. Georg. Und einige Jahre verbrachte ich schließlich auch in der Jungschar der »Freien Evangelischen Gemeinde«. Da einer meiner Vorfahren mütterlicherseits ein Prediger und Missionar war, der in Indien unter anderem Schulen gebaut hat und dort noch bekannt ist, stand ich dort zunächst hoch im Kurs. Die Welt wird in Gut und Böse eingeteilt, die schwarzen Schafe müssen missioniert werden. Damit hatte ich immer Probleme. Ein Aushang der Gemeinde belustigte mich sehr: Ein reicher Mann sitzt in den Flammen der Hölle und schwitzt, während ein armer auf einer Wolke sitzt und sich ausruht. Die Bibel wird wörtlich genommen. Das christliche Weltbild ist vergleichsweise banal. Ich fiel dann in Ungnade, weil ich nicht regelmäßig erschien. Der Gruppenleiter, ein Lehrer, stellte mich vor allen bloß, indem er bekanntgab, dass ich wohl lieber Modellbausätze zusammensetzen würde, als in die Jungschar zu gehen. Seine Aussage stimmte, nicht aber seine Pädagogik. Die gewonnenen Eindrücke prägten meine Haltung zu den Freikirchen, in denen ich »Blitzbekehrungen« in Messehallen miterlebte.

Entsprechend diesen Erfahrungen ist die Haltung der Freikirchen zu Trans*menschen. Letztlich liegt zwar alles bei den handelnden Personen, aber die Einstellung der Freikirchen lässt sich so zusammenfassen: Es handelt sich bei Trans* um eine Verirrung. Diejenigen, die es betrifft, dürfen »bereuen«. Es wird für sie gebetet. Transidentität gibt es eigentlich nicht. Es ist ein Konstrukt. Entsprechend unbarmherzig wird mit den Menschen umgegangen, indem sogar zuweilen Menschen umgezogen werden sollen (beispielhaft Fitzgibbons, 2001/2016, S. 5; siehe ebenfalls: Transphobie, 2014, S. 1; Weitzel, 2015a). Dabei ist die Entstehung der Transidentität ja ungeklärt, und da wir von einer Normvariante ausgehen können, sind transidente Menschen in eben ihrer Seinsweise Gottes Geschöpfe, so, wie alle anderen Menschen auch. Und in unserer Argumentation hilft uns die zweite Strophe des Kirchenliedes Nr. 234 des evangelischen Gesangbuchs der Evangelischen Kirche in Hessen und Nassau (»Lobe den Herren«, Text: Joachim Neander) weiter. Dort heißt es:

»Lobe den Herren, der alles so herrlich regieret,
der dich auf Adelers Fittichen sicher geführet,
der dich erhält,
wie es dir selber gefällt;
hast du nicht dieses verspüret?«
(Evangelisches Kirchengesangbuch, 1957, S. 235)

Der Herr regiert, der Herr führt. Aber er tut etwas dabei, das ihn über die irdischen Regenten weit erhebt. Gott ist so gewaltig und groß, dass er den Menschen erhält, »wie es ihm selber gefällt«. Das bedeutet, dass jeder Mensch die Freiheit hat, sich gemäß seinen Gaben zu entfalten. Gott hat mir eine Identität gegeben, die ich verwirklichen muss. Nicht nur, damit es mir gut geht, sondern damit ich mich in der Gesellschaft und auch für andere Menschen entfalten kann. Mit ihrer Rhetorik machen die Freikirchen nun dasjenige, was auch die professionellen Transphobiker machen: Sie pathologisieren die Betreffenden, sie rauben ihnen die Selbstbestimmung und damit auch die Menschenwürde.

Jesus fragte in die Menschenmenge, die auf die Prostituierte Maria Magdalena losgehen wollte, wer denn so unschuldig sei, dass er den ersten Stein werfen könne. Die Menge, mit der Jesus konfrontiert war, bestand wohl aus nachdenklichen Menschen, denn keiner warf einen Stein. Anders die Mitglieder der Freikirchen: Sie werfen eifrig Steine auf Trans*menschen, denn sie fühlen sich als bereits

Errettete nicht sündig. Im Gegenteil: Sie sortieren für den Herrn die schwarzen und die weißen Schafe. Sie würdigen ferner damit Gott zu einem einfachen Despoten herab. Das passt nicht zur Unbegreiflichkeit Gottes. Es ist damit äußerste Blasphemie bzw. Gotteslästerung.

Zu ihrer Verteidigung lässt sich auch schwerlich die Bibel in wörtlichen Zitaten heranziehen. Denn die liefert äußerst widersprüchliche Angaben zur Differenzierung von Weiblichkeit und Männlichkeit (Rabeneck, 1998). Auch die verzerrende Polemik gegen die »Umerziehung der Kinder und Jugendlichen« im Sinne des »Gender-Mainstreaming« (Errichtung der Gleichheit der Geschlechter in allen Lebensbereichen und Aufhebung der klassischen Geschlechteridentitäten) hat in diesem Sinne keine Grundlage und ist ein Angriff auf die freiheitliche Kindererziehung (vgl. Deutsches Institut für Jugend und Gesellschaft, 2010, S. 5). Welche Erlebnisse ein Kind haben kann, wenn es heteronormativ, also im Sinne eines strikten bipolaren Geschlechterbildes, erzogen wird, ist unter anderem in diesem Buch zu lesen.

Mehrere Bekehrungsversuche, die ich vonseiten der Freien Evangelischen Gemeinde seinerzeit als Student noch über mich ergehen lassen musste, habe ich abgewehrt, indem ich sagte, dass mein Glauben an Gott viel zu ernsthaft sei, um mich der freikirchlichen Primitivtheologie hinzugeben. Das war auch wirklich ernst gemeint und funktionierte.

Wie man im kirchlichen Bereich bei einer umsichtigen Diskussion zu anderen Ergebnissen kommen kann, zeigen die Ausführungen von AutorInnen, die sich um eine Neuausrichtung der Sexualethik der evangelischen Landeskirche bemühen. Sexualität ist danach eine »Gestaltungsaufgabe« für den Menschen. Damit geht es nicht nur um eine Akzeptanz des »Lustvollen«, sondern auch um einen Umgang mit Sexualität für die je eigene Persönlichkeitsbildung: Als integraler Bestandteil des Lebens muss sie so vom Individuum gestaltet werden, dass es sich (vor Gott) in die Gesellschaft einbringen kann (Dabrock, Augstein, Helfferich, Schardien u. Sielert, 2015, S. 9–16). Dann hat man die Kraft zu leben, und deshalb »erhält« uns Gott, »wie es uns selber gefällt« – um auf Joachim Neander zurückzukommen. Diese Sexualethik einer Nutzung der je meinigen Gestaltungsmöglichkeiten für ein sinnerfülltes, christliches Leben gilt auch explizit für unterschiedliche Geschlechtsidentitäten, wie die Transidentität (Dabrock et al., 2015, S. 103–115).

Ideologische Transphobie findet sich ferner auch in der *Politik*. Hierbei handelt es sich um Parteien bzw. Initiativen, die aus dem Protest gegen das Bestehende heraus leben. Der Appell an den Erhalt des traditionellen Familienbildes zielt hierbei letztlich auf das Einfangen des »heimatlosen konservativen Milieus« (Amann, 2015, S. 38; Häusler u. Roeser, 2015). Die Art und Weise, wie hier für Sittlichkeit und Kinderkriegen agiert wird, erinnert stark an die muffigen 1950er Jahre und damit an die Wiederherstellung des »motorisierten Biedermeier« (Erich Kästner) mit seinem Kampf gegen »Schmutz« und »Schund«. In diesem Zusammenhang wird von einigen Kräften auch Gender-Mainstreaming abgelehnt, ja sogar für »geisteskrank« erklärt (Jürgs, 2015; Müller, 2015). Es ist meines Erachtens nicht mehr zu vertreten, dass man solchen rechtsgerichteten Stimmen, die andere Menschen diskriminieren und ihnen damit letztlich Grundrechte absprechen, in den öffentlich-rechtlichen Medien noch ein Sprachrohr bietet. Die Polemik gegen alle, die »anders« sind, ist ein Angriff auf die demokratische Kultur in diesem Land.

Dasselbe Problem ergibt sich wie gezeigt im Fall von VertreterInnen der Freikirchen oder freikirchlich agierenden Menschen, die mit ihrer Agitation letztlich ebenfalls eine antidemokratische Stimmung schüren und das Miteinander der Menschen in der Gesellschaft erschweren. Einem Menschen wird das Recht zugestanden, sich gegen seine potenzielle MörderIn zur Wehr zu setzen. Einem demokratischen Staatswesen, das allen seinen Bürgern eine freiheitliche individuelle Lebensgestaltung zubilligt, muss es eine Verpflichtung sein, sich *effektiv* gegen diejenigen zur Wehr zu setzen, die andere Menschen verhöhnen und ihnen ihre Rechte nehmen wollen.

Eine ideologische Transphobie ganz anderer Art findet sich schließlich auch innerhalb der Gruppe, die in ihrer Geschlechtsausrichtung ebenfalls immer noch um Anerkennung kämpfen muss, nämlich bei *Lesben* und *Schwulen*.

Ursprünglich zogen alle drei Gruppen an einem Strang. Wie wir noch sehen werden, gehörten sie zu den Opfern einer bürgerlichen Ordnungspolitik des 19. Jahrhunderts, die sich von »Abnormalem« abgrenzte. Noch 1969, bei den sogenannten »Stonewall Riots«, kämpften Schwule, Lesben und Trans*menschen gemeinsam gegen Oppressionen der amerikanischen Polizei. Ausgangspunkt war das

»Stonewall Inn« in New York in der Christopher Street gewesen. Das war ein kleines, heruntergekommenes Lokal, das als Treffpunkt dieser Gruppen diente, die damals noch mehr oder weniger versteckt agieren mussten. Heute ist dieses Ereignis der Ausgangspunkt des »Christopher Street Day«, der in der Zeit um den 28. Juni herum in vielen großen Städten der Welt begangen wird (Stryker, 2008, S. 83–87).

Damals war es der Beginn einer Befreiungsbewegung gewesen – vor allem für Schwule und Lesben. Im Folgejahrzehnt gelang es diesen, sich zu organisieren und zumindest für eine Interessenvertretung zu sorgen. Einen Antrieb erhielt dieser Prozess einmal durch die Frauenbewegung bzw. den Feminismus, ferner dann durch die Entdeckung von HIV. Beide Faktoren führten letztlich dazu, dass den Problemen von Schwulen und Lesben in der Öffentlichkeit eine verstärkte Aufmerksamkeit geschenkt wurde. Trans*menschen fielen hier unter den Tisch – und zwar deshalb, weil sie sichtbar die Geschlechtergrenzen sprengten. Schwul und lesbisch zu sein bedeutete, die akzeptierte Geschlechtsausrichtung in der Gesellschaft anzugreifen. Aber es war kein Angriff auf die Geschlechtsidentität. Das Frau- und Mannsein, die bipolare Geschlechterausrichtung, blieb unangetastet. Daher distanzierten sich Lesben und Schwule im Rahmen eines schwierigen Prozesses der Selbstvergewisserung von den Trans*menschen (Stryker, 2008, S. 91–105).

Lesbische und feministisch orientierte Frauen sahen die Trans*frauen als »versteckte Männer« an. Den sichtbarsten Ausdruck erhielt dieser Gedanke im Werk der Lesbe und Feministin Janice Raymond (*1943). Sie beschrieb in ihrem Buch »The Transsexual Empire: The Making of the She-Male« im Jahr 1979 Trans*frauen als Agentinnen des Patriarchats, also der Männerherrschaft. Die transidenten Frauen würden gezielt durch (männliche) Operateure in die Frauenwelt eingeschleust – mit der Aufgabe, die Frauenwelt zu überwachen. Raymond verglich Trans*frauen in diesem Zusammenhang mit Eunuchen, kastrierten Männern, die in Persien als Haremswächter fungierten. Die GA-OP selbst beschrieb Raymond als einen Akt der Vergewaltigung von Frauen, da der weibliche Körper durch diesen Schritt zu einem Artefakt, einem künstlichen Etwas, degradiert werde (Stryker, 2008, S. 105–107). Innerhalb der Frauenbewegung gab es in den 1970er und zu Beginn der 1980er Jahre aggressive Abgrenzungsprozesse. Es ging darum, zu definieren, was die »richtige« Frau ausmache.

Es war dann die Biologin und Kulturwissenschaftlerin Donna Haraway (*1944), die mit ihrem »Cyborg-Manifesto« die Verkrustungen in der feministischen Bewegung aufweichte. Haraway betrachtete den »Cyborg«, ein Mischwesen, als eine Art Figur zur Lösung zeitgenössischer Probleme. Sie trat dafür ein, dass man unterschiedliche Frauentypen akzeptieren müsse, die eben auch als Mischwesen existierten. Frauen könnten ganz unterschiedliche Mentalitäten und Visionen haben. Deshalb blieben sie aber dennoch Frauen. Haraway setzte sich damit für gegenseitige Toleranz und Akzeptanz in der feministischen Bewegung ein (Haraway, 1983).

Seit den 1990er Jahren wurde Diversität der Geschlechter in den Natur- und Kulturwissenschaften zu einer immer gängigeren Vorstellung. In diesem Sinne startete nun eine Schülerin von Donna Haraway einen Angriff auf Janice Raymond. Es handelte sich um eine transidente Frau, nämlich Sandy Stone (*1936), die 1992 als Antwort auf Raymond unter der Prämisse »The Empire Strikes Back« ihr »Posttranssexual Manifesto« publizierte: Transidente Menschen sollten sich nicht nur nicht verstecken, sondern sie sollten auch dem bipolaren Rollenmodell nicht länger huldigen. Transsexuelle Menschen sollten nach ihrer Geschlechtsangleichung nicht in der Gruppe der WunschgeschlechtsträgerInnen verschwinden, sondern die Transsexualität im Zeigen der unterschiedlichen Körpermerkmale ablesbar machen (Stone, 1992). Damit wurde ein Entwicklungsstrang angestoßen, der heute mit der Song-Contest-Gewinnerin von 2014, Conchita Wurst (*1988), die als Frau mit Bart auftritt, seinen öffentlichen Ausdruck gefunden hat.

»Queersein« wird so auch von verschiedenen Trans*menschen heute praktiziert (vgl. Born, 2016; Evans, 2013). Und seit den 1990er Jahren organisierte sich die Trans*bewegung zunehmend. Nicht zuletzt durch das Internet wurde eine systemimmanente Vereinzelung überwunden. Denn im Gegensatz zur Geschlechtsausrichtung ist die Geschlechtsidentität auf das Selbst bezogen und nicht auf eine SexualpartnerIn; dementsprechend schwieriger ist bei den

Trans*gruppen die Vereinigung der unterschiedlichen Kräfte. In diesem Sinne ist es heute einfacher, zu seinem Charakter als transidentem Mann (Trans*mann) oder transidenter Frau (Trans*frau) zu stehen. Auf dieser Basis fand eine Versöhnung von Trans*menschen und feministischen Frauen bzw. Lesben statt (vgl. auch Güldenring, 2016, S. 154–156).

Für schwule Männer waren transidente Frauen insofern ein Ärgernis, als seit dem 19. Jahrhundert Homosexualität und Transsexualität nicht auseinandergehalten wurden. Das hatte in der Öffentlichkeit und in der medizinischen Fachwelt immer wieder für Irritationen und Diskussionen gesorgt, die auch leider bis heute nicht völlig abgeebbt sind. Eine Abgrenzung war notwendig, Schwule bauten sich seit den 1979er Jahren nicht nur eine eigene Infrastruktur der Interessenvertretung auf, sondern machten sich auch Gedanken um die Definition von »Schwulsein« und betrieben Selbstfindung. Vor allem seit den 1990er Jahren war dieser Prozess so weit fortgeschritten, dass die Animositäten gegen die Trans*bewegung abnahmen.

Heute sitzen alle drei Gruppen wieder in einem Boot, aber die historischen Prozesse sind wichtig, wenn man umschriebene Probleme des derzeitigen Miteinanders verstehen will. Um das Untereinander und Miteinander im Rahmen der Geschlechtervielfalt, um den Umgang von transidenten Menschen untereinander und den Umgang mit Schwulen und Lesben heute geht es im nächsten Kapitel. Unsere Herzdame ist offiziell Frau und hat das Rüstzeug, sich mit Transphobie auseinanderzusetzen. Jetzt geht es um konstruktive Interessenvertretung.

M Die »Gemeinschaft« der Transidenten und die Gemeinschaft der »anderen«

Zunächst einmal scheint alles sehr einfach. Ich sitze als frischgebackene Trans*frau an meinem Schreibtisch im Institut, bewege mich zum Beispiel beim Wandern auch im privaten Raum als Frau, die ja nun als Freigelassene ihr Leben entfaltet, und denke: Jetzt vertrete ich natürlich gemeinsam mit den Gleichgesinnten nach außen meine Interessen. Ich gehe zu Treffen – schon, seitdem ich Crossdressing mache. Ich habe Kontakte.

Doch ich erkenne immer mehr: Die Sache ist schwieriger. Denn jede Trans*frau und jeder Trans*mann hat ihre/seine unterschiedliche Geschichte. Es ist gemäß dem geschilderten Kosmos der Transidentität auch nur konsequent, dass es zwar Einheitliches, aber auch unendlich viel Verschiedenes gibt. Keine Biographie gleicht der anderen, und es gibt unendlich viele Biographien (vgl. Pfäfflin, 2012, S. 206; Rauchfleisch, 2007, S. 194). Und jeder Trans*mensch steht vor der großen Herausforderung, seine Trans*identität in sein je spezifisches Leben einzupassen und sich selbst neu auszurichten. Und nicht nur das. Es geht auch um eine Neudefinition der eigenen Identität. Es ist also kein Wunder, dass neben dem einigenden Band der Transidentität viele verschiedene Interpretationen existieren, was denn eigentlich eine Trans*frau und einen Trans*mann ausmacht. Und verkompliziert wird alles noch dadurch, dass ja die Geschlechtsausrichtung – hetero, schwul, lesbisch, bi – offen und veränderbar ist. Auch gibt es junge und alte Trans*menschen mit ganz unterschiedlichen Lebensperspektiven und -problemen. So finden schier endlose Debatten darüber statt, wie man die Begriffe »Transgender«, »Transvestit«, »transident« und »transsexuell« definieren und wie man damit umgehen sollte. Aus diesem Grund habe ich in diesem Buch auch gleich am Anfang meine eigenen Definitionen offengelegt.

Das Problem an diesen Diskussionen ist nun, dass es sich nicht um spitzfindige philosophische Debatten über biologisches, soziales und kulturelles Geschlecht handelt, die aus Lust am Theoretisieren geführt werden. Vielmehr ist es so, dass diese Debatten enorm emotional aufgeladen sind. Denn es sind Begriffe, über die diskutiert wird – unter anderem, weil es hier für jeden einzelnen Trans*menschen um die eigene Existenz geht. Ich mache das am Beispiel zweier Kardinalthemen klar.

1. Im Binnenraum der Trans*szene: »Crossdresser« versus »Transsexuelle«

Eine grundsätzliche Auseinandersetzung findet immer wieder zwischen zwei Gruppen statt: den Crossdressern und den Transsexuellen. Derartige Auseinandersetzungen werden zum Teil mit Erbitterung in Internetforen geführt.

Die Crossdresser haben sich meistens ein sehr fragiles Gebäude der Lebensbewältigung aufgebaut. Entweder ab und zu – einmal, zweimal, dreimal im Monat oder im Jahr – im Wunschgeschlecht weggehen oder aber bei der Arbeit im Wunschgeschlecht, an den Wochenenden zu Hause im biologischen Geschlecht leben. Oder umgekehrt. Transsexuelle stören die mühsam errichtete Ordnung. Sie nerven mit ihrem Gerede über Hormone und Operationen. Und das macht Angst. Denn ein Damoklesschwert hängt über der Situation: Was ist, wenn ich als Crossdresser mehr will? Was sagt meine Frau/mein Mann, wenn ich mich operieren lassen will? Was sagen die Kinder? Geht etwa die ganze Familie dann in die Brüche, die ich jetzt noch so mühsam und mit viel Energie zusammenhalte? Daher am besten Augen und Ohren zumachen und nichts von Transsexuellen hören!

Umgekehrt haben Transsexuelle Probleme mit Crossdressern. Es ist einfach nicht zu kapieren, wie man freiwillig aufgedonnert mit extrem femininer Kleidung auf Trans*partys erscheinen kann. Es geht doch darum, ernsthaft in der Gesellschaft als Frau zu leben. Und man kleidet sich dann auch entsprechend dezent. Man bleibt doch nicht im »Zwischen-zwischen«! Eine Transsexuelle fühlt sich dann unter Crossdressern zum Teil als Fremdkörper. Die betreiben ja die Sache nicht »ernsthaft«. Man selbst fühlt sich überlegen, denn man ist ja mit allem »durch«, zumal, wenn man operiert ist.

2. Im Binnenraum der Trans*szene:
»Transsexuelle« versus »Transsexuelle«

Damit kommen wir zum zweiten Beispiel. Denn es gibt auch Auseinandersetzungen unter den Transsexuellen. Diese drehen sich einmal um die Frage, ob eine geschlechtsangleichende Operation bei Gleichgesinnten jeweils durchgeführt worden ist oder eben nicht. Ich habe schon im Kapitel 4 H zur GA-OP das Problem geschildert, dass viele ältere Transsexuelle die Operation verteidigen, weil der Eingriff früher eine wesentliche Voraussetzung für die Personenstandsänderung war. Alle anderen Transsexuellen, die nicht operiert sind, sind »nicht durch«, und es wird ihnen im Extremfall abgesprochen, transsexuell zu sein. Die »Operierten« grenzen sich in Diskussionen ab. Ich selbst kann die Fragen »Bist du durch?« oder »Ist die und die durch?« schon nicht mehr hören. Das gegenseitige Taxieren in diesem Bereich ist nervig und stört die offene und zwanglose Kommunikation.

Ein anderes Problem dreht sich darum, dass viele Transsexuelle, die den Weg bis zum Coming-out und meist auch der operativen Geschlechtsangleichung zurückgelegt haben, dann von ihrer Vergangenheit nichts mehr wissen wollen. Das hat vielfältige Gründe. Der erste besteht sicher darin, dass oft heftige und verletzende Erlebnisse in der Vergangenheit liegen, mit denen man nichts mehr zu tun haben will. Man will mit dem Geschehenen abschließen und glaubt, mit dem Aufgehen im Wunschgeschlecht den definitiven Schlussstrich ziehen zu können. Der zweite Grund ist, dass viele glauben, »eigentlich« dem Wunschgeschlecht anzugehören und in der neuen Rolle dann auch nichts mehr mit dem Thema »Transidentität« zu tun zu haben. Die Transidentität liegt also in der Vergangenheit. Daher engagiert man sich nicht mehr für die Interessen der Transidenten – denn man gehört ja nicht mehr dazu. Es ist sogar so, dass manch eine(r) sich dann gar nicht mehr über »Pathologisierung« empören kann. Die Transidentität wurde gleichsam »wegoperiert«.

Wir gehören zusammen!

All diese Konflikte sind bedauerlich. Es ist ein richtiges Elend, dass die verschiedenen Trans*frauen und -männer oft ihre eigene Problemlösungsstrategie für die einzig richtige erklären und hier eine Deutungshoheit über das Thema einfordern. Dahinter steht oft die Verzweiflung, die mühsam errichtete Eigenidentifikation aufs Spiel zu setzen – denn man könnte ja eventuell zum »Nachgeben« gezwungen werden.

Es ist für uns wichtig, dies zu begreifen, und daher die Konflikte zu relativieren. In der Öffentlichkeit muss man erklären, wieso – praktisch systembedingt – so viele Stimmen in der Trans*welt existieren. Das ist wichtig, damit die Konflikte in den eigenen Reihen nicht die Interessenvertretung schädigen und damit die Cis*menschen ein größeres Verständnis für das Phänomen »Transidentität« bekommen. Vielleicht trägt auch dieses Buch dazu bei. Und die Gemeinschaft der Gleichgesinnten muss sich konsequenter klarmachen, dass es nicht die »eine«, »richtige« Problemlösung gibt, sondern dass es im Sinne des Transidentitätskonzepts vielfältige, dem jeweiligen Lebenslauf angepasste Varianten der Umsetzung der Transidentität gibt. Was man von den PsychiaterInnen und PsychotherapeutInnen einfordert, sollte man auch selbst beherzigen. Es geht darum, die anderen Gleichgesinnten in ihren Lebensentwürfen zu akzeptieren. Die absurden Schlachten und auch Intrigen, die manche anzetteln, sind meines Erachtens unerträglich. Auch dieses Buch wird wieder Debatten auslösen und diejenigen, die grundsätzlich alle des Pathologisierens bezichtigen, die nicht ihrer Meinung sind, werden sich bei mir zu Wort melden. Demgegenüber sollten die Gleichgesinnten der unterschiedlichen Interessenverbände, auch die der einzelnen Bundesländer, ihre verschiedenen Ansätze und Ideen zusammenführen. Und sie sollten möglichst keine egoistische Machtpolitik betreiben (siehe auch Weitzel, 2015b).

So ist am 23. August 2015 der »Bundesverband Trans* e. V.« gegründet worden. Trans*frauen, Trans*männer und auch diejenigen, die »Inter« leben und sich auch ganz sichtbar nicht dem bipolaren Geschlechtermodell unterordnen wollen – sie alle sind hier mit ihren Verbänden vertreten. So ist die Hoffnung groß, dass Trans* in Zukunft mit einer Stimme spricht.

LSBTI – und alle »anderen«

Damit sind wir bei der gemeinsamen Interessenvertretung nach außen. Hier geht es zunächst um die transidenten Menschen. Ein großes Problem besteht wie beschrieben darin, dass viele der Gleichgesinnten mit langer Erfahrung nicht mehr zur Verfügung stehen, weil sie im Wunschgeschlecht aufgegangen sind. Sie wollen nicht mehr als Transidente identifiziert werden. Diese Entscheidung gilt es selbstverständlich zu respektieren und zu akzeptieren. Aber es muss doch betont werden, dass damit die Chance vertan wird, dass die älteren Gleichgesinnten den jüngeren Trans*menschen Informationen geben und ihnen bei Schwierigkeiten weiterhelfen (Rauchfleisch, 2007, S. 194). Die Jüngeren müssen also teilweise »das Rad neu erfinden«. Sie können dann nur hoffen, in die Hände einer der wenigen TherapeutInnen zu gelangen, die sich mit der Materie wirklich auskennen und Erfahrung haben. Wie aus den bisherigen Kapi-

teln schon klar geworden ist, gibt es ja erheblichen Nachholbedarf in
der Eingliederung von transidenten Menschen in unsere Gesellschaft
und in der Berücksichtigung ihrer Interessen. Nach wie vor existiert
das Transsexuellengesetz, nach wie vor ist eine Entpathologisierung
von Transidentität nicht erreicht, nach wie vor ist der Informations-
stand der Bevölkerung durch inszenierte Talkshows und das Auftreten von Dragqueens und Dragkings geprägt.

Dies ist ein weiterer Grund, um sich zu outen, um von sich zu
erzählen: Niemals wird ein Cis*mensch verstehen, wie es einem
transidenten Menschen geht. Aber durch eine möglichst dichte
Erzählung des Lebens – und zum Teil auch des Innenlebens –
kann der transidente Mensch seine Situation nachfühlbar machen.
Dadurch entsteht eine Menge Empathie, und die Chancen stehen
dann erstens gut, dass viele Leute besser mit den Gleichgesinnten
umgehen können, ja vielleicht sogar transphobe Haltungen abbauen
können. Zweitens erhöht sich so die Chance, dass es einem in der
Cis*welt auch als transidenter Mensch richtig gut geht. Denn man
stellt mit Erstaunen fest, dass die Cis*menschen sich zum Teil plötzlich auch öffnen, und es kann durchaus sein, dass man ein viel inni-
geres Verhältnis zu Bekannten, FreundInnen und ArbeitskollegInnen entwickelt, als man es zu diesen Personen bis dato hatte. Das
habe ich in diesem Buch ja schon geschildert.

Ein anderer Punkt ist die Notwendigkeit der gemeinsamen
politischen Arbeit mit den Gruppen, die um die Akzeptanz ihrer
Geschlechtsausrichtung kämpfen: Schwule, Lesben, Bisexuelle
(Rauchfleisch, 2007, S. 194 f.). Das Verhältnis zu den Cis*menschen
ist wichtig, ferner aber auch dasjenige zu den Gleichgesinnten und
des Weiteren zu den Menschen, die sich auch in der Gemeinschaft
LSBT (Lesbisch-Schwul-Bisexuell-Trans*) befinden. Leider funktioniert das oft nicht reibungslos. Die unterschiedlichen Lösungen, die
transidente Menschen für sich selbst im Umgang mit dem Phänomen
finden, sind ein wichtiger Grund dafür, dann aber auch der unterschiedliche Stand der Emanzipation und Organisation. Ich komme
jetzt wieder auf die oben geschilderte Geschichte des Verhältnisses
von Trans* zu Lesbisch und Schwul zurück: Die Trans*menschen
sind erst in den 1990er Jahren sukzessive dazugekommen. Zurzeit
findet erst der Prozess der Integration in die Interessenvertretung

von LSBTI statt. Das »T« wird erst seit den letzten Jahren eingebaut. Dementsprechend holpert es zum Teil noch.

In Rheinland-Pfalz wird der Prozess der Integration der einzelnen Gruppen gegenwärtig mit großer Energie vorangetrieben. Das »Queer-Net RLP« hat sich zu einer effektiven Interessenvertretung vor allem von Lesben und Schwulen entwickelt. Die politische Interessenvertretung der transidenten Menschen in diesem Bundesland befindet sich gerade im Aufbau und eine Heimat ist noch nicht gefunden. Ein breites Engagement für den gesamten LSBTI-Bereich zeigt die Stadt Mainz, die sich wie die Universität das Leben von »Vielfalt« zu einer Leitmaxime gewählt hat. Ich selbst bin zur Aktivistin geworden. Aus Dankbarkeit – und aus einer Position heraus, in der die Chance gut ist, etwas bewegen zu können.

Wichtig ist es, zusammenzudenken und nicht im Klein-Klein der jeweiligen Gruppierung stecken zu bleiben. Es geht bei der politischen Aktivität letztlich darum, die demokratische Kultur im eigenen Land zu verteidigen. Lassen wir das Kapitel zur Transphobie (4 L) Revue passieren, dann wird uns dies noch einmal besonders klar. Es geht dabei nicht nur um Trans*, es geht im Grundsatz um all diejenigen, die »anders« sind. Es geht so auch um die Menschen, die geistig/körperlich gehandicapt sind, es geht um Menschen anderer Religionszugehörigkeit, es geht um ethnische Minoritäten und es geht nicht zuletzt um AsylantInnen. Trans* ist nur ein Beispiel, und wir reihen uns ein.

In diesem Sinne habe ich das Thema »Gender Diversity« in die Arbeit des Frauen- und Gleichstellungsbüros der Universitätsmedizin Mainz integriert. Das Denken für alle, die »anders« sind, stärkt Trans*, es stärkt aber auch die klassische Frauenförderung. Wir reden hier über 50 Prozent der Bevölkerung, die auch »anders« sind, weil die Leitwerte unserer Gesellschaft sich am männlichen Geschlecht orientieren. In diesem Sinne ist auch die modische, unqualifizierte Kritik an den »Genderstudies« abzulehnen. Derartige Kritik unterstellt einer geschlechterdifferenzierenden Forschung, eine längst umgesetzte »Geschlechtsblindheit der modernen Gesellschaft« zu ignorieren, indem sie »Frauen, Männer und Queers« fraktionieren und sich als »Vehikel der Frauenförderung verzwecken« lassen würde (siehe den Beitrag von Hirschauer, 2014, S. 881). Diskriminierung von

Menschen unterschiedlicher Geschlechtsausrichtung und -identität als eingebildete Phänomene der Genderstudies? Derartige Theorien verhöhnen die Diskriminierten und erzeugen ein Zerrbild gesellschaftlicher Wirklichkeit. Über die Möglichkeiten und Bedingungen, kulturwissenschaftliche und historische Forschungen an aktuelle Fragen zu binden und auch durch »Betroffene« zu realisieren, habe ich schon geschrieben.

N Ausblick

Kurz halten wir inne. Wir haben auf unserer langen Reise einiges erreicht. Nach einer langen, schwierigen, zum Teil auch quälenden Geschichte habe ich verstanden, dass ich transident bin, und ich bin das Wagnis eingegangen, meine innere Frau, meine Herzdame, die einen so großen Teil meiner Identität bedeutet, aus ihrem Gefängnis zu lassen. Nach ihr hat sich dann alles ausgerichtet. Sie hat mich zunächst nur zeitweise entführt und wir haben probiert. Dann war es doch klar, dass sie mich nun richtig dominieren muss. Meine Umgebung wurde mit ihr konfrontiert und hat sie angenommen. Ich schaue in den Spiegel. Denn nicht nur in mir hat sich die Herzdame breitgemacht. Sie hat auch mein Äußeres verändert. Ich sehe mein weiches, nunmehr geschminktes Gesicht, ich sehe meine zunehmend weiblich werdenden Proportionen. Ich schaue auf meine Kleider. Ich denke an meine Stimme und mein Verhalten. Und auch offiziell ist diese Frau nun angenommen. Sie kennt ihre GegnerInnen und sie kennt ihre FreundInnen.

Doch es fehlt noch etwas. Wir haben aus dem inneren Drang der Transidentität heraus so viel hergeschenkt. So wie Hans im Glück haben wir Geld ausgegeben, nur um unseres Trans*glückes willen. So wie Hans sind wir deshalb auch Risiken eingegangen. Es war und ist schwierig für die Familie und für die ein oder andere FreundIn. Es war nicht ganz einfach für die KollegInnen. Letztlich steht unsere soziale und wirtschaftliche Absicherung auf dem Spiel. Die Herzdame fragt: »Bereust du jetzt, dass du mich befreit hast?« Ich sage: »Nein, ich habe es nie bereut und ich bin sogar etwas erstaunt über mich selbst. Ich fühle mich stark, sonst hätte ich das nicht gewagt.« Wir gehen den Weg weiter und das heißt, wir müssen uns noch verorten. Welche Stellung hat Trans* in der kulturellen Welt, wo kommt es her? Was sind denn die übergeordneten Gründe, die Kategorien für Probleme der Trans*menschen? Was ist der Sinn unseres transidenten Lebens? Was macht Trans* in unserem Leben für einen Sinn? Wir reflektieren über uns, damit wir uns selbst wirklich finden. Das Innere muss sich im Äußeren spiegeln. Wir brauchen ein sicheres Fundament, damit wir in uns ruhen, zu uns sicher stehen können und damit wir dann mit entschlossenem Schritt durch die Welt gehen können. Davon handelt das nächste Kapitel.

5 Die Einordnung des transidenten Lebens

A Die Geschichte von Transidentität und Transsexualität

Wir sind nicht die ersten Trans*menschen, die es gibt. Ich beschäftige mich beruflich mit der Geschichte der Medizin. Daher lag es für mich von Anfang an nahe, mich um die historische Perspektive des Themas zu kümmern. Und gerade die Geschichte des Trans*phänomens hat für den Umgang mit Trans* und Geschlechtsidentitäten sowie generell den Geschlechtern in der heutigen Zeit eine große Erklärungskraft. Also machen wir jetzt eine Zeitreise und schauen zurück, um zu ermitteln, welchen Standort wir heute haben.

Wir gehen zunächst in die Zeit der aufgeklärten Monarchen des 18. Jahrhunderts. Es geht um die Zeit Friedrichs des Großen und Maria Theresias. Bis dahin gab es zunächst keine Diskussionen über das Trans*phänomen. Wichtig war nicht in erster Linie der Zustand der Geschlechtsteile, sondern dass man sich an die Kleiderordnung hielt. Crossdressing war also grundsätzlich möglich. Ein Mann konnte grundsätzlich als Frau und eine Frau als Mann leben. Auch an den Königshöfen. Aber in der Zeit dieser aufgeklärten Monarchen änderte sich das. Bis dahin hatte die Kirche erklärt, wie die Menschen entstehen: Gott hatte sie nämlich geschaffen. Die »Aufklärungszeit« allerdings sah das anders: Der Anspruch, selbst seine Vernunft zu gebrauchen, brachte Forscher dazu, die Natur zu befragen: Wie entstehen die unterschiedlichen Tier- und Pflanzenarten und wie entsteht der Mensch? Letzterer wurde nun durch die Aufklärer in die Natur gestellt. Für ihn galten dieselben Regeln wie für das Tier- und Pflanzenreich. Er war nicht mehr das besondere göttliche Geschöpf. Man erforschte den Stammbaum des Menschen und kam darauf, dass es unterschiedliche Rassen gab. Ebenso richtete man ein Augenmerk auf die Unterschiede der Geschlechter. Man beforschte die biologischen Unterschiede von Mann und Frau. Es ist der Beginn eines bipolaren Geschlechtermodells, das sich auf die körperliche Verfasstheit des Menschen bezieht (vgl. Pfäfflin, 2014, S. 55 f.; Laqueur, 1990).

Der Einfluss der Psychiatrie bis 1945

Dieser Trend verschärfte sich im 19. Jahrhundert, also etwa ab 1800. Das Sortieren des Pflanzen- und Tierreichs und auch die Erforschung des Menschen als Naturwesen wurden vorangetrieben. Zwei Entwicklungen waren dafür entscheidend: einmal der Aufstieg des Bürgertums. Die Fürsten, die ja seinerzeit noch die Territorien, also die verschiedenen Herrschaften im Deutschen Reich, regieren, brauchten helfende Hände, die das immer komplizierter werdende Leben organisieren halfen. Diese Bürgerlichen hatten studiert, sie konnten schreiben und rechnen. In den »Landständen« übernahmen sie für die Fürsten viele Aufgaben, und das führte zu einer Neuorganisation des Lebens. Im 19. Jahrhundert entstanden die Verwaltungen und Behörden, so zum Beispiel die Finanzwirtschaft oder die Polizei. Das Leben wurde sortiert. Das 19. Jahrhundert war ein zutiefst bürgerliches Zeitalter.

Hier machte auch die neue naturwissenschaftliche Medizin mit, die sich seit der Mitte des 19. Jahrhunderts durchsetzte. Sie arbeitete mit dem wiederholbaren, kontrollierten Experiment und hatte, wie es ein Kollege von mir treffend schrieb, die »Deutungsmacht« über Gesundheit und Krankheit (Labisch, 1989). Die naturwissenschaftliche Medizin erklärte, was krank und was gesund ist, und die Gesellschaft glaubte ihr. Nicht zuletzt die neue Medizin stützte in diesem Klima das Sortieren der Naturphänomene, indem sie auch die unterschiedlichen Menschentypen unterschied.

Wichtig ist nun, dass sie einen atemberaubenden Schritt vollzog: Die Medizin koppelte die Befunde an der organischen Materie des Menschen mit dessen psychischer Verfasstheit und seinem Sozialverhalten. Das bedeutete, dass man am Körper ablesen konnte, welche Rolle ein Mensch in der Gesellschaft hat. Gestützt wurde dies durch die Idee der Vererbung, angestachelt durch Charles Darwins (1809–1882) Werk von der »Entstehung der Arten«, dessen Diktion von anderen Forschern auf den Menschen übertragen wurde (Sozialdarwinismus). Schlechtes oder gutes Erbgut beeinflusste den Menschen und entschied auch über seinen sozialen Wert (vgl. Planert, 2000). In diesem Sinne konnte der italienische Rechtsmediziner Cesare Lombroso (1836–1909) die Theorie postulieren, dass man Verbrecher an deren Physiognomie, an deren Körperlichkeit, erkennen könne: Bestimmte Attribute wie eine fliehende Stirn und tief liegende Augen waren Kennzeichen des Degenerierten und Kriminellen (Mosse, 1990, S. 106 f.). Genau auf diese Weise sortierten Mediziner im Rahmen der Errichtung einer »bürgerlichen Geschlechterordnung« (Honegger, 1991; Schößler, 2008, S. 5) die Geschlechter: Frau und Mann wurden jeweils einer bestimmten Typologie zugeordnet, in der Körper und Seele, ein bestimmter Organismus und ein bestimmtes Sozialverhalten übereinstimmten. Das wurde für das gesellschaftliche Leben damals als wichtig erachtet (vgl. auch Domeier, 2014; Miersch, 2014).

Transsexuelle bzw. »Transvestiten«, wie sie damals genannt wurden, störten diese Ordnung. Sie ließen sich nämlich nicht einem Geschlecht zuordnen. Solche Menschen konnten nur »degeneriert« sein, das heißt schlechtes Erbgut haben. Ihr Verhalten war entsprechend »pervers«, das heißt abartig. Daher gerieten sie in den Einfluss der Psychiatrie, die sich auch in dieser historischen Periode als Fach entwickelte. In der damaligen Zeit – vor allem etwa seit 1900 – hatten die Menschen Furcht vor einem Niedergang der Volksgesundheit, denn die Industrialisierung führte – so glaubte man – zu Gesundheitsschäden. Gerade die Städte erzeugten in den Augen der Zeitgenossen diese Schäden und damit auch deren Träger: »Alkoholiker«, »Syphilitiker« und »Morphinisten«. Die Psychiatrie präsentierte sich als Gralshüterin einer seelischen Volksgesundheit und beschäftigte sich unter anderem mit dem Aussortieren von erbgeschädigten, kranken Menschen. Einer der bekanntesten Vertreter einer solchen Seelenheilkunde ist der Grazer Psychiater Richard von Krafft-Ebing (1840–1902). In seinem Hauptwerk »Psychopathia sexualis« (1886) erklärte er die Trans*menschen für krank: Anhand der Betrachtung der vermeintlich natürlichen Sexualpraktiken des Menschen konstruierte er bei den Trans*menschen eine Abartigkeit des Devianten, das heißt eine krankhafte Abweichung (von Krafft-Ebing, 1886).

Krafft-Ebing schrieb: »Das Geschlechtsleben derartig organisierter Individuen macht sich in der Regel abnorm früh und in der Folge abnorm stark geltend. Nicht selten bietet es noch anderweitige perverse Erscheinungen, ausser der an und für sich durch die eigenartige Geschlechtsempfindung bedingten abnormen Geschlechtsbefriedigung« (von Krafft-Ebing, 1886, S. 59).

Der Berliner Psychiater Carl Westphal (1833–1890) erfand dann 1870 den Begriff der »conträren Geschlechtsempfindung«. Die Kopplung von biologischen und sozialen Parametern wird daran deutlich, dass Westphal das Tragen gegengeschlechtlicher Kleidung als eindeutiges Kennzeichen eines »pathologischen Zustands« wertete (Herrn, 2005, S. 26).

Der Makel des Pathologischen haftete den transidenten Menschen seitdem an, zusammen mit anderen Menschengruppen. Daher bleibt festzuhalten: So wichtig die Entwicklung der Psychiatrie für die Versorgung der Bevölkerung auch war, eine Schattenseite bestand in der Aussonderung von Menschen in sozialem Auftrag. Geschmeidig passte sich das Fach den jeweiligen gesellschaftlichen Bedürfnissen an und machte sich zum Polizisten einer bürgerlichen Sozialordnung. Die Blutspur der Psychiatrie im Kampf gegen soziale Minderheiten zieht sich in den Ersten Weltkrieg hinein, als Soldaten, die psychische Zusammenbrüche erlitten (»Kriegszitterer«/»Kriegsneurotiker«), als »degeneriert« und »verweichlicht« diskriminiert und mit kriegspsychiatrischen Sonderbehandlungen gequält wurden. Um sich auf diese Arbeit im Dienst der Kriegsführung des kaiserlichen Deutschland zu konzentrieren, nahm das Fach den Hungertod tausender Patienten in den Anstalten in Kauf (Prüll u. Rauh, 2014; Faulstich, 1998).

Auch nach 1918 setzte die Psychiatrie diese Politik fort, indem das konservative und deutschnationale Fach seine kriegspsychiatrischen Patienten als linke Revolutionäre und Landesverräter ansah, die als »Simulanten« zur Kriegsniederlage beigetragen hätten. In der Weimarer Republik verschärfte sich die Tendenz, zwischen »Heilbaren« und »Unheilbaren« zu unterscheiden (Prüll, 2010; Siemen, 1987). Im Rahmen dieses Ansatzes haben wir keine Hinweise dafür, dass die »Transvestiten« in der Psychiatrie den Status verloren, der ihnen im 19. Jahrhundert verliehen wurde, nämlich denjenigen von »unheilbaren Perversen« mit geschädigtem Erbgut. Im »Dritten Reich« schließlich machte sich die Psychiatrie zum Handlanger des NS-

Systems, indem man im Rahmen der sogenannten T4-Aktion psychiatrische Patienten ermordete (Rotzoll et al., 2010). Im Zusammenhang mit dem Vorgehen gegen unerwünschte »Volksgenossen« waren auch »Transvestiten« Schikanen und Repressionen ausgesetzt, sie kamen zum Teil in Konzentrationslager und es wurden Humanexperimente an ihnen durchgeführt (Herrn, 2005, S. 157–165).

Die Psychiatrie in der frühen Bundesrepublik

Wir konnten über diese wichtigen Zeitabschnitte hier nur kurze Bemerkungen machen. Auch steht die (medizin-)historische Forschung über das Thema »Trans*« erst am Anfang. Dennoch reichen diese Bemerkungen zunächst, denn es sollte gezeigt werden, dass der Geist der Aussonderung der »Abweichenden«, den die Psychiatrie entwickelt hatte, sich bis in die Zeit Westdeutschlands und der Bundesrepublik hineinzieht (Wolters, Beyer u. Lohff, 2013). Nach dem Zweiten Weltkrieg, seit den 1950er Jahren, wurde den Transvestiten besonders in den USA mehr Aufmerksamkeit geschenkt. Durch Einzelinitiativen von Trans*menschen und einzelnen Wissenschaftlern bildeten sich Anfänge einer Trans*versorgung heraus, die dann sogar routinemäßige GA-OPs sowie Psychotherapien durchführte (vgl. Stryker, 2008, S. 41–50; Sigusch, 1995, S. 12–22). Die betreffenden Trans*menschen bezeichnete man nunmehr generell als »Transsexuelle«, die in Krankheitsschemata einsortiert und pathologisiert wurden (Cauldwell, 1949).

Diese Entwicklung beeinflusste die Verhältnisse in Deutschland und sie hatte eine wichtige Konsequenz: Der transidente Mensch wurde vor allem in den 1970er Jahren von der Psychiatrie und Psychotherapie sowie den sich professionalisierenden Sexualwissenschaften vom abartigen Monster zum Patienten erhoben. Manche sprechen hier von einem Aneignungsprozess dieser Patientenklientel durch Psychologie und Psychiatrie (Hirschauer, 1993; Weiß, 2008). Hilfreich war das 1981 in Kraft getretene und noch immer wirksame Transsexuellengesetz (TSG). Ich habe bereits darüber geschrieben. Dieses Gesetz verpflichtete die Krankenkassen zur Bezahlung medizinischer Leistungen. Das wurde von den Transsexuellen seinerzeit noch als Fortschritt gesehen, da die Pathologisierung ein Schritt zur Verrechtlichung der Identität bedeutete und eine lange Phase der

Rechtlosigkeit und Nichtbeachtung beendete. Noch in den 1970er Jahren versteckten sich transidente Menschen auf Dachböden und in Verschlägen, ein Coming-out war ein nicht kalkulierbares Risiko (Güldenring, 2016, S. 138 f.). Derartige Probleme waren international. Dies zeigt der Lebensweg des englischen Rennfahrers und Spitfire-Piloten des Zweiten Weltkriegs, Robert Cowell (1918–2011), der im Rahmen einer Geschlechtsangleichung Anfang der 1950er Jahre zu »Roberta Cowell« wurde. Es war schwierig, die eigenen Ziele umzusetzen. Es fanden sich kaum HelferInnen (Cowell, 1954a; 1954b; 1954c; 2014; Bateman, 1972; Bell, 2013; Bouzanquet, 2009; Kennedy, 2007). Dementsprechend war die Pathologisierung zunächst auf die Bedürfnisse der Transsexuellen zugeschnitten, und man bemühte sich in der Folgezeit darum, die therapeutischen Effekte zu evaluieren (vgl. auch Kockott, 2000; Bazarra-Castro, 2009).

Eine Lösung der problematischen Ausgrenzung war aber damit nicht gefunden. Denn trotz intensiver Diskussionen über das eigene Behandlungsarsenal gelang es den selbst ernannten »Fachleuten« nicht, ein System in die Therapie zu bringen. Auch erarbeitete man keine Nachweise der Krankhaftigkeit (Haupt, 2012). Es gab zwei Lager: Die einen wollten transidente Menschen mit geschlechtsangleichenden Maßnahmen heilen und eine eindeutige Geschlechtszuordnung schaffen. Die anderen wollten den Prozess mit Psychotherapie stoppen und den Einsatz von Hormonen und Operationen verhindern (Güldenring, 2016, S. 146 f.). Zum Teil waren es Einzelfälle, die Anlass zu Grundsatzdebatten boten, wie beispielsweise die GA-OP einer Trans*frau, die durch die Einwilligung des Schweizer Psychiaters Medard Boss (1903–1990) im Jahr 1950 möglich wurde (Töpfer, 2012).

Wie auch immer: Vor allem aber wurde der transidente Mensch in das gängige Schema der psychiatrischen Krankheitslehre hineingepresst. Der gute Wille zur Hilfe war zuweilen da, der Weg war fatal. Denn man schaute sich nicht die Trans*menschen an, sondern schlug in den Lehrbüchern nach. Die Überzeugung, »eigentlich dem anderen Geschlecht anzugehören«, wurde als »wahnähnliche überwertige Idee« gewertet. Im Sinne einer Persönlichkeitsstörung machte man auch »narzißtische Tendenzen« aus (Schulte u. Tölle, 1977, S. 141). Abwertende Vokabeln wie »affektlos«, »egozentrisch« und »nöti-

gend« (Sigusch et al., 1979, zit. nach Güldenring, 2016, S. 142) ent-
sprangen keiner fundierten wissenschaftlichen Analyse, sondern
waren intuitive analogisierende Eingebungen. Die Basis waren emotionale Vorbehalte gegen den Trans*menschen, der angeblich immer
wieder in den Spiegel schaut und seinen neuen Körper liebt. Denn
man verstand das Phänomen nicht. Keine PsychiaterIn wäre auf die
Idee gekommen, muskulösen Spitzensportlern eine »wahnähnliche
überwertige Idee« und »narzißtische Tendenzen« im Hinblick auf
die Pflege ihres Körpers zu unterstellen. Denn Letztere waren gesellschaftlich legitimiert, nicht aber die Trans*menschen.

Warum verstand die Psychiatrie das Phänomen nicht? In den
Blick der psychiatrischen Behandler kam nicht die breite Palette
der transidenten Menschen, wie zum Beispiel Crossdresser, sondern nur der transsexuelle Mensch, der eine operative Geschlechtsangleichung wünschte. Der Röhrenhorizont der Psychiatrie war auf
die Sichtung und Gewichtung des Transsexuellen begrenzt. Erst die
Vielfalt hätte damals den Blick auf die Transidentität als Normvariante gelenkt, und das Oszillieren zwischen Mann und Frau wäre als
Grundthema des transidenten Lebens verstanden worden. Man hätte
erkannt, dass die »Geschlechtsidentitätsstörung« aus der Bedrän-
gung durch die PsychiaterInnen selbst resultierte, indem der »PatientIn« die exakte und permanente Zuordnung zu Frau oder Mann
vor dem Hintergrund der seit dem 19. Jahrhundert dominierenden
strikten Geschlechterordnung abgepresst wurde. Einen anerkannten
Zustand zwischen den Geschlechtern konnte man in der Psychiatrie
nicht ertragen. Das wussten die Transsexuellen und sie stellten sich
darauf ein. Sie bekannten sich zur Krankheit, denn sie wussten, dass
sonst keine medizinischen Leistungen für sie erbracht würden. Eine
effektive Lebenshilfe für transidente Menschen war dadurch letztlich nicht möglich (Haupt, 2012; Güldenring, 2013; 2016, S. 146 f.).

Mein Leben und die Psychiatrie in der frühen Bundesrepublik
Ich denke daran, dass ich ein Teil dieser Geschichte bin. Denn ich
denke an meinen Vater. Er und sein Verhältnis zu mir spiegeln das
Verhältnis des Trans*menschen zur Psychiatrie in den 1980er Jahren,
in den »Dark Ages« der Geschichte der Transidentität. Er schaute in
die Wiege und hatte Angst, ich würde ein »Fidelio« werden – denn

ich lachte zu viel. Ich wurde dann ernst – viel früher, als ihm lieb war. Er hatte es gut mit mir gemeint, aber das Resultat war fragwürdig. Er wusste viel und er wollte, dass mir seine gebündelten Erkenntnisse zugutekamen. Als meine Mutter mich als Erstes von insgesamt drei Kindern kurz nach meiner Geburt im Kinderwagen durch einen kleinen Ort in Rheinland-Pfalz schob, hatte er keine Zeit für sie. Mein Vater sagte ihr, er müsse »Freud lesen«. Das Ergebnis dieser Lesefrüchte lernte ich später kennen. Als »delegiertes Kind«, das alles besser machen sollte als er, motivierte er mich zum Doppelstudium. Ich sollte letztlich aber als Psychiater Karriere machen und mich möglichst in ein derartiges Leben einpassen. Das Ideal war konformes, normales Verhalten. Überall lauerten Verdrängungen, Kompensationen und Psychopathien. Er nahm mich regelmäßig zur Seite: Ich hatte eine Hauterkrankung, die er für stigmatisierend hielt, und er sagte: »Erzähle es niemandem, denn du wirst behandelt wie ein Aussätziger.« Bei den Pfadfindern wurde ich Gruppenleiter. Mein Vater sagte: »Es ist nicht gut, wenn man sich als älterer Mensch nur mit Jüngeren abgibt. Das färbt psychisch ab. Solche Leute werden eigenartig. Ich kenn das. Jeder wird dir das anmerken.« Mein Vater ahnte und sagte: »Mit dir stimmt etwas nicht.« Ich teilte diese Meinung durchaus. Mein Gefühl ging aber in eine andere Richtung. Auf der anderen Seite war es genauso diffus wie seins. Insgesamt fünf Jahre verbrachte ich in einer Selbsterfahrungsgruppe. Das war interessant, aber brachte nichts – außer einer Weiterbildungsbescheinigung, die man für eine psychiatrische Ausbildung nutzen konnte.

Mein Vater fertigte Gutachten für Transsexuelle an. Oft erzählte er beim Mittagstisch anonym über seine PatientInnen. Ich habe mir einiges gemerkt. Vor allem die Bemerkungen zu diesem Thema. Ein Kollege hatte ihn mal angerufen: »Ich komme mit dieser Transsexuellen nicht mehr klar. Ich brauche mal den Psychoklempner.« Mein Vater schüttelte den Kopf über die Bemerkung des Kollegen. Aber er hat geholfen. So wie er bei vielen PatientInnen beliebt war, denn er war durchaus empathisch. Manche klingelten bei uns an der Haustür, manche hatten sogar die Familie besucht. Aber wie hat er Transsexuellen geholfen? Mein Vater erzählte einmal: »Ich habe heute einen Mann mit missgebildetem Genitale untersucht. Ich konnte wirklich verstehen, dass der sich operieren lassen wollte!« Mir lief es kalt den Rücken herunter. Muss man ein missgebildetes Genital haben, um sich operieren zu lassen? Ich war damals etwa 17 Jahre alt und hatte schon eine dumpfe Ahnung von meiner Identität. Die Bemerkung verstörte mich. Ich weiß noch, dass ich mir in meiner Fantasie den Mann ausmalte und Neidgefühle hatte, dass er einen so eleganten Weg gefunden hatte, durch die Mühlen der Psychiatrie zu kommen. Über meine Gefühle hätte ich mit meinem Vater nicht sprechen können. Damals war ich nicht sehr selbstständig. Und ich habe mich auch damals schon auf meine GesprächspartnerInnen eingestellt und versucht, ihnen entgegenzukommen und sie zu verstehen. So konnte ich gegen den massiven Druck, einen funktionierenden Mann in der Gesellschaft abzugeben, wenig ausrichten. Wenn ich geweint habe und mich in mein Zimmer zurückzog, lief mein Vater hinter mir her und brüllte mich an: »Reiß dich gefälligst zusammen!« Das habe ich getan. Man kommt an sein Inneres nicht heran, wenn das Umfeld ständig Hindernisse in den Weg stellt. Die Räumarbeiten waren zu groß. Aber es sind Pakete entstanden, die man öffnen konnte, und es gab ja dann später den Augenblick, an dem ich das Bereitstehende schnell mobilisieren konnte.

Die Psychiatrie in der späten Bundesrepublik

Der Zeitpunkt, an dem die Psychiatrie sich änderte, weil sie ihren Offenbarungseid leistete, lässt sich sehr gut bestimmen. Denn die Defizite und Versäumnisse im Umgang mit transidenten Menschen wurden 1995 von dem Sexualwissenschaftler Volkmar Sigusch erkannt, der mit seiner Schrift »Geschlechtswechsel« ein Umdenken anregte (Sigusch, 1995). Sigusch, der in den 1970er Jahren an dem verfehlten Umgang mit den transidenten Menschen mitgestrickt hatte (Sigusch, 1995, S. 34 ff.; Güldenring, 2015, S. 2), mahnte nun ein Zugehen auf die Trans*menschen an. Der Hintergrund war, dass man etwas Krankhaftes schlicht nicht entdecken konnte. Das war ein mutiger Schritt und Sigusch hat viel Kritik geerntet. Heute stellt er bitter fest, dass Dinge umgesetzt werden, die er schon damals auf den Punkt gebracht hatte (Sigusch, 2013, S. 241). Denn: Die Umsetzung ließ in der Tat noch auf sich warten. Liest man das Werk von 1995, bekommt man eine Idee für die Gründe. Die Auseinandersetzungen in der Psychiatrie und in den Sexualwissenschaften werden dort ausführlich geschildert. Aber die LeserIn wird mit einer gewissen Ratlosigkeit entlassen. Es fehlt eine Handlungsanleitung für die einzelne PsychotherapeutIn, wie sie denn nun mit ihren transidenten KlientInnen umgehen soll. Selbst Sigusch, der mit seinen kritischen Bemerkungen eindeutig eine Trendwende im Umgang mit transidenten Menschen förderte, blieb lange bei einer Reduzierung des Phänomens auf »Transsexualismus« (Sigusch, 2005, S. 136–140). So blieb seine Kritik eine Zustandsbeschreibung, und es bedurfte noch einer Änderung der Umfeldbedingungen im Land, um ein Klima der Veränderung zu erzeugen (vgl. zu Trans* und der Geschichte der Psychiatrie: Prüll, 2015).

Der entscheidende Faktor ist hier meines Erachtens eine Veränderung der Menschen und eine Veränderung im Umgang mit der Medizin, ferner eine langsame Veränderung der Medizin selbst seit etwa 1990. Die 1970er Jahre waren noch konservativ, eine weitergehende Demokratisierung der Gesellschaft wurde in dieser Zeit erst angestoßen. So sollte es noch Jahre dauern, bis beispielsweise PatientInnenrechte zielstrebig und strukturiert umgesetzt wurden, nachdem sie schon zwei Dekaden vorher angemahnt worden waren. Erst seit den 1990er Jahren wurde die Ethik in der Medizin systematisch ausgebaut. Die VertreterInnen der Medizin achteten vermehrt auf PatientInneninteressen. Der Ton gegenüber den PatientInnen änderte sich. Ich selbst habe noch in den 1980er Jahren als Student der Medizin erlebt, wie PatientInnen, die sich freiwillig für eine Demonstration vor Studierenden im Hörsaal zur Verfügung gestellt hatten, vom Chefarzt wegen vermeintlichen Fehlverhaltens rüde zurechtgewiesen wurden. Das ist heute undenkbar. Vor dem Hintergrund meiner eigenen medizinhistorischen Forschungen habe ich den Eindruck, dass die deutsche Gesellschaft nach 1945 in steigendem Tempo versucht, sich der unliebsamen Teile der Erbschaft des 19. Jahrhunderts zu entledigen.

Die Medizin war seinerzeit autoritär, sie nutzte ungefragt Menschen für Humanexperimente, sie glaubte an die »Objektivität« naturwissenschaftlicher experimenteller Erkenntnisse und an den Fortschritt der Medizin, der irgendwann in einer Zeit des Heils gipfeln würde. Daran glauben wir heute nicht mehr. Wir wissen, dass wir bei aller Effektivität dieser Medizin auch etwas verloren haben.

Und das ist das Zusammenspiel der Medizin mit den Bedürfnissen der Gesellschaft und mit den Bedürfnissen des Einzelnen, ferner das Umgehen mit den Bereichen, die nicht naturwissenschaftlich »messbar« sind und es auch nie sein werden – die aber dennoch Krankheit und Gesundheit beeinflussen. Seit den 1990er Jahren schlägt dieser Prozess massiv durch (vgl. auch Beauchamp u. Faden, 1986, S. 100 f.).

Und was sich auf dem Gebiet der Medizin finden lässt, betrifft auch andere gesellschaftliche Bereiche. Langsam, aber stetig wurden die »GastarbeiterInnen« zu »MitbürgerInnen«. Nicht zuletzt über die Kulturwissenschaften, die sich mit grundsätzlichen Fragen sinnstiftender Prozesse in menschlichen Gemeinschaften und mit deren Regeln befassen, drang ein Bewusstsein für den Wert von Vielfalt in die Gesellschaft ein (Tschopp u. Weber, 2007; Frey Steffen, Rosenthal u. Väth, 2004; Hof, 2008, bezogen auf das Thema Geschlecht vgl. Mixa, Malleier, Springer-Kremser u. Birkhan, 1996; Paulus, Sillies u. Wolff, 2012).

Wir erinnern uns: In den 1990er Jahren machte LSB_I ihren Frieden mit der Trans*bewegung, und wir sind heute in einem Stadium, wo das »T« aufgenommen wird. Und ich habe mit meinen eigenen Erlebnissen geschildert, in welch rasantem Tempo die Bevölkerung in den letzten Jahren Trans* akzeptiert. Der Politik und der Medizin – und hier eben vor allem der Psychiatrie und Psychotherapie – ist die Bevölkerung um Lichtjahre voraus. Jede BäckerIn, jede BusfahrerIn, jede FloristIn etc., die transidente Menschen im Alltag erlebt, weiß, dass sie genauso leben wollen wie andere Menschen auch und dass sie »trans*normal« sind, um den Namen des Frankfurter VisagistInnensalons aufzugreifen. Das ist der Hintergrund, vor dem auch die Psychiatrie und Psychotherapie in Bewegung geraten sind.

Seitenstrang: die Entstehung des Transidentitätskonzepts

Wir haben den wechselvollen Weg der Psychiatrie nachgezeichnet und sehen, wo die transidenten Menschen heute stehen. Wir verstehen das aber erst richtig, wenn wir erklären, wo denn das Konzept der Transidentität herkommt. Es handelt sich um einen kleinen Seitenstrang der Geschichte, der seit etwa 1900 entstanden ist. Wissen wir von ihm, dann wissen wir, warum wir heute die Eigenständigkeit des

Trans*menschen einfordern können. Daher befassen wir uns kurz mit der Entwicklung der Idee der Transidentität (vgl. Prüll, 2016).

Seit 1900 haben verschiedene Forscher schlichtweg durch die Beobachtung ihrer KlientInnen eine Alternative zu den seinerzeit gängigen dämonisierenden und pathologisierenden Konzepten der Psychiatrie entwickelt. Diese Forscher haben den Trans*menschen, die sie trafen, zugehört. Sie waren nicht damit beschäftigt, in ihren Lehrbüchern zu blättern, nachdem sie erste Befindlichkeiten wahrnahmen. Vielmehr haben diese Forscher die Ambivalenzen und Brüche, die ihnen in den Erzählungen der transidenten Menschen geliefert wurden, zunächst stehen gelassen. Sie haben sich in deren Leben vertieft und sie begleitet. Dann haben sie langsam versucht, eine Charakterisierung des Phänomens zu erzielen. Dabei haben sich diese Ärzte und Wissenschaftler in bestmöglicher Weise einem adäquaten Umgang mit transidenten Menschen angenähert.

Die angesprochene Geschichte ist lang. Sie kann daher an dieser Stelle nur in ihren Grundzügen abgehandelt werden: Zu den frühen Pionieren gehört der Berliner Sexualwissenschaftler Magnus Hirschfeld (1868–1935). Er hatte schon im Kaiserreich, also vor 1918, erwirkt, dass Passierscheine für Trans*frauen ausgestellt wurden. Damit konnten sie sich in der Öffentlichkeit bewegen. Sie mussten dabei als Frauen durchgehen. Wichtig war, dass sie keinen öffentlichen Aufruhr erzeugten. War das der Fall, wurden sie von der Polizei aufgegriffen. Zum Teil gerieten diese Personen dann auch in die Fänge der zeitgenössischen Psychiatrie. Es gibt einen interessanten Fall einer »falschen Hofdame«, die enttarnt wurde. In einen diagnostischen Wettstreit gerieten nun Hirschfeld mit seiner »teilnehmenden Beobachtung« transidenter Menschen und die klassische Psychiatrie. Letztere brauchte bezeichnenderweise die Unterlagen Hirschfelds, um sich ein Bild von der Person zu machen (Herrn, 2014).

Schon um 1900 zeigte sich damit der verfehlte Zugang der Psychiatrie zum Thema »Transidentität«. Im Beispiel der »falschen Hofdame« präsentierte sich eine frühe Alternative zum rassenhygienisch gefärbten Denken der Seelenheilkundler jener Zeit. In einer zentralen Veröffentlichung über den »Transvestitismus« – darunter wurde das Phänomen damals noch subsumiert – schrieb Hirschfeld im

Jahre 1910: »Zu den Fällen selbst sei noch vorbemerkt, dass ich die meisten von ihnen viele Jahre, einige 10, 12 Jahre und länger verfolgt habe« (Hirschfeld, 1910, zit. nach Herrn, 2005, S. 54).

Von diesen »Transvestiten« gab es nach Hirschfeld verschiedene Zwischenstufen: Hermaphroditen, Homosexuelle und mehrere Formen der Heterosexuellen. Ferner stellte Hirschfeld heraus, dass die Menschen, die er begleitete, in die Gesellschaft integriert und bestrebt waren, diese Integration aufrechtzuerhalten. Er schrieb in einer Studie: »Von den 16 transvestitischen Männern sind 9 verehelicht, 7 Väter, 2 haben sogar zweimal Liebesheiraten geschlossen, auch die 7 ledigen ejakulieren normal [d. h. bei heterosexueller und nicht bei homosexueller Betätigung]; der weibliche Fall ist ebenfalls verheiratet, menstruiert regelmäßig und hat geboren« (Hirschfeld, 1910, S. 167, zit. nach Herrn, 2005, S. 59).

Damit finden sich bei Hirschfeld grundsätzliche Facetten des Konzepts der Transidentität, das erst später ausgebaut werden sollte: die Komplexität der Verläufe, die Konsensfähigkeit der »Betroffenen« mit dem gesellschaftspolitischen Leben und eine gewisse Entpathologisierung. 1910 verwendete Hirschfeld zum ersten Mal den Begriff des »Transvestitismus«, 1923 den des »Transsexualismus« (Herrn, 2005, S. 19). Hirschfeld hatte mit seinem 1919 in Berlin gegründeten »Institut für Sexualwissenschaften« die erste sexualwissenschaftlich forschende Einrichtung der Welt geschaffen. Sie lebte allerdings nicht nur durch Forschung, sondern vor allem durch die Lebensberatung von transidenten Menschen. Deren Weltbild versuchte Hirschfeld in voller Breite zu erfassen. Seine Theorien entwickelten sich aus seinen Beobachtungen (Herrn, 2005; zur Sexualwissenschaft: Sigusch, 2008).

Hirschfeld trug auch dazu bei, dass das Klima in der Weimarer Republik im Hinblick auf transidente Menschen liberaler wurde. In den größeren Städten liefen Trans*menschen freizügig im Wunschgeschlecht herum. Sie traten in speziellen Bars und Theatern auf. Es gab Lokale, wo sich transidente Menschen trafen. Wir sind heute erst wieder im Begriff, den Grad an Freiheiten des transidenten Seins zu erreichen, der damals punktuell in den deutschen Großstädten schon umgesetzt wurde. Berlin war das Zentrum dieser Aktivitäten, aber sie strahlten auf die anderen Zentren des Reichsgebietes aus. Vor die-

sem Hintergrund gab es auch eine zaghafte Vernetzung von transidenten Menschen, die zu dieser Zeit meist als Einzelgänger lebten
(was sich auch erst mit dem Internet in den 1990er Jahren grundlegend ändern sollte). Auch trat eine rechtliche Liberalisierung auf
der Grundlage von Hirschfelds Stellungnahmen ein: In Einzelfällen
konnte eine Änderung des Vornamens bei Trans*menschen erwirkt
werden. In den 1920er Jahren fanden auch die ersten GA-OPs statt –
riskante Unternehmen, bei denen das Leben der Gleichgesinnten auf
dem Spiel stand (Herrn, 2005, S. 126–157; Hoyer, 1932; 1954; 2004).
Ferner wurden seit den 1930er Jahren Sexualhormone entdeckt und
hergestellt (Flütsch, 2015, S. 43).

Dass die Freiheiten der transidenten Menschen in eine allgemeine
sexuelle Liberalisierung quasi »eingepasst« waren, zeigt das Beispiel
der amerikanischen Tänzerin und Stummfilmschauspielerin Louise
Brooks (1906–1985; siehe Abbildung 6). Sie tingelte in den Zeiten
der Dreharbeiten im nächtlichen Berlin herum. Ihr Bubikopf, ihr
»schwarzer Helm«, wurde zum Markenzeichen der emanzipierten
Frau in den 1930er Jahren. Brooks hatte ihren eigenen Willen, sie war
sexuell freizügig. Wiewohl Biofrau, symbolisiert sie doch auch das
gewachsene Selbstbewusstsein der Trans*frauen, die in Einzelfällen
auch öffentlichkeitswirksam wurden (Brooks, 1986; Cowie, 2006).

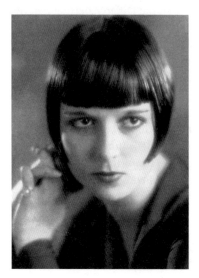

Louise Brooks hat mich in
den letzten Jahren begleitet
und mir viel gegeben. Um sie
selbst zu bleiben und zu sich
selbst zu stehen, hat sie viele
Nachteile in Kauf genommen.

Abbildung 6: Stark, selbstbewusst,
sexuell befreit. Die amerikanische
Schauspielerin Louise Brooks
(1906–1985), 1929
(© Louise Brooks Society/Foto:
Eugene Robert Richee)

Allerdings wäre es ein Fehler, diese Freiheit in der ersten deutschen Demokratie zu verabsolutieren. Die gesellschaftliche Gesamteinstellung war tendenziell homophob (ablehnend gegenüber Lesben und Schwulen) und trans*phob. Die Veränderungen bezeichnen eine Tendenz, die fragil war und zum Teil mühsam erkämpft werden musste.

In diesem Sinne wundert es nicht, dass die Aktivitäten von Hirschfeld schon 1931 ein jähes Ende fanden. Er wurde als Jude das Opfer von antisemitischen Attacken der Nationalsozialisten. Hirschfeld trat noch im selben Jahr eine Weltreise an, von der er aus Sicherheitsgründen nicht mehr nach Deutschland zurückkehrte. Sein Berliner Institut wurde von den Nationalsozialisten 1933 zerstört. 1935 starb Hirschfeld in Nizza. Die weitere Pflege seines Gedankenguts geschah allerdings jetzt in den USA, die Station seiner Weltreise gewesen waren. Hirschfeld hatte bereits 1907 den amerikanischen Psychoanalytiker Harry Benjamin (1885–1986) kennengelernt, der seitdem regen Kontakt mit dem Berliner Sexualreformer pflegte. Benjamin griff Hirschfelds Ideen auf. Er verwendete dessen Gedanken in den Jahren nach dem Zweiten Weltkrieg, um ein eigenes theoretisches Gerüst für den Umgang mit transidenten Menschen zu errichten.

Benjamin nahm ebenfalls eine starke Differenzierung der verschiedenen Typen von Transidentität vor. Unter der Oberbezeichnung »Transsexualität« differenzierte er im Fall der transidenten Menschen zwischen dem »principally psychogenic transvestite« und dem »psychosomatic transsexualist« (Herrn, 2005; Benjamin, 1954, S. 48 f.). Wiewohl paternalistisch in seinen Grundanschauungen, waren Benjamin wie Hirschfeld PatientInnen-zugewandt. Seine Theorien beruhten auf der Beobachtung von und den Gesprächen mit transidenten Menschen. Die Bedeutung der Psychotherapie wurde infrage gestellt und die Verantwortung der Gesellschaft für transidente Menschen hervorgehoben: »Transvestism may be successfully handled by psychotherapy if the patient desires a cure. Otherwise it can be only treated by treating society and our legal statutes with their interpretations« (Benjamin, 1954, S. 52).

Bemerkenswerterweise wurde das Verhältnis des Arztes zu seinen transidenten KlientInnen auch direkt angesprochen. Hervorgehoben wurde die verstärkte Mitbestimmung der PatientInnen vor allem in Benjamins Hauptwerk »The Transsexual Phenomenon« (1966): »More power, therefore, to those brave and true scientists, surgeons, and doctors who let the patient's interest and their own conscience be their sole guides« (Benjamin, 1966, S. 4).

Daher kann nicht davon die Rede sein, dass Benjamin mit dem von ihm favorisierten therapeutischen Arsenal eine unzweideutige Pathologisierung der transidenten Menschen festschreiben wollte. Vielmehr lässt sich konstatieren, dass sich Benjamin von Anfang an der Tatsache bewusst war, dass er mit seiner Publikation auf Widerstand treffen würde. In diesem Sinne stellte er die Fehlbehandlung transidenter Menschen durch die seinerzeitige Medizin heraus: »I have seen too many transsexual patients to let their picture and their suffering be obscured by uninformed albeit honest opposition. Furthermore, I felt that after fifty years in the practice of medicine, and in the evening of life, I need not be too concerned with a disapproval that touches much more on morals than on science« (Benjamin, 1966, S. 5).

Auf diesem Weg wurde Benjamin zum Vektor, um die Hirschfeld'schen Grundgedanken in den 1960er Jahren zurück nach Deutschland zu importieren. Diese Einflüsse habe ich oben erwähnt. Der Effekt betreffend die deutsche Psychiatrie und Sexualwissenschaft bestand allerdings zunächst im Ausbau »therapeutischer« Möglichkeiten zur »Behandlung« von transidenten Menschen. Die differenzierten Wahrnehmungen Hirschfelds wurden wie schon beschrieben nicht umgehend nach Deutschland importiert. Wiewohl Benjamin großen Einfluss auf die deutsche Medizin, insbesondere auf die Sexualwissenschaftler Hans Giese (1920–1970) und Volkmar Sigusch hatte (Sigusch, 1995; Stryker, 2008), wurden die durchaus gesellschaftskritischen Aspekte von Benjamins Werk nicht spürbar weitergetragen.

Eigentlich erst richtig erklärt und ausgearbeitet wurde die Idee der Transidentität dann im ersten Jahrzehnt des 21. Jahrhunderts durch die Arbeiten von Udo Rauchfleisch. Er wendet sich mit steigender Intensität gegen eine Pathologisierung transidenter Menschen und damit auch gegen das TSG und seine Umsetzung (Rauchfleisch, 2016, bes. S. 14–27, 206 f.; siehe auch Haupt, 2012). Letztlich

kommen wir damit in unserer heutigen Zeit wieder auf die Ideen
Hirschfelds zurück, wobei die Modifikationen durch Benjamin
ebenfalls berücksichtigt werden. Wir zitieren Rauchfleisch und wir
merken, dass eine Konzentration auf das Erleben des transidenten
Menschen zu konstatieren ist: »Seither habe ich etwa hundert Transsexuelle anlässlich solcher Begutachtungen, später dann auch in der
therapeutischen Vorbereitung auf die Operation sowie bei Krisen-
interventionen, Abklärungen und nachfolgenden Psychotherapien
gesehen. Dabei habe ich festgestellt, dass es ›die transsexuelle Persönlichkeit‹ nicht gibt. Mehr und mehr habe ich gerade in den letzten zehn Jahren die Erfahrung gemacht, dass sich hinter dem Etikett
›Transsexualität‹ eine große Zahl völlig unterschiedlicher Persönlich-
keiten mit weitgehend voneinander abweichenden Entwicklungen
verbirgt« (Rauchfleisch, 2016, S. 7).

Im Rahmen seiner nunmehr vierzigjährigen Erfahrung war
Rauchfleisch wiederholt transidenten Menschen begegnet, die »kei-
nerlei psychopathologische Zeichen erkennen ließen und – im Gegenteil – eine große psychische Stabilität aufwiesen«. Sie hatten eine große
Belastungsfähigkeit, die sie psychische Störungen meistern ließen, die
eben nicht durch die Identität entstanden waren, sondern durch die
»schwierigen Lebensumstände«, in denen sich transidente Menschen
oft befinden (Rauchfleisch, 2016, S. 7 f.; Hamm u. Sauer, 2014, S. 13;
siehe zur Geschichte des Transidentitätskonzepts auch Prüll, 2016).

Damit sind wir bei den Voraussetzungen dieses Buches. Das Konzept der Transidentität ist kein antipsychiatrisches Modekonzept, das
planvoll von Trans*menschen entworfen wurde. Vielmehr sehen wir,
dass es historisch gewachsen ist. Genauso wie klassisches psychiatri-
sches Wissen hat es eine lange Entstehungsgeschichte. Und wir sehen,
dass es sich durchgesetzt hat, weil es die viel logischere und plausib-
lere Erklärung des Phänomens Trans* bietet als der Begriff »Transsexualität«, der bis heute in den psychiatrischen Lehrbüchern herum-
geistert. Der Begriff »Trans*« erklärt die Logik der Vielfalt und die
Offenheit der transidenten Lebensentscheidungen. Er erklärt, warum
das bipolare Geschlechtermodell untauglich ist in Bezug auf die gesellschaftlichen Realitäten und warum es ein konstantes »Dazwischen« gibt. Ferner sehen wir, dass sich Transidentität nur durch
die TrägerInnen der Identität selbst erklären lässt und nicht durch

Lehrbücher der Psychiatrie. Unsere Herzdame sieht vor allem auch, dass das Krankreden und -schreiben von Trans*menschen durch die Psychiatrie kein Ausfluss »objektiven« Erkenntnisgewinns ist, sondern dass es gesellschaftlich konstruiert ist und seinen Ursprung in der Organisation der bürgerlichen Welt des 19. Jahrhunderts hat. Die Herzdame weiß damit, dass sie auf sicherer Grundlage steht, um weiter voranzuschreiten.

Nachdem wir über unsere Wurzeln nachgedacht haben und uns hier unserer sicher sind, schauen wir, auf welchen Grundlagen wir von den medizinischen Experten »behandelt« werden – in den Fällen, in denen wir sie für spezifische Maßnahmen brauchen (Hormoneinnahme, GA-OP), und in den Fällen, in denen uns die PatientInnenrolle aufgezwungen wird. Es handelt sich um die Medizinethik.

B Transidentität und Transsexualität als Thema der Medizinethik

Der Einblick in die Geschichte des Phänomens Transidentität hat uns erklärt, warum es auch heute noch so schwer ist für viele, die Existenz von transidenten Menschen zu akzeptieren. Vor allem zeigte sich, wieso die Psychiatrie und die Politik noch massive Probleme auf diesem Gebiet haben. Und da Transidentität auch heute noch eng mit medizinischen Maßnahmen gekoppelt ist und gerade die Psychiatrie im Sinne des Pathologisierens noch immer mit der Aufarbeitung ihrer eigenen Vergangenheit beschäftigt ist, fällt das Phänomen auch in das Gebiet der Medizinethik. In Deutschland haben deren VertreterInnen sich noch kaum mit dem Phänomen Transidentität beschäftigt.

Wir lesen einen Beitrag von 2005: Da ist von »Transsexualität« die Rede, nicht von »Transidentität«. Das Phänomen wird damit längst nicht in seiner ganzen Breite dargestellt. Der Beitrag beschreibt den seinerzeitigen Iststand und bezieht nicht explizit Stellung, reißt die Probleme vielmehr nur an (Frewer u. Säfken, 2005). Wir finden eine Veröffentlichung zu »Transsexualität und Intersexualität« aus dem Jahr 2008. Eine erschöpfende Darstellung des Themas? Die knappe Erörterung zu Transidentität, Intersexualität und Gesellschaft beschränkt sich auf kurze Beiträge zur Medizinethik, Minderjährigkeit und zu den Printmedien (Groß, Neuschaefer-Rube u. Steinmetzer, 2008, S. 3–63). Wir erfahren im medizinethischen Text des Kapitels: »Grundsätzlich ist das bestehende mehrstufige System mit Ausstiegsmöglichkeiten, Alltagstests und schließlich einem fakultativen chirurgischen, nicht mehr umkehrbaren operativen Eingriff […] alternativlos« (Säfken, 2008, S. 9).

Es geht nur um das ethische Verhalten der ÄrztIn im Rahmen eines »abgestufte[n] Behandlungsregime[s]« (May u. Westermann, 2008, S. 29). Letzteres wird nicht infrage gestellt. Die Verfügungsgewalt des transidenten Menschen über sein eigenes Leben wird nicht erörtert. Und auch minderjährigen Gleichgesinnten wird diese Verfügungsgewalt weitestgehend abgesprochen, wenn in einem Beitrag über Intersexualität im Rahmen allgemeiner Erörterungen zum »Kindeswohl« festgestellt wird: »Die Achtung der Familie und der Eltern-Kind-Beziehung impliziert das Recht und die Pflicht der Eltern auf stellvertretende Entscheidung für ihr Kind« (Wiesemann u. Ude-Koeller, 2008, S. 20).

Solche einseitigen Darstellungen stehen völlig im Widerspruch zu zeitgenössischen Standards der Kinderheilkunde im Umgang mit ihren jungen PatientInnen. Das zitierte Buch hat also, wenn wir an die laufenden Diskussionen denken, nur noch historischen Wert. Und jenseits des gedruckten Materials blieb auch der Deutsche Ethikrat in der Angelegenheit »Transidentität« bisher stumm.

Was aber könnte die Medizinethik zu unserem Thema beitragen? Sie beschäftigt sich mit dem Denken und Handeln, das im Rahmen der Umsetzung medizinischer Maßnahmen in Diagnostik, Therapie und Begleitung von PatientInnen für eine menschliche Medizin erwünscht ist. Dabei ist zunächst zu beachten, dass Medizinethik immer wieder in ihrer Begründung an moralische Kategorien zurückgebunden wird, die wir seit der Aufklärungszeit (18. Jahrhundert) kennen. Dabei geht es um die Werte, die der Mensch als rationales, aufgeklärtes, das heißt seiner selbst sich bewusstes Vernunftwesen befolgen soll, um als soziales Wesen in der Welt bestehen zu können. In diesem Sinne hat sich in der Medizinethik bis heute trotz verschiedener aufkeimender Ideen eine »Prinzipienethik« erhalten (Beauchamp u. Childress, 2013). Diese stellt Leitideen auf, nach denen gehandelt werden soll. Sie sind an moralischen Grundkategorien orientiert, die auch den nichtmedizinischen Bereich des Lebens betreffen und deren Bedeutung für die Medizin spezifisch interpretiert wird. Diese »Prinzipienethik« gilt heute als nach wie vor guter und pragmatischer Zugang, um medizinethische Probleme anzugehen (Wiesing, 2005; Reitz, 2007). Handlungsmaximen für den Arzt, die für das jeweilige Thema erarbeitet werden müssen, sind danach vier Bereichen zugeordnet, die im Kontakt mit PatientInnen unbedingt beachtet werden müssen:

1. nützen,
2. nicht schaden,
3. Gerechtigkeit,
4. Autonomie.

Wir bewegen uns im Folgenden im Binnenfeld der Medizin. Daher müssen wir zunächst festhalten, dass eine schwere Beschädigung der transidenten Menschen schon dadurch vorgenommen wird, dass die Medizin in Gestalt der Psychiatrie diese für »krank« erklärt und damit überhaupt zu PatientInnen macht. Und diese »Krankschreibung« betrifft auch die Hormonbehandlung und die chirurgischen Eingriffe, denn die EndokrinologIn und die ChirurgIn wollen die Bescheinigung der PsychiaterIn, dass eine »Transidentität« vorliegt. Mit diesem Thema haben wir uns schon beschäftigt.

Wir fragen also jetzt weiter, welcher Art nachfolgende Probleme sind, die im Rahmen der »Behandlung« auftreten. Wir gehen die vier oben genannten Prinzipien durch und fragen nach dem Umgang von MedizinerInnen mit transidenten Menschen, der aus diesen Prinzipien folgen sollte. Ich stelle also im Folgenden keine rechtlichen Gegebenheiten dar, sondern einen meines Erachtens anzustrebenden Zustand.

1. Nützen

Dieses Prinzip besagt zunächst einmal, dass die ÄrztIn der PatientIn mit ihren Maßnahmen *nützen* soll. Das bedeutet, dass die durchzuführende Maßnahme für die Situation der PatientIn förderlich sein soll. Für die Behandlung von Trans*menschen bedeutet dies beispielsweise, dass eine EndokrinologIn sicher sein sollte, dass sie dem Trans*menschen mit der Gabe von Hormonen oder mit einer

Suppressionstherapie wirklich hilft. Keine ÄrztIn kann – außer im Rahmen von Notfällen – gezwungen werden, eine medizinische Maßnahme durchzuführen, die sie mit ihrem Gewissen nicht vereinbaren kann (Deutsch u. Spickhoff, 2014, S. 92). Daher ist es das Recht der EndokrinologIn, sich zu vergewissern, dass es sich bei der Hilfesuchenden erstens um eine transidente Person handelt und dass zweitens keine gesundheitlichen Probleme vorliegen, die durch eine Hormongabe verschärft werden würden. In diesem Sinne ist es verständlich, wenn die EndokrinologIn eine Stellungnahme des Coaches im Sinne einer Überweisung haben möchte, der die entsprechende Person begleitet. Eigentlich wissen die meisten transidenten Menschen selbst, ob sie Hormone brauchen oder nicht, bzw. sie klären dies in einem überschaubaren zeitlichen Rahmen. Wenige schwierige Fälle sprechen aber dafür, eine »Überweisung« durch einen Coach zwischenzuschalten.

Weiterhin wäre es wünschenswert, wenn die EndokrinologIn selbst sich mit dem Phänomen der Transidentität so gut auskennen würde, dass sie eine eigenständige Entscheidung fällen kann – vor allem auch in Notfällen. Hat eine transidente Frau sich aus Verzweiflung mit einer Rasierklinge die Geschlechtsteile selbst entfernt, so braucht man keine Bescheinigung der PsychotherapeutIn, um ihr Hormone zu geben.

Dasselbe gilt für die Chirurgie. Die GA-OP sollte für die Betreffende von Nutzen sein. Die OperateurIn sollte nicht nur nach bestem Wissen und Gewissen operieren, sondern es steht ihr auch zu, sich hinsichtlich der Transidentität der Betreffenden zu vergewissern. Entsprechend zum bisher Geschriebenen sollte die ChirurgIn sich aber auch so weit mit der Materie auskennen, dass sie sich ein eigenes Bild von der KundIn machen kann. Wie auch die EndokrinologIn muss die ChirurgIn eigenständige Entscheidungen fällen können, wenn ein transidenter Mensch seine Identität glaubhaft machen kann. Die Stellungnahme vonseiten des Coaches sollte hier allenfalls bestätigenden Charakter haben und eine Sicherheit im Hinblick auf die wenigen sehr schwierigen Fälle bieten.

Für die PsychiaterIn und PsychotherapeutIn gilt ebenfalls, dass die Nützlichkeit der Sitzungen evident sein sollte. Wir haben festgestellt, dass Trans*menschen nicht krank sind. Die entsprechende

Fachkraft ist aber dennoch gefragt, denn der Trans*mensch braucht eine Lebenshilfe, um sich in einer menschlichen Gemeinschaft, die heteronormativ orientiert ist, zurechtzufinden (Rauchfleisch, 2016). Es geht also bei einer Entpathologisierung nicht – wie noch in den 1970er Jahren – um den Aufbau einer »Antipsychiatrie«, sondern um eine Änderung der Ausrichtung der Psychiatrie/Psychotherapie. Dazu muss die betreffende SpezialistIn im Thema geschult sein. Das ist durch Fortbildungen in vertretbarer Zeit zu erreichen.

Nicht indiziert, weil nicht nützlich, ist eine analytische Aufarbeitung der Kindheit und ein Herumreiten auf Sexualpraktiken bzw. der sexuellen Ausrichtung. Denn Letztere ist nicht gefragt. Ebenfalls nicht nützlich, sondern schädlich ist die Anwendung des vermeintlich gesunden, gesellschaftlich erprobten Menschenverstands in der »Beurteilung« von Transidenten: »Ein solcher Mensch kann auch Hosen tragen und muss nicht Röcke anziehen, um seine weibliche Identität zum Ausdruck zu bringen.« Abwertende Ideen des psychisch Gestörtseins sollten bei »nuttigem« Aussehen nicht aufkommen: Wie soll eine transidente Frau, die gerade probt, als Frau in die Öffentlichkeit zu treten, die Routine im Tragen einer ausbalancierten Frauenmode haben, die von einer Biofrau in zwanzigjährigem Training erworben werden muss? Eine Lebenshilfe und -beratung wundert sich über derartige Erfahrungen nicht mehr, wenn eine entsprechende Ausbildung und entsprechendes Wissen vorliegen (vgl. auch Hamm u. Sauer, 2014, bes. S. 5, 11 f.).

Was sich zurzeit im Kontakt zwischen dem transidenten Menschen und VertreterInnen von Psychiatrie/Psychotherapie abspielt, beschreibt Annette Güldenring als eine Flucht der FachexpertIn in ein »normengeleitetes Bewertungssystem« (ICD-10), um der eigenen oben geschilderten Ängste und Vorurteile Herr zu werden. Dieser Prozess findet meist unbewusst statt und verhindert eine selbstreflexive Auseinandersetzung der FachexpertIn mit dem Phänomen »Transidentität« (Güldenring, 2015). Eine individuelle Beratung auf der Basis der Auseinandersetzung mit dem Lebensweg des transidenten Menschen wird damit verhindert. Das Gegenteil des Erwünschten tritt ein: Die KlientIn wird beschädigt und potenziell gesellschaftlich desintegriert.

Ein Gutachten für Krankenkassen ist im Rahmen dieses Umgangs mit transidenten Menschen letztlich völlig entbehrlich, da Hilfestel-

lungen für eine Angleichung des Geschlechts und das Ausleben der
Identität zu einem Routinevorgang werden sollten, der durch den
Modus der Überweisung unter SpezialistInnen geregelt werden kann.

2. Nicht schaden

Dieses Prinzip besagt zunächst einmal, dass die ÄrztIn der PatientIn
mit ihren Maßnahmen keinen parallelen *Schaden* setzen soll. Das
bedeutet, dass eventuell eine Güterabwägung vorgenommen werden
muss, indem die Nützlichkeit der durchzuführenden Maßnahme
gegen das Risiko von Komplikationen bzw. von anderweitigen schäd-
lichen Auswirkungen aufgewogen werden muss.

Bezogen auf Trans*menschen bedeutet dies, dass sowohl die
EndokrinologIn als auch die ChirurgIn ausschließen müssen, dass
eine Begleiterkrankung die Hormongabe bzw. die GA-OP für die
betreffende Trans*person zu einem erheblichen Gesundheitsrisiko
macht. Keine ÄrztIn kann gezwungen werden, sehenden Auges eine
Maßnahme durchzuführen, welche die Gesundheit der PatientIn
oder des hilfesuchenden Menschen mit hoher Wahrscheinlichkeit
beschädigen würde.

Problematisch ist die Anwendung des Nicht-schaden-Prinzips
auf die Frage nach der Sicherheit, mit der die Transidentität vorliegt.
Denn es handelt sich hier um eine Selbsteinschätzung. Mittlerweile
können wir aber sagen, dass die allermeisten Menschen, die sich als
transident outen und aktiv entsprechende weitergehende Maßnahmen ansteuern, auch transident sind! Wir bemühen jetzt statistische
Untersuchungen: So ließ sich feststellen, dass in Deutschland im
Zeitraum zwischen 1991 und 2000 trotz eines Anstiegs der Anträge
auf Personenstands- und Vornamensänderung (im Vergleich zum
vorhergehenden Jahrzehnt) sich die Anzahl der Anträge auf Rück-
umwandlung nicht vergrößert hat. Sie liegt für den Zeitraum von
1981 bis 2000 nur bei 0,6 Prozent (Meyer zu Hoberge, 2010).

Mittlerweile ist erwiesen, dass Gutachten zur Beurteilung der
Transidentität sinnlos sind. Denn die Selbsteinschätzung der Gleichgesinnten entspricht der Einschätzung der GutachterInnen (Meyenburg, Renter-Schmidt u. Schmidt, 2015).

Eine andere Frage ist die nach der Dauerhaftigkeit des Lebens
im Wunschgeschlecht. Wir erinnern uns: Im Rahmen des Konzepts

der Transidentität gibt es hier keine Regeln. Denn kein transidenter Mensch kann vorhersagen, ob es nicht auch ein Zurück gibt. Daher kann nur nach dem Istzustand geurteilt werden, um den Leidensdruck der Gleichgesinnten zu beenden oder wenigstens zu minimieren. Entsprechend gilt es, den Wunsch der hilfesuchenden Person zu berücksichtigen.

Die PsychotherapeutIn oder PsychiaterIn tritt bei den oben genannten Maßnahmen nur im Rahmen einer bestätigenden Erklärung und nicht als »GutachterIn« auf den Plan. Sie kann als LebensberaterIn Schaden vermeiden, indem sie bei Vorliegen einer psychischen Erkrankung eine Behandlung dieser Erkrankung vorschaltet – transidente Menschen können wie andere Menschen auch psychiatrische Erkrankungen haben (Rauchfleisch, 2007; 2016). Ferner ist die eigene Fortbildung im Thema wichtig, um die schon beschriebenen Kränkungen und Beschädigungen transidenter Menschen zu vermeiden. Im Hinblick auf eine eventuell geforderte »Überweisung« zur EndokrinologIn und zur ChirurgIn ist dann die Irrtumswahrscheinlichkeit gering. Die Selbsteinschätzung der Identität ist zudem letztlich entscheidend.

3. Gerechtigkeit

Dieses Prinzip besagt, dass die ÄrztIn alle PatientInnen im Grundsatz *gleich* behandeln soll, egal, welche persönlichen Merkmale und biographischen Besonderheiten vorliegen – es sei denn, es bestehen medizinische Gründe für eine Ungleichbehandlung. So kann es sein, dass einem Menschen aufgrund genetischer Ursachen ein Organ verpflanzt werden kann und einem anderen nicht.

Bezogen auf das Thema Transidentität kann man in diesem Zusammenhang zwei Punkte ansprechen. Der eine betrifft die Warteliste bei GA-OPs. Diese ist mittlerweile zum Teil so lang, dass der betreffende Trans*mensch mehrere Jahre warten muss. Da manch eine Gleichgesinnte abspringt, rücken andere nach. Dabei sollte es vermieden werden, dass Personen aus nichtmedizinischen Gründen vorgezogen werden.

Der andere Punkt ist wichtiger und betrifft den Vergleich von Trans*menschen mit anderen Hilfesuchenden. Wir erinnern uns, dass die Krankenkassen für medizinische Maßnahmen bei

Trans*menschen bezahlen, wenn der Zustand der Transidentität als »Geschlechtsidentitätsstörung«, also als krankhafter Zustand nachgewiesen wird. Wir werden gezwungen, einen »Alltagstest« unter widrigen Bedingungen durchzuführen (Hamm u. Sauer, 2014, S. 19 f.). Dieser Zustand lässt sich nicht mehr rechtfertigen. Mit den Krankenkassen sollte hier entsprechend verhandelt werden. Denn die Krankenkasse zahlt auch gesundheitsprophylaktische Leistungen, um Gesundheitsstörungen zu verhindern. Und gibt es nicht Lebensbereiche, die ebenfalls medizinischer Fürsorge bedürfen und in denen die Leistungen der Krankenkassen obligat sind, obwohl kein Krankheitszustand vorliegt? Wir denken an die stationäre Entbindung schwangerer Frauen. Hier fällt die Kostenübernahme durch die Krankenkassen unter das Label »Recht auf Gesundheit« (Hamm u. Sauer, 2014, S. 12).

Im Sinne des Gerechtigkeitsprinzips müssen auch transidente Menschen daher von den Krankenkassen unterstützt werden, auch wenn sie nicht krank sind. Sie haben ebenfalls ein »Recht auf Gesundheit«. Ist man schon auf die Idee gekommen, von schwangeren Frauen und ihren PartnerInnen psychiatrische Gutachten zu fordern, die belegen, dass das Kind auch wirklich gewünscht ist, um bei einer Fehlentscheidung Kosten einer Trennung, Heimunterbringung des Kindes sowie eventuell erfolgender Interventionen des Jugendamts und damit erhöhte Folgekosten zu verhindern? Selbstverständlich nicht, denn diese autoritäre Kontrolle und Einschränkung der eigenen Lebensentscheidungen der Paare wäre zutiefst undemokratisch. Genauso undemokratisch ist es, die postulierte eigene Identität eines transidenten Menschen durch PsychiaterInnen überprüfen zu lassen. Das Gerechtigkeitsprinzip wird hier verletzt.

4. Autonomie

Damit kommen wir – last, but not least – zur Frage der Autonomie, das heißt der Zubilligung der *eigenständigen, informierten Entscheidung* der PatientIn im Hinblick auf medizinische Maßnahmen (siehe auch: Beauchamp u. Faden, 1986, S. 235–237).

Im Hinblick auf transidente Menschen ist das sicherlich der heikelste, aber auch wichtigste Punkt, wie schon aus den ganzen Sachverhalten deutlich geworden ist, die ich bisher ausgebreitet habe. Die

Gleichgesinnte darf nach diesem Prinzip selbst entscheiden, welche medizinischen Maßnahmen sie über sich ergehen lassen will und welche nicht. Alle Einschränkungen und Bevormundungen zur Auswahl der einzelnen Maßnahmen sind nicht statthaft. Trotz der Entkoppelung der Personenstandsänderung von der Unfruchtbarmachung und von der GA-OP durch das Bundesverfassungsgericht, das ja die Politik immer vor sich hergeschoben hat, sind die Trans*menschen noch lange nicht autonom. Das habe ich alles beschrieben. Nach wie vor wird durch »ExpertInnen« geklärt, ob wir uns »wirklich« als Mann oder als Frau fühlen. Eine autonome Entscheidung wird dadurch verhindert. Im Dienste der Gesellschaft wird die eigene Identitätszuweisung kontrolliert und in ihrer Verwirklichung gelenkt: Die Richterin fragt mich: »Haben Sie schon die geschlechtsangleichende Operation durchführen lassen?« Ich erwidere: »Nein, wieso?« Sie sagt: »Nur so.« Ich sage dann: »Sie ist geplant.« Die Richterin ist beruhigt und macht sich weiter Notizen. Denn eine »richtige Frau« hat eine Vagina. Und die Gesellschaft kennt nur »richtige Frauen«. Und das alles im Jahr 2014, ohne die gesetzliche Vorgabe zur GA-OP.

Ein entscheidender Punkt in der Gängelung der Trans*menschen ist in diesem Zusammenhang die Vielfalt der transidenten Lebenswege. Hier kann es sich in den Augen der Fachleute doch nur um Unsicherheiten handeln, die durch »ExpertInnen« sortiert und beseitigt werden müssen. In letzter Konsequenz wird damit vom Trans*menschen verlangt, dass er selbst einen strukturierten und klaren Plan zu seiner eigenen Person bzw. Persönlichkeit vorlegen kann. Er muss genau begründen können, warum er welche Maßnahme will. Er muss auch vorausschauend angeben können, wie sein transidentes Leben verlaufen wird. Wenn nicht, dann orakeln andere »ExpertInnen«. An diesem Punkt wird ein entscheidender Aspekt übersehen, der eindeutig zum Autonomieprinzip gehört und ohne den auch jede freie PatientInnenentscheidung in der Medizin unmöglich gemacht werden würde: Ein Mensch muss den Sachverhalt, zu dem er eine Entscheidung fällt, nicht vollständig durchschauen. Es kann ihm nicht zugemutet und vorgeschrieben werden, die betreffende Lebensentscheidung auf umfangreiche Studien zu gründen (Beauchamp u. Childress, 2013, S. 102–105). Genau wie

eine PatientIn kann auch ein hilfesuchender Trans*mensch eine
Entscheidung auf der Basis seiner Identität »nach bestem Wissen
und Gewissen« fällen, ohne sich selbst vollständig zu durchschauen
und zu wissen, wie sein Leben weiterlaufen wird. »Unsere Vorlieben
sind womöglich nicht vernünftig, aber sie können uns dennoch lieb
und teuer sein« (Wiesemann, 2013, S. 14). Lieb und teuer ist meinen
Gleichgesinnten und mir unsere Identität mit Sicherheit.

Die Konsequenz: »Empowerment«

Was können wir für Schlüsse ziehen? Die zentrale Forderung im
Umgang mit transidenten Menschen ist die Ermächtigung zur
Nutzung der eigenen Entscheidungsgewalt, nämlich »Empower-
ment«. Dieser englische Fachbegriff drückt sehr gut aus, dass dem
Trans*menschen etwas zurückgegeben wird, das ihm genommen
wurde: seine Entscheidungsfreiheit, seine Autonomie.

Zunächst haben wir im Rückblick in der Geschichte der letzten
zweihundert Jahre gesehen, dass Trans*menschen aus gesellschaftspolitischen Gründen krankgeschrieben und -geredet wurden und
dass letztlich nichts Krankhaftes gefunden werden konnte. Bei der
Betrachtung der Medizinethik, die eine Grundlage für die medizinischen und psychologischen Hilfen ist, die wir in Anspruch nehmen müssen, sehen wir, dass bei einer konsequenten Umsetzung
der wichtigen medizinethischen Prinzipien die Selbstbestimmung
des transidenten Menschen erhalten und gefördert werden können.
Der Zugang zu Hormonen und zur GA-OP sollte so frei wie möglich
gestaltet werden. Das heißt: Abschaffung von Gutachten und aller-
höchstens eine formlose »Überweisung« durch die LebensberaterIn.
Dies kann im Rahmen der »informierten Zustimmung« (Informed
Consent) geschehen. Dieses Konzept wird in der Medizin nicht nur
bei PatientInnen angewandt, sondern auch bei Schwangeren, die
medizinische Hilfe suchen. In diesem Sinne ist es mehr als fragwürdig, dass es nicht bei transidenten Menschen angewandt wird. Eine
»Zustimmung« nach »Aufklärung« ermöglicht eine medizinische
Hilfeleistung *ohne* Psychotherapie oder Begutachtung – wenn man
den transidenten Menschen ernst nimmt. In den Vereinigten Staa-
ten wurde dies erprobt. Nur wenige »bereuten« im Nachhinein die
Eingriffe (Radix u. Eisfeld, 2014).

Der Alltagstest sollte abgeschafft werden. Die PsychiaterIn oder PsychotherapeutIn sollte LebensberaterIn sein, deren Tätigkeit unterstützend und beratend ist, und sie sollte nicht mehr zwingend die »TüröffnerIn« zu anderen medizinischen Maßnahmen darstellen (vgl. auch Prüll, 2016).

Mit diesen Erkenntnissen haben wir uns ein Stück mehr Rückhalt verschafft, um uns frei in der Gesellschaft bewegen zu können. Die Herzdame weiß mittlerweile nicht nur um ihre Errungenschaften nach ihrer Freilassung, sie weiß im Rückblick auch, warum man so schlecht über sie denkt und dass dies ungerechtfertigt ist. Sie weiß jetzt, dass sie das Recht auf Selbstbestimmung im medizinischen Bereich hat. Sie ist »empowered«. Eine wichtige Frage hat sie aber noch nicht gelöst. Es ist die Frage nach der letzten Konsequenz, mit der ich mein Leben als transidente Frau führe. Es ist die Frage danach, wie die Herzdame ihr Leben in der Gesellschaft einordnet, wie sie auf der Basis all des Erreichten nun konsequent und glücklich das Leben als transidente Frau führen kann. Es ist die Frage nach dem Sinn von Transidentität und die Frage nach dem Sinn des Lebens. Dazu kommen wir jetzt im letzten Kapitel dieses Buches.

C Der Sinn des Lebens und der Sinn von Transidentität

Alles, was ich bisher beschrieben habe, ist sinnlos und leer, wenn man befreit als Frau auf die Straße treten, also öffentlich auftreten will – es sei denn, eine ganz bestimmte Voraussetzung ist erfüllt: die Entwicklung von Ich-Stärke, das Stehen zu sich selbst. Meine Herzdame kann noch so gut geschminkt sein und für ihr divenhaftes Aussehen Lob bekommen, sie kann ihren Körper noch so geschickt angeglichen und Knochen und Gewebe abgeschmirgelt, abgetrennt und angefügt haben – all dies nützt ihr nichts, wenn es ihr nicht gelingt, ohne psychische Probleme das Haus zu verlassen. In der Tat ist es so, dass die LebensberaterIn oder gute FreundInnen bzw. auch Verwandte einen am Anfang manchmal »herausschubsen« müssen, damit man erste Erfahrungen in der Öffentlichkeit macht. Dies sind akzeptable Zwischenschritte, um dann so weit zu kommen, dass man im Restaurant als Trans*frau sein Essen genießen kann, ohne dass man sich ständig

umschaut, ob die anderen schauen. Ich habe beeindruckt miterlebt,
wie »AnfängerInnen«, mit denen ich ausgegangen bin, völlig steif
und angespannt am Esstisch saßen, um dann langsam »aufzutauen«.
Aber das reicht nicht, eine Dauerlösung ist es nicht. Hat meine
Herzdame es geschafft, bei einem gelegentlichen Event als Frau sicher
aufzutreten, dann ist das Leben als Crossdresser gut zu schaffen und
auch zu genießen. Entdeckt sie dann, dass sie dauerhaft als Frau
leben will, muss der Schritt in Angriff genommen werden, sich auch
hier das Selbstbewusstsein und die Ich-Stärke anzueignen, um das
zu erreichen. An dieser Stelle wiederhole ich mich absichtlich und
betone noch einmal, dass diese Voraussetzung unabdingbar ist. Viele
Trans*frauen vernachlässigen das meines Erachtens in ihrer Voll-
konzentration auf das äußerliche Erscheinungsbild und im Heraus-
suchen möglichst femininer Wäsche.

Wie schafft man das? Es gilt hier, was für viele Entwicklungs-
schritte im Leben gilt. Nie geht es – allen zum Teil naiven Broschüren
und Büchern zur Lebensberatung zum Trotz – in schnellen Schritten. Wochenendseminare sind gut, wenn das Thema angesprochen
und dadurch das Nachdenken angekurbelt wird. Dies ist jedoch erst
der Anfang. Meist geht die Entwicklung dann über Monate und
Jahre, indem die Gleichgesinnte in der Durchführung von lauter
kleinen Schritten irgendwann einmal erstaunt feststellt, dass sie an
dem Punkt angekommen ist, an dem sie sich wohlfühlt.

Einigen gelingt das schneller, anderen langsamer. So verschlun-
gen die biographischen Wege zuweilen sind, in denen man auf sicheres eigenes Standvermögen kommt, so unterschiedlich die vielen,
sich alle nicht gleichenden Trans*biographien auch sind: Es lässt
sich doch sagen, dass die Reflexion der eigenen Situation und das
geistige Ringen um einen eigenen Standpunkt hier ungemein hilfreich sind. Und darum soll es jetzt gehen. Es dreht sich letztlich um
nichts mehr oder weniger als um die Frage nach dem Sinn des transidenten Lebens. Die folgenden Passagen sind sicher anstrengender
zu lesen als die vorhergehenden. Es lohnt sich aber sehr, sich mit
dem Sachverhalt zu beschäftigen, und sie sind daher meines Erachtens ein unverzichtbarer Teil dieses Buches.

Wir müssen zunächst etwas ausholen: Was ist der Ausgangspunkt
unserer Überlegungen? Er lässt sich elegant finden, wenn wir uns die

Ausführungen des Philosophen Paul Tiedemann (1993) zur Frage des Sinns des Lebens zur Hand nehmen und uns einige Passagen seiner Bemerkungen zunutze machen. Folgen wir ihm, so ist zunächst festzustellen: Wir denken nur über den Sinn des Lebens nach, wenn wir eine Sinnkrise haben. Hat ein Mensch diese nicht, so kann er ein sinnvolles, ja glückliches Leben führen, ohne je darüber nachgedacht zu haben. Viele Menschen, die wir treffen, machen einen ausgeglichenen Eindruck und man hat wirklich das Gefühl, dass sie in sich ruhen. Vor allem denken sie nicht darüber nach, ob sie im Inneren ein anderes Geschlecht fühlen, als sie biologisch haben. Ich habe mich so oft gefragt: Wie fühlt sich das als Mann an, wenn man stimmig ist?

Der transidente Mensch ruht zunächst nicht in sich. Die Krise bahnt sich oft langsam an. Er hat sie spätestens dann, wenn er seine Transidentität entdeckt. Die Beziehung zwischen einem selbst und den Gegenständen bzw. Menschen, die einen umgeben, wird jetzt zum Thema. Das Leben als transidenter Mensch ist also bestimmt von einer Neuregelung seines Verhältnisses zu seiner Umgebung. Dies genau ist die Frage nach dem Sinn des Lebens. Die Reflexion über die Beziehung des transidenten Menschen zur Welt hat einen Zweifel und eine Krise zur Voraussetzung. Das ist aber keine Negativaussage. Denn ein Umbruch setzt zuweilen Angst und Verzweiflung frei – was wird jetzt aus mir? Wie gehe ich als transidenter Mensch mit mir um? Was sagt meine Umgebung dazu? Auf der anderen Seite bedeutet »Krise« aber nichts mehr oder weniger als den Umstand, dass Karten neu gemischt werden, dass wahrscheinlich ein Umbruch zu etwas Neuem stattfindet, das offen ist. Wie beschrieben, setzt dieser Umbruch ja auch enorme Erleichterungsgefühle frei, was den Umbruch zu einem Aufbruch macht.

Haben wir nun akzeptiert, *dass* der transidente Mensch über den Sinn seines Lebens nachdenkt, so wirft dies die Folgefrage auf, *wie* er denn darüber nachdenkt. Dieses Nachdenken ist durch die Ambivalenz zwischen »Ich« und »Selbst« bestimmt. Das Ich ist jener seelische Bereich, der sich aus der Relation zwischen der eigenen Person und der Umwelt ergibt. Das Ich formt sich mit Material aus verschiedenen Quellen: Erziehung, Sozialisation in einer Gesellschaft, biologische Grundvoraussetzungen und eigene Wünsche. »Ich kleide

mich …«, »Ich bevorzuge …«, »Ich kann … nicht leiden«, »Ich bin
fähig zu …«: Das, was mich ausmacht, wird in einem komplexen
Gemisch von unterschiedlichen inneren und äußeren Einflüssen
erzeugt. Dies bedeutet, dass das Ich immer ein Kompromiss ist. Es
ermöglicht mir das Leben in der Gesellschaft. Es ist eine Anpas-
sungsleistung. Aber deshalb macht es mich auch nur zum Teil aus –
es ist nicht mein inneres Selbst.

Im Selbst nun tobe ich mich gleichsam wirklich aus. Das Selbst
teile ich mit niemandem. Das Selbst macht mich eigentlich aus. Mein
Selbst macht keine Kompromisse. Würde ich nun eine »Selbstverwirklichung« im eigentlichen Wortsinn betreiben, dann wäre ich
nicht mehr konsensfähig, ich käme mit meiner Umwelt nicht mehr
zurecht und sie nicht mit mir. Ich wäre isoliert, denn ich würde in
meiner eigenen Welt leben. Grundsätzlich kann es aber die Versu-
chung geben, dies zu tun. Wäre es nicht schön, wenn alle Mitmenschen sich nach mir richten würden, wenn ich bestimmte Dinge tun
könnte, die von den meisten abgelehnt werden? Wäre es nicht das
Allerbeste, wenn ich meinen Gelüsten und Gefühlen freien Lauf lassen könnte, um absolutes Lebensglück bei mir selbst zu erzeugen?
Derartige Gedanken haben wir zuweilen, doch sie stoßen schnell auf
ihre Grenzen, nämlich durch die Begrenzungen, die unser kompro-
missgesteuertes »Ich« uns setzt.

Das Widersprüchliche ist nun, dass wir nur durch eine derartige
Begrenzung überleben können. Würden wir unserem »Selbst« freien
Lauf lassen, würde die Gesellschaft uns – wie auch immer – aus
dem Verkehr ziehen. Daher wissen und spüren wir früh, dass wir
uns in gewichtigen Teilen nach unserem Ich richten sollten. Das Ich
stellt die Persönlichkeit dar, die sich in der Kindheit im Rahmen der
Erziehung und Sozialisation ausbildet. Dieses Ich ist so übermächtig,
dass uns unsere eigentlichen Wünsche und Bestrebungen des Selbst
nicht alle bewusst zur Verfügung stehen. Wie wir gleich noch sehen
werden, kommt dieses Selbst nur unter bestimmten Voraussetzungen ins Bewusstsein.

Bevor wir auf die Rolle und die Möglichkeiten des Selbst, die es
gerade für den transidenten Menschen hat, zurückkommen, bleiben
wir zunächst bei der Formung des Ich stehen, von der aus sich die
Frage nach der Selbstverwirklichung erneut stellt. Da ja das Ich ein

Kompromiss ist, stellt sich unter anderem die Frage nach der kollektiven Beeinflussung des Ich in einer Gesellschaft. Tiedemann unterscheidet hier verschiedene Typen des gesellschaftlichen Zusammenlebens, die bestimmten Sinnkonzepten zugeordnet werden. Diese Sinnkonzepte beeinflussen ganz erheblich die individuelle Gestaltung des Ich. Wichtig ist, dass diese Typen nicht mit einer Bewertung verbunden sind, es sind einfach nur verschiedene Sinngebungen in der jeweiligen menschlichen Gesellschaft.

Das *fragmentierte Sinnkonzept* findet sich in Gesellschaften, die eine kollektive Antwort auf die Ich-Krise geben können, indem sie einen Heilsbezug zu einem äußeren Gegenstand gefunden haben, der die Frage nach dem Sinn des Lebens beantwortet. Dieser äußere Gegenstand ist nicht in der Gesellschaft, er ist abgespalten, das Leben ist fragmentiert. Tiedemann erwähnt den Islam als ein typisches Beispiel für ein solches Vorgehen. Nicht der Bezug zwischen den Individuen ist entscheidend für das sinnvoll gestaltete Leben, sondern der Bezug zu etwas Höherem, das als Richtschnur gilt. Das Höhere ist Allah bzw. die Idee des islamischen Glaubens. Die Erlösung wird durch die fragmentierte Gesellschaft hier gesucht. Diese Vorgabe an das einzelne Mitglied der fragmentierten Lebensform ist letztlich eine enorme Entlastung (Tiedemann, 1993, S. 38–43).

Das *konventionale Sinnkonzept* findet sich in Gesellschaften, die eine kollektive Antwort auf die Ich-Krise gefunden haben, indem sie den Bezug der Menschen untereinander verstärken. Der Bezug der Menschen wird durch den Aufbau von Konventionen gestärkt, um das Zusammenleben sinnvoll zu erklären. Dies geschieht im Rahmen einer Grenzsetzung zwischen Natur und Kultur. Die Abgrenzung zwischen der rohen, wilden Natur und der geordneten menschlichen Gesellschaft geschieht durch Regeln, die die Gesellschaft zu einem Hort der Geborgenheit und Welterklärung machen. Tiedemann nennt als Beispiel hier das antike Griechenland, wo er der »Polis« als Stadtgemeinde einen im obigen Verständnis sinnstiftenden Charakter zuweist. Wiewohl alle Gesellschaften Regeln des Zusammenlebens aufstellen, geht es Tiedemann hier meines Erachtens um eine Typologie, die plausibel ist, weil sie für die Erklärung der Sinnstiftungsprozesse vor allem die Schwergewichte der Lebensformen darstellen will (Tiedemann, 1993, S. 44–48).

Das *perspektivische Sinnkonzept* findet sich in Gesellschaften, die eine kollektive Antwort auf die Ich-Krise gefunden haben, indem sie die individuelle Lösung der Sinnfrage zur entscheidenden Idee gemacht haben. Wichtig ist nicht der Bezug des Einzelnen zu einer göttlichen Idee, wichtig ist auch nicht die genaue Definition des Bezugs der Individuen zueinander, sondern die Sehweise des Individuums auf die Welt. Das Göttliche beeinflusst die Welt nicht mehr direkt, die Gesellschaft ist nicht welterklärend, sondern der Weltbezug des einzelnen Menschen ist entscheidend. Tiedemann vergleicht nun den Weltbezug des Individuums mit dem Blick auf die Welt durch ein Prisma. Im Prisma wird die Welt nicht dargestellt, »wie sie ist«. Im Prisma wird der Lichtstrahl gebrochen, es entsteht ein bestimmte Perspektive auf die Welt. Durch die perspektivische Sehweise lassen sich Beziehungsstrukturen in der Welt erkennen (Tiedemann, 1993, S 53).

Der Gesellschaft selbst wird dadurch Sinn verliehen, indem sie aus bereits »selbstbewussten« Subjekten besteht, die – so möchte ich selbst hier weiterinterpretieren – einen stärkeren Bezug des Ich zum Selbst zulassen. »So kann auch die Gesellschaft dem Einzelnen nur dadurch Sinnhaftigkeit und Selbstbewußtsein vermitteln, daß sie schon aus sinnvoll lebenden und selbstbewußten Subjekten besteht« (Tiedemann, 1993, S. 59). Dass dieses perspektivische Sinnkonzept vor allem mit demokratischen Gesellschaften assoziiert werden kann, ist kaum erstaunlich (Tiedemann, 1993, S. 48–63).

Die westliche Welt beruft sich heute auf die Staatsform der Demokratie. Auch wir in Deutschland leben in einer Demokratie. Der Trans*mensch in Deutschland muss seine Sinnstiftung als eine perspektivische Lebensform entwickeln. Fragt man nach dem Sinn des Lebens, so ist es nun eine Herausforderung, innerhalb der perspektivisch orientierten Lebensform einen Bezug zum Selbst zu bekommen. Wenn dieser Bezug zum Selbst intensiv ist, entwickelt man sich in Richtung einer autonomen Persönlichkeit, die ihre Weltbezüge als sinnvoll erlebt. Das gelingt längst nicht allen Menschen. Viele nehmen den Pfad nicht, denn man braucht eine Sinnkrise, um zu fragen und um ihn zu nehmen.

Ein solcher Selbstbezug ist in meinen Augen nichts anderes als die Entdeckung der Transidentität. Es ist die Aufhebung eines Bruchs, der das Leben bislang belastet hat. Es ist etwas, was zwingend zum Selbst gehört, das aber vom Ich überlagert wird, indem Konventionen und Normen das Gefühl der Transidentität unterdrücken. »Tief im Innersten fühle ich mich als Frau« oder »Tief im Innersten fühle ich mich als Mann« – solche Erkenntnisse sind Tabubrüche, der das Ich Schranken entgegensetzt. Solche Erkenntnisse sind uns daher nicht unmittelbar zugänglich. Unser Selbst ist uns nämlich nicht unmittelbar bewusst, wir können es nicht durch Arbeit an uns selbst oder gar eine Art »Bezähmung« oder »Zurückdrängung« des Ich mobilisieren. Das Selbst ist Eigentlichkeit, ist eine Art »psychische Sinnstruktur« (nach Tiedemann, 1993, S. 247. Dieser schreibt von »psychischer Struktur, die mit Triebenergie ausgestattet ist«).

Das Selbst öffnet sich uns im Sinne einer »Offenbarung«. Es ist eine meditative Haltung, die einem hilft, eine solche Offenbarung auszulösen. Das Ich als »starker Scheinwerfer, der uns blendet« (Tiedemann, 1993, S. 257), wird durch die passive Kontemplation ausgeschaltet. Dies muss nicht bewusst in meditativen Sitzungen geschehen, sondern kann auch möglich werden, indem sich etwas setzt oder über lange Zeit wirkt. So wie viele grundsätzliche Erkenntnisse über uns selbst findet die »Erleuchtung« in einem umschriebenen Moment statt. Viele transidente Menschen erzählen dementsprechend, dass sie den Durchbruch zur Erkenntnis ihrer Identität fast auf die Sekunde genau festlegen können. Bei aller Belastung ist es ein Glücksgefühl, etwas Besonderes. Es ist ein Geschenk, das man ein Verhältnis zu sich selbst bekommt.

Dieser Akt – und das ist bestimmend für das transidente Leben – ist »heroisch«, da man sich nur schwer kalkulierbaren Risiken aussetzt. Man begibt sich ganz grundsätzlich in den Bereich des gesellschaftlich Nichtsanktionierten. Sich dem Wunschgeschlecht anzupassen ist genau das, was man nach den Vorstellungen des Mainstream eben *nicht* machen sollte. Der Zustand entspricht der Lebensform der archaischen Figur der »HeldIn«. Diese Figur muss nicht rundum positiv sein. Wichtig ist ihre gesellschaftliche Auffälligkeit. Denn sie hat ein Alleinstellungsmerkmal, das sie hervorhebt. Damit überschreitet die HeldIn durch ihre besonderen Aktionen Tabugrenzen. Auch wenn sie bei positiv konnotierten Leistungen bewundert wird, so lebt sie doch gefährlich. Die HeldIn kann leich-

ter getötet werden. Es ist eine schillernde Figur. Genauso schnell, wie
sie »oben« ist, ist sie auch wieder »unten«. Sie hat sich selbst ver-
wirklicht, aber um einen hohen Preis. Der transidente Mensch muss
mit seinem Alleinstellungsmerkmal leben, das ihn anfällig macht.

Genauso geht es »Trans* im Glück«. Sie begeht einen Tabubruch,
der ihr ein rundes Leben ermöglicht. Man erreicht etwas, was vielen
seit der Geburt selbstverständlich ist, nämlich die Kongruenz von
seelischem und leiblichem Geschlechtsempfinden, aber man erreicht
auch etwas, das viele aus anderen Gründen nicht schaffen, nämlich
in sich stimmig und glücklich zu sein. Die Angst vor dem Tod und
die Angst vor der Sterblichkeit werden zurückgedrängt. Man lässt
sich auf die Einnahme von Hormonen und die große geschlechtsangleichende Operation ein. Man riskiert den Verlust der Familie,
des Arbeitsplatzes und die Gefahr der öffentlichen Diskriminierung.
Es ist ein »Abenteuer«, wie mir mein Endokrinologe sagte, bevor ich
mich für die Hormoneinnahme entschied. So wie »Hans im Glück«
seine Besitztümer hinter sich lässt und schließlich sehr glücklich
wird, so lässt »Trans* im Glück« Sicherheiten fahren – ebenfalls, um
glücklich zu werden.

Diese Selbstverwirklichung ist nicht egoistisch, denn nur wer in
sich rund ist, wer sich aus dem materiellen Denken befreien kann,
wenigstens partiell, der ist frei für die Solidarität mit anderen. Der
transidente Mensch schafft durch die Anerkennung seiner Identität
überhaupt erst die Basis für Solidarleistungen in der Gesellschaft, in
der er lebt. Dem Ruf von innen zu folgen, bedeutet, partiell auf irdi-
sche Reichtümer zu verzichten – und damit auch, den Drang nach
Unsterblichkeit fahren zu lassen. Damit bereichern Trans*menschen
die neoliberale Gesellschaft um neue Lebensperspektiven.

Der Vorstoß des Selbst in das Ich erzeugt eine enorme Kraft.
Diese Kraft macht mich unabhängig. Sie gibt mir Mut. Sie macht
mich entscheidungsfroh und selbstständig. Diejenige, die ideellen
Werten verpflichtet ist, braucht nicht unsterblich zu sein. Dieser
Mensch erkennt die Sterblichkeit an. Sie ist keine Bedrohung mehr.
Hans wirft alles von sich, was ihm in der materiellen Welt Sicherheit
gewähren könnte – und dennoch verliert der Tod seinen Schrecken.

6 Trans* im Glück – das Ende als Anfang

So macht mir die freigelassene Herzdame ein enormes, großes Geschenk. Das merke ich erst jetzt. Am Anfang, als ich sie zum ersten Mal spürte, war da nur ein komisches Gefühl. Das ist so lange her. Und als ich die Kammer, in der sie eingeschlossen war, dann schließlich nach langer Zeit entdeckte, habe ich diese mit Angst und Herzklopfen geöffnet. Die entlassene Frau war froh und hat mich umarmt. Es war eine »wache, innere Frau« (Butsch-Magin, 2012, S. 47), so, wie sie zahlreiche Männer in sich tragen. Ich habe es dann gewagt und mich ihr anvertraut. Dasjenige, was andere seit ihrer Geburt haben – eine geschlechtliche Einheit von Körper und Geist –, das musste ich auch haben.

Am Anfang war es nicht leicht mit ihr. Ich habe beschrieben, wie viele Aktionen ich starten musste, um sie zur Geltung kommen zu lassen. Es gab durchaus auch Zweifel, es gab Krisen. Aber ich wurde immer kräftiger. Endlich befreit, hat die Herzdame schnell gelernt. Sie hat sich aus allen Schwierigkeiten herausgearbeitet. Sie hat viele Sympathien gewonnen. Viele Menschen schätzen sie. Sie hat aber auch gelernt, mit den Menschen umzugehen, die sie nicht leiden können oder sie gar verabscheuen. Denn sie hat verstanden, dass diese Menschen vor allem Probleme mit sich haben. Den »Christen«, die aus ideologischen Beweggründen gegen Trans*menschen sind und sie für »sündig« erklären, stellt sie den Glauben an einen überkonfessionellen und ökumenischen Gott entgegen, der alle umfasst. Die Herzdame hat gesehen, dass die fehlende Anerkennung von ihr und ihren Gleichgesinnten in einer ganz bestimmten geschichtlichen Konstellation konstruiert wurde und dass sie selbst kein Parasit und ihre Existenz keine Krankheit ist. Sie hat verstanden, dass dies auch für die starre, künstliche Unterteilung der Menschen in Biofrauen und Heteromänner gilt und dass es Frauen gibt, die sich aus einem Männerkörper heraus entfalten dürfen.

Meine Herzdame hat erkannt, dass nicht etwa Psychiatrielehrbücher oder Gebete der FreikirchlerInnen ihr helfen, sich selbst zu verstehen, sondern dass die LebensbegleiterInnen für die Schaffung des eigenen Außen- und Innenbildes entscheidend sind. Stabilität schaffen längst nicht nur die medizinischen Wissenschaften, sondern auch die Geisteswissenschaften, nämlich die geschichtliche Einordnung, Überlegungen zur Ethik und philosophische Reflexionen. Meine Herzdame hat mir gezeigt, dass es keine ExpertInnen gibt, die ihr das Recht auf Power geben, sondern dass sie die Power rechtmäßig von sich aus hat.

Mir selbst ist es gelungen, so wage ich zu behaupten, die Herzdame so in Erscheinung treten zu lassen, wie es meinem inneren Bild von ihr entspricht. Ich bin mit ihr deshalb einig geworden. Das war ein Prozess der Selbstverwirklichung. So bin ich mit ihr an einer gewissen Zielmarke angekommen. Aber das ist eine Etappe, wir brechen weiter auf, nach vorn. Als transidente Frau kann ich jetzt aufrecht durch das Leben schreiten. Meine Konzentration hat sich am Anfang auf die innere Entfaltung und den äußeren Aufbau der Herzdame gerichtet und sie kann sich jetzt auf meine Umgebung richten – auf die vielen Dinge, die das Leben interessant machen, denn das Leben ist nicht nur Geschlecht. Und ich kann mich in stärkerem Maße in die Gesellschaft einbringen und der Gesellschaft viel zurückgeben. Die Herzdame ist dankbar für mein Vertrauen, das ich in sie gesetzt habe, und sie beschenkt mich mit Glück.

Und da ist viel Hoffnung. Wieder zitieren wir den Theologen Paul Gerhardt, der es im 17. Jahrhundert geschafft hatte, seine Landsleute zu trösten. So lautet die sechste Strophe des Liedes »Zieh ein zu deinen Toren«:

Du, Herr, hast selbst in Händen
die ganze weite Welt,
kannst Menschenherzen wenden,
wie dir es wohlgefällt.
So gib doch deine Gnad
zu Fried und Liebesbanden,
verknüpf in allen Landen,
was sich getrennet hat.
(Evangelisches Kirchengesangbuch, 1957, S. 105)

Wir hoffen, dass die MedizinerInnen den (rassenhygienischen) Ballast des 19. Jahrhunderts abwerfen und unsere Transidentität als natürlichen Ausdruck einer originellen natürlichen Schöpfung anerkennen. Wir hoffen, dass all das Trennende, was zwischen den Cis*menschen und den Trans*menschen seit dem 19. Jahrhundert aufgebaut wurde, beseitigt wird. Wir hoffen, dass transidenten Kindern und Jugendlichen die Chance gegeben wird, sich entsprechend ihrer Identität zu entfalten. Wir hoffen, dass Trans*frauen und Trans*männer als PartnerInnen dereinst von ihren Schwiegereltern akzeptiert werden. Wir hoffen, dass transidente Menschen im Alter ebenso würdevoll behandelt werden wie Cis*menschen.

Jetzt, ganz am Ende des Buches, das eigentlich ein Anfang ist, kommen wir noch einmal auf Hans zurück. Wir erinnern uns: Hans im Glück hat im Vertrauen auf sein Glück sehr viel hergeschenkt. Und er ist auch tatsächlich mit Glück belohnt worden. Am Ende kehrt er frohgemut nach Hause zu seiner Mutter zurück. An dieser Stelle nun ist die Geschichte für die Trans*menschen etwas anders: Sie sind »Trans* im Glück«, wenn sie ihre Chance ergreifen – und sie wünschen sich, dass sie dann auch dereinst in unserer Gesellschaft ihr Zuhause bekommen.

Kontaktadressen/Hilfsdienste

Bei diesen Adressen handelt es sich um eine Auswahl unter besonderer Berücksichtigung nicht nur der inneren, sondern auch der äußeren Angleichung. Weitere Adressverzeichnisse finden sich beispielsweise bei Mell (2014).

Praktische Umsetzung und Verarbeitung
(Schminken, Styling, Ausgehen)

anima*projekt von Farideh Styling
Inhaberin: Michaela Butsch-Magin
Schnelliggasse 2
67105 Schifferstadt
Mail: farideh-styling@gmx.de
Mobil/SMS: 0172 6262400

Transnormal
Inhaberin: Manuela Mock
Baseler Platz 8
60329 Frankfurt
Mail: info@transnormal.de
Tel.: 069 25667837

Kontakt mit Gleichgesinnten
(Austausch, Beratung, Informationen u. a. zu medizinischen HelferInnen)

Bundesverband Trans* (BTV*)
Für geschlechtliche Selbstbestimmung und Vielfalt!
Mail: info@bundesverband-trans.de
Website: http://bundesverband-trans.de

Projekt »en femme«
Ein Netzwerk für Transgender und Partnerinnen!
Hope Strange
Ambossweg 2
31855 Aerzen
Mail: info@projekt-en-femme.org
Mobil: 0151 57526914
Website: www.projekt-en-femme.org

Deutsche Gesellschaft für Transidentität und Intersexualität e. V. –
DGTI
Bundesgeschäftsstelle
c/o Patricia Metzer
Postfach 480 108
12251 Berlin
Mail: patricia.metzer@dgti.org
Website: www.dgti.org

Transgender-Netzwerk Berlin
c/o ABqueer e. V.
Sanderstr. 15
12047 Berlin
Mail: info@tgnb.de
Website: www.tgnb.de

Trans*NRW
Angesiedelt beim Lesben- und Schwulenverband
Kontakt: Deborah Reinert, Rechtsanwältin
Mail: Deborah.reinert@lsvd.de
Website: www.trans-nrw.de

QueerNet Rheinland-Pfalz e. V.
Gartenfeldplatz 9
55118 Mainz
Tel.: 06131 670557
Website: www.queernet-rlp.de

TransInterQueer e. V. (TriQ)
Glogauerstr. 19
10999 Berlin
Mail: triq@transinterqueer.org
Tel.: 030 6167529–16
Website: www.transinterqueer.org

Transidentität und Kinder/Jugendliche/Familie
(Informationen, Informationsaustausch)

Trans-Kinder-Netz (Trakine)
Kati Wiedner
Bötzowstr. 63
10407 Berlin
Mail: info@trans-kinder-netz.de
Website: www.trans-kinder-netz.de

Anhang: Bekanntmachung des Coming-out

Die Schule

Liebe Eltern der 5b,

ich bin der Vater von <…> und melde mich bei Ihnen, um Ihnen eine Veränderung meines Personenstandes bekanntzugeben. Seit drei Jahren weiß ich, dass ich transident bin, d. h., dass mein körperliches und mein psychisches Geschlecht nicht zusammenpassen. Daher habe ich mich entschlossen, ab 1.3.2014 als Frau zu leben. Ich heiße nunmehr

Livia Prüll.

Zwei Bilder finden sich im Anhang. Und hier noch einige Informationen: Es geht darum, diese Identität auszuleben und den Weg zu finden, auf dem man dies tun kann. Alle Bevölkerungsschichten sind betroffen, und die Herausforderung für die/den Einzelnen ist, seinen Platz in der Gesellschaft zu finden bzw. zu behalten und seine Familie vor Mobbing und Diskriminierungen zu schützen.

Ich bitte daher, mir als Frau dieselbe Wertschätzung zukommen zu lassen, wie sie mir auch schon als Mann zuteilwurde, und meine Familie und vor allem <…> gegebenenfalls vor Mobbing zu schützen. In diesem Zusammenhang wäre ich Ihnen sehr dankbar, wenn Sie entsprechenden Tendenzen, die Sie vielleicht feststellen, entgegenwirken würden. Sie können Ihre Kinder auch gerne informieren. Dies sollte zunächst kurz und knapp geschehen: »1. Es gibt Menschen, die ein anderes Geschlecht fühlen, als sie körperlich besitzen. Das gibt es heute öfter. 2. Das trifft auch auf <…> Vater zu.« Die Kinder stellen dann weitere Fragen, wenn sie möchten, bzw. holen sie sich die Informationen, die sie verkraften können.

Und am Ende noch zwei Hinweise. Erstens: Für alle Nachfragen zu meiner Person und zum Thema Transidentität bin ich immer offen und beantworte sie gerne. Zweitens: Fehler kann man mir gegenüber nicht machen, solange man mir den üblichen Respekt und die

übliche Toleranz entgegenbringt, wie man sie allen Menschen zuteil-
werden lässt. Versprecher etc. sind also kein Problem.
In diesem Sinne bedanke ich mich schon jetzt für Ihre Offenheit
und Ihre Unterstützung.
Mit herzlichen Grüßen
Livia Prüll

Der Kindergarten

Liebe Eltern der weißen Gruppe,
ich bin der Vater von <…> und melde mich bei Ihnen, um Ihnen
eine Veränderung meines Personenstandes bekanntzugeben. Seit
drei Jahren weiß ich, dass ich transident bin, d.h., dass mein körperliches und mein psychisches Geschlecht nicht zusammenpassen.
Daher habe ich mich entschlossen, ab 1.3.2014 als Frau zu leben. Ich
heiße nunmehr

Livia Prüll.

Zwei Bilder finden sich im Anhang. Und hier noch einige Informationen: Es geht darum, diese Identität auszuleben und den Weg zu
finden, auf dem man dies tun kann. Alle Bevölkerungsschichten sind
betroffen, und die Herausforderung für die/den Einzelnen ist, seinen
Platz in der Gesellschaft zu finden bzw. zu behalten und seine Familie vor Mobbing und Diskriminierungen zu schützen.
Ich bitte daher, mir als Frau dieselbe Wertschätzung zukommen zu
lassen, wie sie mir auch schon als Mann zuteilwurde, und meine
Familie und vor allem <…> gegebenenfalls vor Mobbing zu schützen. In diesem Zusammenhang wäre ich Ihnen sehr dankbar, wenn
Sie entsprechenden Tendenzen, die Sie vielleicht feststellen, entgegenwirken würden.
Und am Ende noch zwei Hinweise. Erstens: Für alle Nachfragen zu
meiner Person und zum Thema Transidentität bin ich immer offen
und beantworte sie gerne. Zweitens: Fehler kann man mir gegenüber nicht machen, solange man mir den üblichen Respekt und die
übliche Toleranz entgegenbringt, wie man sie allen Menschen zuteilwerden lässt. Versprecher etc. sind also kein Problem.

In diesem Sinne bedanke ich mich schon jetzt für Ihre Offenheit und Ihre Unterstützung.

Mit herzlichen Grüßen

Livia Prüll

Die FreundInnen und KollegInnen

Liebe FreundInnen, liebe KollegInnen,

rasch melde ich mich, um Ihnen/Euch eine Veränderung meines Personenstandes bekanntzugeben. Seit drei Jahren weiß ich, dass ich transident bin, d. h., dass mein körperliches und mein psychisches Geschlecht nicht zusammenpassen. Daher habe ich mich entschlossen, **ab 1.3.** dieses Jahres als Frau zu leben. Ich heiße dann

Livia Prüll.

Zwei Bilder finden sich im Anhang. Und hier noch einige Informationen: Es geht darum, diese Identität auszuleben und den Weg zu finden, auf dem man dies tun kann. Alle Bevölkerungsschichten sind betroffen, und die Herausforderung für die/den Einzelnen ist, seinen Platz in der Gesellschaft zu finden bzw. zu behalten und seine Familie vor Mobbing und Diskriminierungen zu schützen.

Ich bitte daher, mir als Frau dieselbe Wertschätzung zukommen zu lassen, wie sie mir auch schon als Mann zuteilwurde, und meine Familie gegebenenfalls vor Mobbing zu schützen.

Und am Ende noch zwei Hinweise. Erstens: Für alle Nachfragen zu meiner Person und zum Thema Transidentität bin ich immer offen und beantworte sie gerne. Zweitens: Fehler kann man mir gegenüber nicht machen, solange man mir den üblichen Respekt und die übliche Toleranz entgegenbringt, wie man sie allen Menschen zuteilwerden lässt. Versprecher etc. sind also kein Problem.

In diesem Sinne freue ich mich auf weitere Treffen mit Ihnen/Euch bzw. weitere Zusammenarbeit.

Herzliche Grüße

Ihre/Eure

Livia Prüll

Literatur

Einführend und grundlegend

Hirschauer, Stefan (1993). Die soziale Konstruktion der Transsexualität. Frankfurt a. M.: Suhrkamp.

Lindemann, Gesa (2011). Das paradoxe Geschlecht. Transsexualität im Spannungsfeld von Körper, Leib und Gefühl. Wiesbaden: Verlag für Sozialwissenschaften.

Mell, Thorsten (Hrsg.) (2014). Das Innere entscheidet. Transidentität begreifbar machen. Berlin: Querverlag.

Netzwerk Trans*-Inter*-Sektionalität (Hrsg.) (2014). Intersektionale Beratung von/zu Trans* und Inter*. Ein Ratgeber zu Transgeschlechtlichkeit, Intergeschlechtlichkeit und Mehrfachdiskriminierung. Berlin: WIRmachenDruck.

Rauchfleisch, Udo (2013). Anne wird Tom – Klaus wird Lara. Transidentät/Transsexualität verstehen. Ostfildern: Patmos.

Rauchfleisch, Udo (2016). Transsexualität – Transidentität. Begutachtung, Begleitung, Therapie (5. Aufl.). Göttingen: Vandenhoeck & Ruprecht.

Schößler, Franziska (2008). Einführung in die Gender Studies. Berlin: Akademie Verlag.

Sigusch, Volkmar (2008). Geschichte der Sexualwissenschaft. Frankfurt a. M. u. New York: Campus.

Stryker, Susan (2008). Transgender History. Berkeley, CA: Seal Press.

Stryker, Susan, Aizura, Aren Z. (Eds.) (2013). The Transgender Studies Reader. Vol. II. New York: Routledge.

Stryker, Susan, Whittle, Stephen (Eds.) (2006). The Transgender Studies Reader. Vol. I. New York: Routledge.

Tiedemann, Paul (1993). Über den Sinn des Lebens. Die perspektivische Lebensform. Darmstadt: Wissenschaftliche Buchgesellschaft.

Tiedemann, Paul (2006). Was ist Menschenwürde? Eine Einführung. Darmstadt: Wissenschaftliche Buchgesellschaft.

Autobiographische (Erfahrungs-)Berichte und Biographien

Bateman, Michael (1972). Interview with Transsexual Roberta (Betty) Cowell. The Sunday Times (column »Atticus«), March 12. Zugriff am 29.09.2014 unter http://www.lizhodgkinson.com/lh/pages/journalismArticle/interview_with_transsexual_roberta_betty_cowell

Bell, Matthew (2013). ›It's easier to change a body than to change a mind‹: The Extraordinary Life and Lonely Death of Roberta Cowell. The Independent, 26 October. Zugriff am 09.09.2014 unter http://www.independent.co.uk/news/people/profiles/its-easier-to-change-a-body-than-to-change-a-mind-the-extraordinary-life-and-lonely-death-of-roberta-cowell-8899823.html

Böge, Julia (2009). Ich bin (k)ein Mann … Als Transgender glücklich leben. Münster: Agenda Verlag.

Born, Jacqueline (2016). Free Gender. Ein autobiographisch gefärbter Essay von Jacqueline Born. In Udo Rauchfleisch, Transsexualität – Transidentität. Begutachtung, Begleitung, Therapie (5. Aufl., S. 179–194). Göttingen: Vandenhoeck & Ruprecht.

Cowell, Roberta (1954a). Roberta Cowell's Story. New York: British Book Centre.

Cowell, Roberta (1954b). Ich war ein Mann. Die vollständige Autobiographie einer ungewöhnlichen Frau. Wien: Zsolnay.

Cowell, Roberta (1954c). Ich war ein Mann. Der Stern, 12, S. 4–6, 50/51; 13, S. 10/11, 42/43; 14, S. 11/12; 15, S. 13/14, 50; 17, S. 28.

Cowell, Roberta (2014). In Getty Images. Zugriff am 09.09.2014 unter http://www.gettyimages.de/detail/nachrichtenfoto/roberta-cowell-ex-spitfire-pilot-and-father-of-two-who-nachrichtenfoto/3134980

Flütsch, Niklaus (2014). Geboren als Frau. Glücklich als Mann. Logbuch einer Metamorphose. Gockhausen: Wörterseh-Verlag.

Henschel, Jana, Cline, Denise (2008). Telefonate mit Denise. Eine Transsexuelle erzählt ihr Leben. Berlin: Schwarzkopf & Schwarzkopf.

Hoyer, Niels (Hrsg.) (1932). Ein Mensch wechselt sein Geschlecht. Eine Lebensbeichte. Dresden: Reissner.

Hoyer, Niels (Hrsg.) (1954). Wandlung. Eine Lebensbeichte. Stuttgart: Tauchnitz.

Hoyer, Niels (Ed.) (2004). Man into Woman. The First Sex Change. A Portrait of Lili Elbe. London: Blue Boat Books (Erstausgabe 1933).

Lessenich, Jean (2012). Die transzendierte Frau. Eine Autobiographie. Gießen: Psychosozial-Verlag.

Lindemann, Katrin (2006). Fluch der Geburt. Mein Leben mit der Transsexualität. Oschersleben: Lerato-Verlag.

McCloskey, Deirdre N. (1999). Crossing. A Memoire. Chicago u. London: Chicago Univ. Press.

Morris, Jan (1975). Conundrum. Bericht von meiner Geschlechtsumwandlung. München: Piper (Originalveröff. London 1974).

Prillwitz, Julia (mit Nina Job) (2014). Julia. Mein Leben zwischen den Geschlechtern. München: Münchener Verlagsgruppe.

T-Girl Diana (2010). Blog-Tagebuch 2009. Das erste Lebensjahr einer transsexuellen Frau. Autobiographie. Norderstedt: Books on Demand.

Winkler, Hannah (2014). Fe-Male. Hinein in den richtigen Körper. Berlin: Schwarzkopf & Schwarzkopf.

Geschichte/Kulturgeschichte

Benjamin, Harry (1954). Transsexualism and Transvestism as Psycho-Somatic and Somato-Psychic Syndromes. In Susan Stryker, Stephen Whittle (Eds.) (2006), The Transgender Studies Reader. Vol. I (pp. 45–52). New York: Routledge.

Benjamin, Harry (1966). The Transsexual Phenomenon. New York: The Julian Press.

Bouzanquet, Jean-Françoise (2009). Fast Ladies. Female Racing Drivers 1888–1970. Dorchester: Veloce [über Roberta Cowell].

Brooks, Louise (1986). Lulu in Berlin und Hollywood. Frankfurt a. M.: Fischer.

Cauldwell, David (1949). Psychopathia transsexualis. Sexology, 16, 274–280.

Cowie, Peter (2006). Louise Brooks. Lulu Forever. München: Schirmer Mosel.

Evans, Jennifer V. (2013). Queer Beauty: Image and Acceptance in the Expanded Public Sphere. In Hartmut Berghoff, Thomas Kühne (Hrsg.), Globalizing Beauty. Consumerism and Body Aesthetics in the Twentieth Century (pp. 91–107). New York: Palgrave Macmillan.

Faulstich, Heinz (1998). Hungersterben in der Psychiatrie 1914–1949. Mit einer Topographie der NS-Psychiatrie. Freiburg im Breisgau: Lambertus.

Güldenring, Annette (2016). Eine andere Sicht über Trans*. In Udo Rauchfleisch, Transsexualität – Transidentität. Begutachtung, Begleitung, Therapie (5. Aufl., S. 130–178). Göttingen: Vandenhoeck & Ruprecht.

Hamm, Jonas A., Sauer, Arn Thorben (2014). Perspektivenwechsel: Vorschläge für eine menschenrechts- und bedürfnisorientierte Trans*-Gesundheitsversorgung. Zeitschrift für Sexualforschung, 27, 4–30.

Haraway, Donna (1983). A Cyborg Manifesto. Science, Technology, and Socialist-Feminism in the Late Twentieth Century. In Susan Stryker, Stephen Whittle (Eds.) (2006), The Transgender Studies Reader. Vol. I (pp. 103–118). New York: Routledge.

Herrn, Rainer (2005). Schnittmuster des Geschlechts. Transvestitismus und Transsexualität in der frühen Sexualwissenschaft. Gießen: Psychosozial-Verlag.

Herrn, Rainer (2014). Die falsche Hofdame vor Gericht: Transvestitismus in Psychiatrie und Sexualwissenschaft oder die Regulierung der öffentlichen Kleiderordnung. Medizinhistorisches Journal, 49 (3), 199–236.

Hirschfeld, Magnus (1910). Die Transvestiten. Eine Untersuchung über den erotischen Verkleidungstrieb. Berlin: Pulvermacher (2. Aufl. 1925: Leipzig: Spohr).

Honegger, Claudia (1991). Die Ordnung der Geschlechter. Die Wissenschaften vom Menschen und das Weib. Frankfurt a. M. u. New York: Campus.

Kennedy, Pagan (2007). The First Man-Made Man. The Story of Two Sex Changes, One Love Affair, and a Twentieth-Century Medical Revolution. New York: Bloomsbury.

Krafft-Ebing, Richard von (1886). Psychopathia sexualis. Eine klinisch forensische Studie. Stuttgart: Ferdinand Enke.

Labisch, Alfons (Hrsg.) (1989). Medizinische Deutungsmacht im sozialen Wandel des 19. und frühen 20. Jahrhunderts. Bonn: Psychiatrie-Verlag.

Laqueur, Thomas (1990). Making Sex: Body and Gender from the Greeks to Freud. Cambridge, Mass.: Harvard Univ. Press.

Mixa, Elisabeth, Malleier, Elisabeth, Springer-Kremser, Marianne, Birkhan, Ingvild (Hrsg.) (1996). Körper. Geschlecht. Geschichte. Historische und aktuelle Debatten in der Medizin. Innsbruck u. Wien: Studien-Verlag.

Mosse, George L. (1990). Die Geschichte des Rassismus in Europa. Frankfurt a. M.: Fischer (Erstaufl. 1978: New York: Howard Fertig).

Paulus, Julia, Sillies, Eva-Maria, Wolff, Kerstin (Hrsg.) (2012). Zeitgeschichte als Geschlechtergeschichte. Neue Perspektiven auf die Bundesrepublik. Frankfurt a. M.: Campus.

Planert, Ute (2000). Der dreifache Körper des Volkes: Sexualität, Biopolitik und die Wissenschaften vom Leben. Geschichte und Gesellschaft, 26, 539–576.

Prüll, Cay-Rüdiger (2010). Die Bedeutung des Ersten Weltkriegs für die Medizin im Nationalsozialismus. In Gerd Krumeich (Hrsg.), Nationalsozialismus und Erster Weltkrieg (S. 363–378). Essen: Klartext.

Prüll, Livia, Rauh, Philipp (Hrsg.) (2014). Krieg und medikale Kultur. Patientenschicksale und ärztliches Handeln in der Zeit der Weltkriege. Göttingen: Wallstein.

Rolker, Christof (2013). Der Hermaphrodit und seine Frau. Körper, Sexualität und Geschlecht im Spätmittelalter. Historische Zeitschrift, 297 (3), 593–620.

Rotzoll, Maike, Hohendorf, Gerrit, Fuchs, Petra, Richter, Paul, Mundt, Christoph, Eckart, Wolfgang U. (Hrsg.) (2010). Die nationalsozialistische »Euthanasie«-Aktion »T 4« und ihre Opfer. Geschichte und ethische Konsequenzen für die Gegenwart. Paderborn u. a.: Schöningh.

Siemen, Hans-Ludwig (1987). Menschen blieben auf der Strecke … Psychiatrie zwischen Reform und Nationalsozialismus. Gütersloh: Van Hoddis.

Sigusch, Volkmar (1995). Geschlechtswechsel. Hamburg: Rotbuch-Verlag.

Stone, Sandy (1992). The Empire Strikes Back. A Posttranssexual Manifesto. In Susan Stryker, Stephen Whittle (Eds.) (2006), The Transgender Studies Reader. Vol. I (pp. 221–235). New York: Routledge.

Töpfer, Frank (2012). Verstümmelung oder Selbstverwirklichung? Die Boss-Mitscherlich-Kontroverse. Stuttgart-Bad Cannstatt: Frommann-Holzboog.

Tschopp, Silvia Serena, Weber, Wolfgang E. J. (2007). Grundfragen der Kulturgeschichte. Darmstadt: Wissenschaftliche Buchgesellschaft.

Weiß, Volker (2008). »Eine weibliche Seele im männlichen Körper«: Archäolo-
gie einer Metapher als Kritik der medizinischen Konstruktion der Transsexualität. Berlin: Freie Universität Berlin.
Wolters, Christine, Beyer, Christof, Lohff, Brigitte (Hrsg.) (2013). Abweichung
und Normalität. Psychiatrie in Deutschland vom Kaiserreich bis zur Deutschen Einheit. Bielefeld: Transcript.

Weiterführende Literatur

Amann, Melanie (2015). Angriff von rechts. Der Spiegel, 29, S. 38 f.
Bazarra-Castro, Maria Ángeles (2009). Etiological Aspects, Therapy Regimes,
Side Effects and Treatment Satisfaction of Transsexual Patients. Diss. Med.
Fak. LMU München.
Beauchamp, Tom L., Childress, James F. (2013). Principles of Biomedical Ethics
(7th ed.). New York: Oxford Univ. Press.
Beauchamp, Tom L., Faden, Ruth (1986). A History and Theory of Informed
Consent. New York: Oxford Univ. Press.
Becker, Sophinette (2012). Transsexualität – Geschlechtsidentitätsstörung –
Geschlechtsdysphorie. Diagnostik, Psychotherapie und Indikation zur soma-
tischen Behandlung. HIV&more, 2, 26–35.
Beier, Klaus, Bosinski, Hartmut A. G., Loewit, Kurt (2005). Sexualmedizin.
Grundlagen und Praxis (2. Aufl.). München u. Jena: Urban & Fischer (darin
Kapitel: Geschlechtsidentitätsstörungen, S. 365–412).
Berger, Mathias (Hrsg.) (2012). Psychische Erkrankungen. Klinik und Therapie
(4. Aufl.). München: Elsevier, Urban & Fischer.
Brüder Grimm (2012). Hans im Glück. In Die schönsten klassischen Märchen
(S. 51–56). Bindlach: Gondolino.
Brunnhuber, Stefan (2012). Sexualstörungen. In Klaus Lieb, Sabine Frauenknecht,
Stefan Brunnhuber (Hrsg.), Intensivkurs Psychiatrie und Psychotherapie
(7. Aufl., S. 319–329). München: Elsevier.
Bundesverfassungsgericht (2011). BVerfG. Beschluss des 1. Senats des BVG vom
11. Januar 2011, 1 BvR 3295/07. Zugriff am 29.10.2015 unter www.bundesver-
fassungsgericht.de/entscheidungen/rs20110111_1bvr329507.html
Butsch-Magin, Michaela (2012). Wenn die Anima raus will. Von der Chance auf
ein Erwachen mit der inneren Frau. Connection Tantra, 28 (I/12) Jan–Juli.
Special Nr. 90, Sexualität & Identität, 46–49.
Dabrock, Peter, Augstein, Renate, Helfferich, Cornelia, Schardien, Stefanie, Sie-
lert, Uwe (2015). Unverschämt – schön. Sexualethik: evangelisch und lebens-
nah. Gütersloh: Gütersloher Verlagshaus.
Deutsch, Erwin, Spickhoff, Andreas (2014). IV. Rechtsverhältnis zwischen
Arzt und Patient: Arztvertrag und Klinikaufnahmebedingungen. In Erwin
Deutsch, Andreas Spickhoff, Medizinrecht. Arztrecht, Arzneimittelrecht,
Medizinprodukterecht und Transfusionsrecht (7. Aufl., S. 73–118). Heidel-
berg u. a.: Springer.

Deutsches Institut für Jugend und Gesellschaft (2010). Gender Mainstreaming: Ein Programm zur Gestaltung von Zukunftslosigkeit? Interview mit Christl R. Vonholdt über Definition und Begriff von Gender Mainstreaming. Zugriff am 12.08.2015 unter http://www.dijg.de/gender-mainstreaming/begriff-definition/

Domeier, Norman (2014). Die Erweiterung des binären Geschlechtermodells und die Radikalisierung der Politik im deutschen Kaiserreich. In Alina Bothe, Dominik Schuh (Hrsg.), Geschlecht in der Geschichte. Integriert oder separiert? Gender als historische Forschungskategorie (S. 111–126). Bielefeld: Transcript.

Erhardt, Virginia (2007). Head over Heels. Wives Who Stay with Cross-Dressers and Transsexuals. New York u. London: Routledge.

Europaratsresolution 2048 (2015). Zugriff am 08.05.2015 unter http://assembly.coe.int/nw/xml/XRef/Xref-DocDetails-EN.asp?FileID=21736&lang=EN

Evangelisches Kirchengesangbuch (1957). Ausgabe für die Evangelische Kirche in Hessen und Nassau (10. Aufl.; 1. Aufl. 1951). Frankfurt a. M.: Brönners Druckerei.

Fitzgibbons, Richard P. (2001/2016). Geschlechtsidentitätsstörungen bei Kindern. In: Deutsches Institut für Jugend und Gesellschaft (gekürzte und ergänzte Version, S. 1–7). Zugriff am 05.01.2016 unter http://www.dijg.de/transsexualitaet-geschlechtsumwandlung/geschlechtsidentitaetsstoerungen-kinder/

Flütsch, Niklaus (2015). Endokrinologische Behandlung der Geschlechtsdysphorie bei Menschen mit Geschlechtsinkongruenz. Journal für klinische Endokrinologie und Stoffwechsel, 8 (2), 42–48.

Frewer Andreas, Säfken, Christian (2005). Identität, Intersexualität, Transsexualität – Medizinhistorische und ethisch-rechtliche Aspekte der Geschlechtsumwandlung. In Frank Stahnisch, Florian Steger (Hrsg.), Medizin, Geschichte und Geschlecht. Körperhistorische Rekonstruktionen von Identitäten und Differenzen (S. 137–156). Wiesbaden: Steiner.

Frey Steffen, Therese, Rosenthal, Caroline, Väth, Anke (Hrsg.) (2004). Gender Studies. Wissenschaftstheorien und Gesellschaftskritik. Würzburg: Königshausen & Neumann.

Groß, Dominik, Neuschaefer-Rube, Christiane, Steinmetzer, Jan (Hrsg.) (2008). Transsexualität und Intersexualität. Medizinische, ethische, soziale und juristische Aspekte. Berlin: Medizinisch Wissenschaftliche Verlagsgesellschaft.

Güldenring, Annette-Kathrin (2013). Zur »Psychodiagnostik von Geschlechtsidentität« im Rahmen des Transsexuellengesetzes. Zeitschrift für Sexualforschung, 26, 160–174.

Güldenring, Annette-Kathrin (2015). A Critical View of Transgender Health Care in Germany: Psychopathologizing Gender Identity – Symptom of ›Disordered‹ Psychiatric/Psychological Diagnostics? International Review of Psychiatry, 27 (5), 427–434.

Hartmann, Uwe, Becker, Hinnerk (2002). Störungen der Geschlechtsidentität. Ursachen, Verlauf, Therapie. Wien: Springer.

Haupt, Horst-Jörg (2012). Die Pathologisierung transsexueller Menschen beenden! Ein Statement des Sozialpsychiatrischen Dienstes Kanton Uri (SPD
Uri) zum Vortrag von Frau Helena Nygren-Krug, Health and Human Rights
Advisor, World Health Organisation (WHO) – im Rahmen der Vorstellung
des Berichts »Diskriminierung aus Gründen der sexuellen Orientierung und
der Geschlechtsidentität in Europa«. Strassburg, 23. Juni 2011. Altdorf (SPD
Uri). Zugriff am 6.11.2015 unter http://www.spduri.ch/fileadmin/dateien/
downloads/Die__Pathologisierung_transsexueller_Menschen_beenden.pdf

Häusler, Alexander, Roeser, Rainer (2015). Die »Alternative für Deutschland« –
eine Antwort auf die rechtspopulistische Lücke? In Stephan Braun, Alexander
Geisler, Martin Gerster (Hrsg.), Strategien der extremen Rechten: Hintergründe – Analysen – Antworten (2. Aufl., S. 101–128). Wiesbaden: Springer.

Hirschauer, Stefan (2004). Social Studies of Sexual Difference: Geschlechtsdif-
ferenzierung in wissenschaftlichem Wissen. In Therese Steffen Frey, Caroline Rosenthal, Anke Väth (Hrsg.), Gender Studies. Wissenschaftstheorien
und Gesellschaftskritik (S. 19–41). Würzburg: Königshausen & Neumann.

Hirschauer, Stefan (2014). Wozu GenderStudies? Ein Forschungsfeld zwischen
Feminismus und Kulturwissenschaft. Forschung und Lehre, 21 (11), 880–882.

Hof, Renate (2008). Kulturwissenschaften und Geschlechterforschung. In Ans-
gar Nünning, Vera Nünning (Hrsg.), Einführung in die Kulturwissenschaften (S. 329–350). Stuttgart u. Weimar: Metzler.

ICD-10 (2016). Internationale statistische Klassifikation der Krankheiten und
verwandter Gesundheitsprobleme, 10. Revision, German Modification, Version 2016. Kapitel V, Psychische und Verhaltensstörungen; F64, Störungen
der Geschlechtsidentität. Zugriff am 3.11.2015 unter http://www.dimdi.de/
static/de/klassi/icd-10 gm/kodesuche/onlinefassungen/htmlgm2016/block-
f60-f69.htm

Jürgs, Alexander (2015). Macht der Gender-Mainstream geisteskrank? Die Welt,
15.04.2015, 28.

Kockott, Götz (2000). Sexuelle Störungen. In Hanfried Helmchen, Fritz Henn,
Hans Lauter, Norman Sartorius (Hrsg.), Erlebens- und Verhaltensstörungen,
Abhängigkeit und Suizid (Psychiatrie der Gegenwart, Bd. 6, S. 356–391). Ber-
lin u. a.: Springer (Kapitel über Geschlechtsidentitätsstörungen, S. 386–389).

Krege, Susanne (2014). Veränderungen im medizinischen Umgang mit Trans-
sexualität und Intersexualität. In Katinka Schweizer, Franziska Brunner,
Susanne Cerwenka, Timo O. Nieder, Peer Briken (Hrsg.), Sexualität und
Geschlecht. Psychosoziale, kultur- und sexualwissenschaftliche Perspektiven
(S. 137–144). Gießen: Psychosozial-Verlag.

Largo, Remo H., Czernin, Monika (2012). Glückliche Scheidungskinder. Tren-
nungen und wie Kinder damit fertig werden. München u. Zürich: Piper.

Luethi, Eliah (2013). Trans*-Pathologisierung: MDK-Richtlinien und Transsexuellengesetz. In Anne Allex (Hrsg.), Stop Trans*-Pathologisierung. Berliner Beiträge für eine internationale Kampagne (S. 51–53). Neu-Ulm: AG
SPAK Bücher.

May, Arnd T., Westermann, Stefanie (2008). Anmerkungen zum Behandlungswunsch transsexueller Minderjähriger. In Dominik Groß, Christiane Neuschaefer-Rube, Jan Steinmetzer (Hrsg.), Transsexualität und Intersexualität. Medizinische, ethische, soziale und juristische Aspekte (S. 23–30). Berlin: Medizinisch Wissenschaftliche Verlagsgesellschaft.

Meyenburg, Bernd, Renter-Schmidt, Karin, Schmidt, Gunter (2015). Begutachtung nach dem Transsexuellengesetz. Auswertung von Gutachten dreier Sachverständiger 2005–2014. Zeitschrift für Sexualforschung, 28, 107–120.

Meyer zu Hoberge, Sonja (2010). Prävalenz, Inzidenz und Geschlechterverhältnis der Transsexualität anhand der bundesweit getroffenen Entscheidungen nach dem Transsexuellengesetz in der Zeit von 1991 bis 2000. Diss. Univ.-bib. Kiel.

Meyer, Eric (2015). Trans*affirmative Beratung. Psychosozial, 38 (140), H. II, 71–86.

Miersch, Ute (2014). Reflexion des Beitrags von Norman Domeier. In Alina Bothe, Dominik Schuh (Hrsg.), Geschlecht in der Geschichte. Integriert oder separiert? Gender als historische Forschungskategorie (S. 127–128). Bielefeld: Transcript.

Moraw, Peter (1989). Vom Lebensweg des deutschen Professors. Mitteilungen des Hochschulverbandes, 37, 255–261.

Müller, Felix (2015). Conchita Wurst, die AfD und das traditionelle Familienmodell. Berliner Morgenpost, 15.04.2015. Zugriff am 12.08.2015 unter http:// www.morgenpost.de/kultur/tv/article139563588

Pfäfflin, Friedemann (2012). Nachwort. Autobiografien, Biografien und Filme über Geschlechtswechsel. In Jean Lessenich, Die transzendierte Frau. Eine Autobiographie (S. 199–219). Gießen: Psychosozial-Verlag.

Pfäfflin, Friedemann (2014). Transgender Politics. In Katinka Schweizer, Franziska Brunner, Susanne Cerwenka, Timo O. Nieder, Peer Briken (Hrsg.), Sexualität und Geschlecht. Psychosoziale, kultur- und sexualwissenschaftliche Perspektiven (S. 55–62). Gießen: Psychosozial-Verlag.

Prüll, Livia (2016). Das Selbstbild der transidenten Frau nach 1945 und die Konsequenzen für den Umgang mit Geschlechtsidentitäten. In Maximilian Schochow, Saskia Gehrmann, Florian Steger (Hrsg.), Inter*- und Trans*identitäten. Ethische, soziale und juristische Aspekte. Gießen: Psychosozial-Verlag.

Rabeneck, Micha (1998). Transsexualität und Glaube – Eine Stimme aus der evangelischen Kirche zur Transsexualität. In Vivatissimus, 03. Zugriff am 12.08.2015 unter http://www.genderwunderland.de/geist/christlich/rabeneck1998.html

Radix, Anita, Eisfeld, Justus (2014). Informierte Zustimmung in der Trans*-Gesundheitsversorgung. Erfahrungen eines US-amerikanischen Community Health Center. Zeitschrift für Sexualforschung, 27, 31–41.

Rauchfleisch, Udo (2007). Diskriminierung Transsexueller. In Florian Steeger (Hrsg.), Was ist krank? Stigmatisierung und Diskriminierung in Medizin und Psychotherapie (S. 189–196). Gießen: Psychosozial-Verlag.

Reitz, Daniela (2007). Die ethische Beurteilung der Präimplantationsdiagnostik aus der Perspektive der Prinzipienethik (Tom L. Beauchamp, James F. Childress) und der feministischen Ethik (Susan Sherwin). Univ. Diss. Marburg.

Richter-Appelt, Hertha, Nieder, Timo (Hrsg.) (2014). Transgender-Gesundheitsversorgung. Eine kommentierte Herausgabe der Standards of Care der World Professional Association for Transgender Health. Gießen: Psychosozial-Verlag.

Rodik, Belinda (1998). Das Tarot-Lexikon. Grundbegriffe und Schlüsselworte zu Symbolik und Deutung. Ulm: Delphi bei Droemer Knaur.

Säfken, Christian (2008). Transsexualität und Intersexualität in ethischer Perspektive. In Dominik Groß, Christiane Neuschaefer-Rube, Jan Steinmetzer (Hrsg.), Transsexualität und Intersexualität. Medizinische, ethische, soziale und juristische Aspekte (S. 3–11). Berlin: Medizinisch Wissenschaftliche Verlagsgesellschaft.

Schmechel, Corinna (2013). Psychiatrie und Geschlechtersystem – Geschlechtsidentität und Psychiatrie. In Anne Allex (Hrsg.), Stop Trans*-Pathologisierung. Berliner Beiträge für eine internationale Kampagne (S. 29–35). Neu-Ulm: AG SPAK Bücher.

Schmidt, Carina (2015). Auch als Frau bleibt sie der »Papa«. Transident. Zwei Geschichten über die Anpassung des körperlichen Geschlechts an das seelische Geschlecht. Rhein Main Presse, 16. Mai 2015, 3.

Schnier, Victoria (2012). Gender-Kompetenz als Schlüsselqualifikation für die Erwachsenenbildung. Theoretische Hintergründe und praktische Umsetzungsprozesse. Opladen u. a.: Budrich UniPress.

Schulte, Walter, Tölle, Rainer (1977). Psychiatrie. Berlin u. a.: Springer.

Sigusch, Volkmar (1995). Geschlechtswechsel. Hamburg: Rotbuch-Verlag.

Sigusch, Volkmar (2005). Praktische Sexualmedizin. Eine Einführung. Köln: Deutscher Ärzte Verlag.

Sigusch, Volkmar (2013). Sexualitäten. Eine kritische Theorie in 99 Fragmenten. Darmstadt: Wissenschaftliche Buchgesellschaft.

Steinmetz, Yves (2010). Geschlechtsangleichende Operationen bei Frau-zu-Mann-Transsexuellen mit Phalloplastik. Vergleich verschiedener Operationstechniken sowie Einschätzung der Operationsergebnisse. Diss. Med. Hamburg.

Tannen, Deborah (1990). You Just Don't Understand. Women and Men in Conversation. New York: Morrow.

Tölle, Rainer, Winggassen, Klaus (2012). Psychiatrie einschließlich Psychotherapie (16. Aufl.). Heidelberg: Springer.

Transphobie. Größte protestantische US-Kirche: Es gibt keine Transsexualität (2014). In Queer.de,13.06.2014. Zugriff am 12.08.2015 unter http://www.queer.de/detail.php?article_id=21758

Weitzel, Petra (2015a). Trans* nach Gottes Willen (Gedanken zu einem Predigttext zu Leelah Alcorn). Zugriff am 03.11.2015 unter http://www.bruderschaft-christi.org/Wissen-Transgender.html

Weitzel, Petra (2015b). Trans-egal? DGTI e. V., Arbeitskreis Öffentlichkeitsarbeit, Version 1.3, 29.10.2015. Zugriff am 03.11.2015 unter http://www.dgti.org/images/pdf/Trans_Egal_V1_3.pdf

Wiesemann, Claudia (2013). Die Autonomie des Patienten in der modernen Medizin. In Claudia Wiesemann, Alfred Simon (Hrsg.), Patientenautonomie. Theoretische Grundlagen – Praktische Anwendungen (S. 13–26). Münster: Mentis.

Wiesemann, Claudia, Ude-Koeller, Susanne (2008). Richtlinien für medizinische Interventionen bei Kindern und Jugendlichen mit besonderer Geschlechtsentwicklung (Intersexualität): Was nützt der best-interest standard? In Dominik Groß, Christiane Neuschaefer-Rube, Jan Steinmetzer (Hrsg.), Transsexualität und Intersexualität. Medizinische, ethische, soziale und juristische Aspekte (S. 13–21). Berlin: Medizinisch Wissenschaftliche Verlagsgesellschaft.

Wiesing, Urban (2005). Vom Nutzen und Nachteil der Prinzipienethik für die Medizin. In Oliver Rauprich, Florian Steger (Hrsg.), Prinzipienethik in der Biomedizin. Moralphilosophie und medizinische Praxis (S. 74–86). Frankfurt a. M. u. New York: Campus.

Register

Professionelle Unterstützung
für transidente Menschen

Udo Rauchfleisch
**Transsexualität –
Transidentität**
Begutachtung, Begleitung, Therapie
5. Auflage 2016. 216 Seiten, kartoniert
ISBN 978-3-525-46270-6

eBook: ISBN 978-3-647-46270-7

Udo Rauchfleisch plädiert seit vielen Jahren für eine Entpathologisierung von Transsexualität beziehungsweise Transidentität, die für ihn keine psychische Krankheit ist. Er diskutiert die Fragen der Begutachtung und der therapeutischen Begleitung vor, während und nach der hormonellen und operativen Angleichung an das andere Geschlecht. Die umfassende Überarbeitung berücksichtigt die aktuelle rechtliche Situation. Zwei Beiträge tranisdenter Menschen geben Einblicke aus ihrer Perspektive. Das Buch richtet sich an Fachleute wie Psychologen, Psychotherapeuten, Ärzte und Psychiater, aber auch an Transidente selbst und ihre Angehörigen.

»Das Buch kann allen, die beruflich mit transsexuellen Menschen arbeiten, empfohlen werden, und es wird dazu beitragen, Transsexuellen primär als Menschen zu begegnen.«
Schweizer Archiv für Neurologie und Psychiatrie (Urs Hepp)

V&R

Verlagsgruppe Vandenhoeck & Ruprecht | V&R **unipress**   www.v-r.de

Sexuelle Orientierungen

Udo Rauchfleisch
Schwule, Lesben, Bisexuelle
Lebensweisen, Vorurteile, Einsichten
4. Auflage 2011. 264 Seiten, kartoniert
ISBN 978-3-525-40415-7

eBook: ISBN 978-3-647-40415-8

Rauchfleisch analysiert nicht
nur Entwicklung, Leben und
Emotionen von Schwulen, Lesben und Bisexuellen, sondern
auch das Entstehen von Vorur-
teilen und Diskrimierungen in
Gesellschaft, Psychoanalyse und
auch Kirche.

Kurt Wiesendanger
Vertieftes Coming-out
Schwules Selbstbewusstsein jenseits
von Hedonismus und Depression
2005. 126 Seiten, kartoniert
ISBN 978-3-525-46232-4

eBook: ISBN 978-3-647-46232-5

Wege zu einem erfolgreichen,
vertieften Coming-out als
Grundlage einer selbstbe-
wussten Haltung von Schwulen
in einer heterosexuell domi-
nierten Gesellschaft.

Meike Watzlawik /
Nora Heine (Hg.)
Sexuelle Orientierungen
Weg vom Denken in Schubladen
Mit einem Vorwort von Udo Rauchfleisch.
2009. 207 Seiten, mit 21 Abb. und 37
Tab. sowie 4 Cartoons von Ralf König,
kartoniert
ISBN 978-3-525-40418-8

Schwule betreiben Körper-
kult und nehmen es mit der
Treue nicht so genau, lesbische
Frauen sind eingefleischte
Emanzen und das Coming-out
kann ein Leben komplett zer-
stören – alles Vorurteile?

Kurt Wiesendanger
Das Kind im schwulen Mann
In seelischen Krisen zum wahren
Selbst finden
2010. 154 Seiten, kartoniert
ISBN 978-3-525-40163-7

Tim Kurt Wiesendanger zeigt
Wege auf, wie schwule Männer
ihre verdrängten seelischen
Verletzungen aus Kindheit und
Jugend aufarbeiten und gestärkt aus Krisen hervorgehen
können.

Verlagsgruppe Vandenhoeck & Ruprecht | V&R **unipress**   www.v-r.de